Echocardiography Handbook

심초음파 핸드북

제 3 판

계명대학교 동산병원 심장초음파실

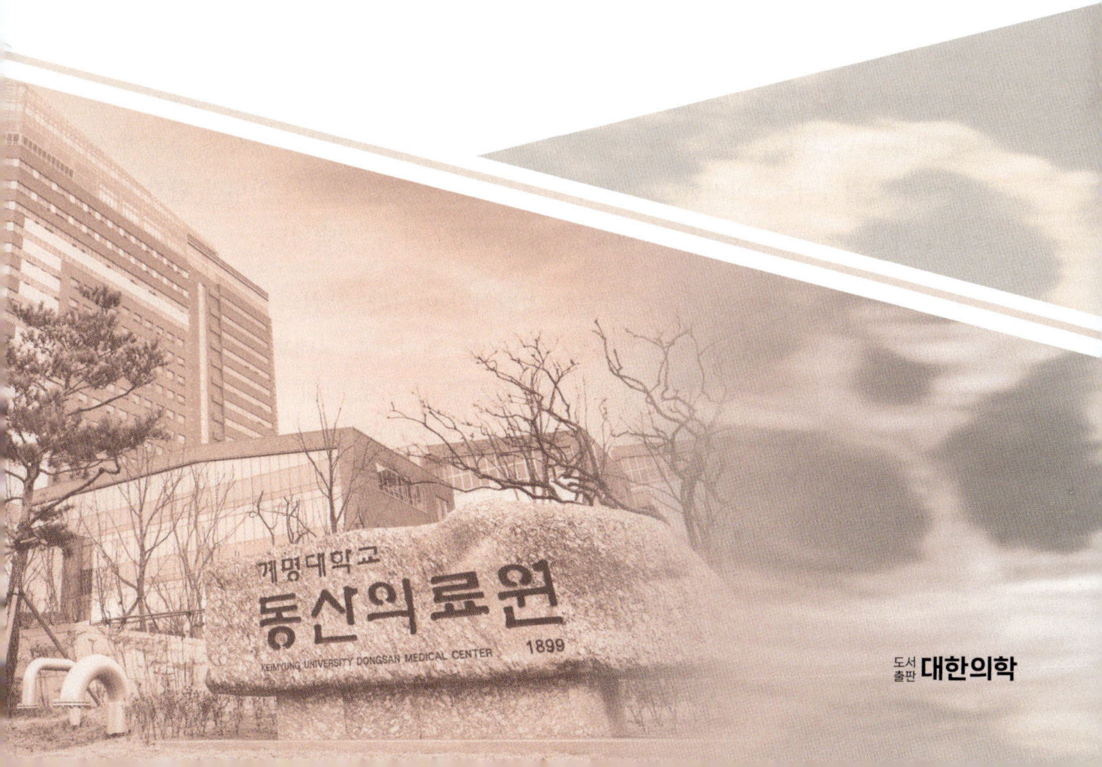

도서출판 대한의학

급변하는 심장 진료 환경과 심초음파의 시각

의학의 진화 속도는 그 어느 때보다 빠릅니다. 이는 곧 평균 수명의 연장과 만성 질환의 증가로 인해, 오늘날의 심장 질환은 단순한 형태를 넘어 복합적이고 재발성 양상을 보이는 이유이기도 합니다. 이에 따라 진단과 치료는 점차 정밀성을 요구하며, 결과적으로 의료진에게는 임상적 통찰과 함께 연구적 사고가 필수적인 시대가 되었습니다.

심초음파는 이러한 변화의 중심에 있습니다. 왜냐하면 단순한 영상 판독을 넘어 기능적 · 역학적 평가를 통합적으로 수행하는 진단 도구로 발전하고 있으며, 심질환의 병태생리를 더 깊이 이해할 수 있도록 도와주고 있습니다. 특히 이완기능 평가와 복합 및 다중 판막질환 해석은 임상과 연구가 동시에 도전하고 있는 영역입니다. 판막 질환은 단순히 단일 구조물의 이상이 아니라, 다중 병변과 상호작용 속에서 기능적 변화로 나타나기 때문에 따라서 기존의 해석만으로는 임상적 양상을 충분히 설명하기 어렵습니다. 이러한 관점에서 심초음파는 단순한 영상이 아니라 환자 상태를 실시간으로 반영하는 생리학적 관찰 창(窓)이라 할 수 있습니다.

이러한 배경 하에, 이 책자는 단순한 지침서가 아니라, 본원의 임상 경험과 연구적 고민을 함께 녹여낸 실천적 기록입니다. 기존 지침서를 그대로 옮기기보다는 우리 진료 환경과 환자 특성을 반영하여 재구성하였고, 이로 인해 발생한 세부의 차이는 오히려 실제 진료 현장에서 유의미한 통찰을 제공할 수 있을 것으로 생각됩니다. 따라서 본서의 내용은 절대적 기준이 아니라, 오히려 현장의 사고를 확장하고 토론을 촉진하기 위한 '연구적 틀'로 이해해 주시기 바랍니다.

심초음파의 최신 지견은 끊임없이 확장되고 있습니다. 즉, 기술적 진보는 물론, 혈류역학 · 영상 분석 등 다학제적 접근이 더해지면서 해석의 깊이와 정밀도가 한층 높아지고 있습니다. 따라서 이 핸드북은 이러한 흐름에 발맞추어 지속적으로 개정될 것이며, 실제 임상에서 환자 치료의 질을 향상시키는 방향으로 발전해 나가고자 합니다.

끝으로, 본원 소노그래퍼 선생님들과 심장내과 교수님들께 깊이 감사드립니다. 현장의 노력이 곧 학문을 발전시키는 힘이 되며, 그 축적된 경험이 새로운 근거를 만들어 갈 수 있을 것으로 판단됩니다. 앞으로도 여러 선생님들의 비판적 의견과 조언을 통해 이 책이 계속 성장할 수 있도록 하겠습니다.

2026년 새해

김형섭 올림(대구 성서에서)

Contents 목차

Chapter 1

심초음파 개론

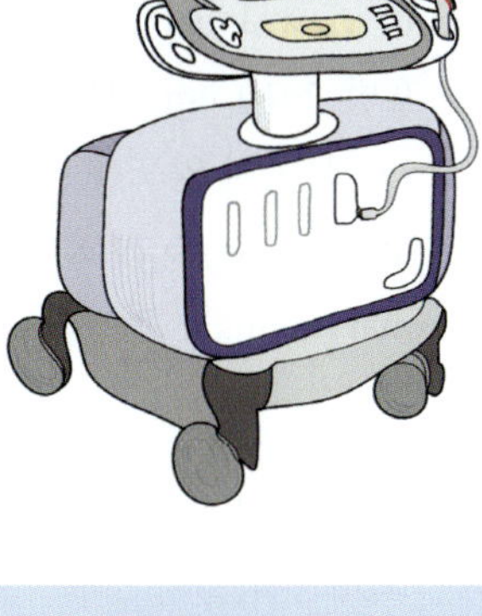

Chapter

1 심초음파 개론

심초음파는 단순한 영상 검사보다는 기능 검사법으로 간주하는 편이 올바르다. 즉, 심장의 수축기능과 이완기능을 파악할 수 있으므로 심장 구조만 검사하는 과정 그 이상의 정보를 제공할 수 있다. 자세한 심기능 파악을 위해서는 여러 window에서 최적의 영상을 얻도록 하고 혈류 Doppler의 경우 혈역류학적 현상을 이해하도록 한다. 최근에는 구조적 심질환의 진단 및 치료가 대두되면서 심기능 평가와 함께 3차원적 심장 모델 형성에 많은 관심을 두고 있기에 기본적인 심장 해부학적 지식이 필수적이다.

1 Echo Window View

Parasternal Long Axis View (PLX)

- Scout view로 depth를 멀리하여 전반적인 구조물을 파악한 후 posterior wall을 후방 7-10 cm 정도에 위치시켜 window 크기를 조정한다. 이 view에서는 apex가 보이지 않도록 주의한다.
- RV inflow view: PLX에서 probe를 앞으로 기울여 준다. Tricuspid valve 및 coronary sinus를 관찰하고 modification 시켜 interatrial septum을 관찰한다.

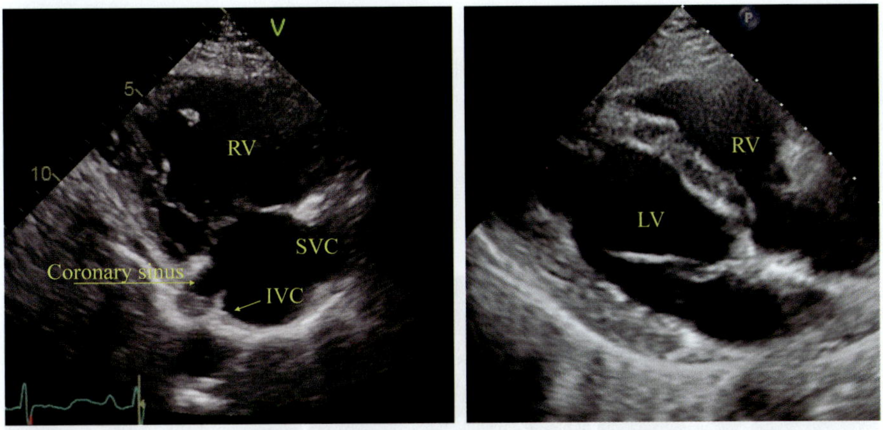

그림 1-1 RV inflow view에서 TR flow와 CS 크기 그리고 ASD 유무 등을 확인한다.

Parasternal Short Axis View(PSX)

Aortic valve, mitral valve, papillary muscle 그리고 apex level에서 영상을 획득한다.

Apical 2-/3-/4-/5-Chamber View(A2C/A3C/A4C/A5C)

- Apical view에서 foreshortening되지 않도록 주의한다.
- LV 수직 직경이 MV 직경의 2배 이상이 되도록 한다.

RV/RA Focused View

- RV focused view: RV와 free wall이 최대로 보이고 RV apex가 foreshortening 되지 않도록 probe를 lateral rotation과 upward tilting 시킨다.
  RV base의 직경이 최대로 되도록 probe를 A4C에서 반시계 방향으로 회전시킨다.
- RA focused view: RA가 최대로 보이도록 RV focused view에서 반대로 sternum 쪽으로 medial rotation과 upward tilting 시킨다. 이때 RV는 작아지게 된다.

Subcostal View

우심실벽 두께, 심낭액의 정도 그리고 ASD 감별 확인에 도움 된다.

Suprasternal Notch View

상행 및 하행 대동맥의 전반적인 상태 파악에 유용하다.

Right Parasternal View

대동맥판막을 지나는 최고 혈류속도를 측정할 경우에 유용하다.

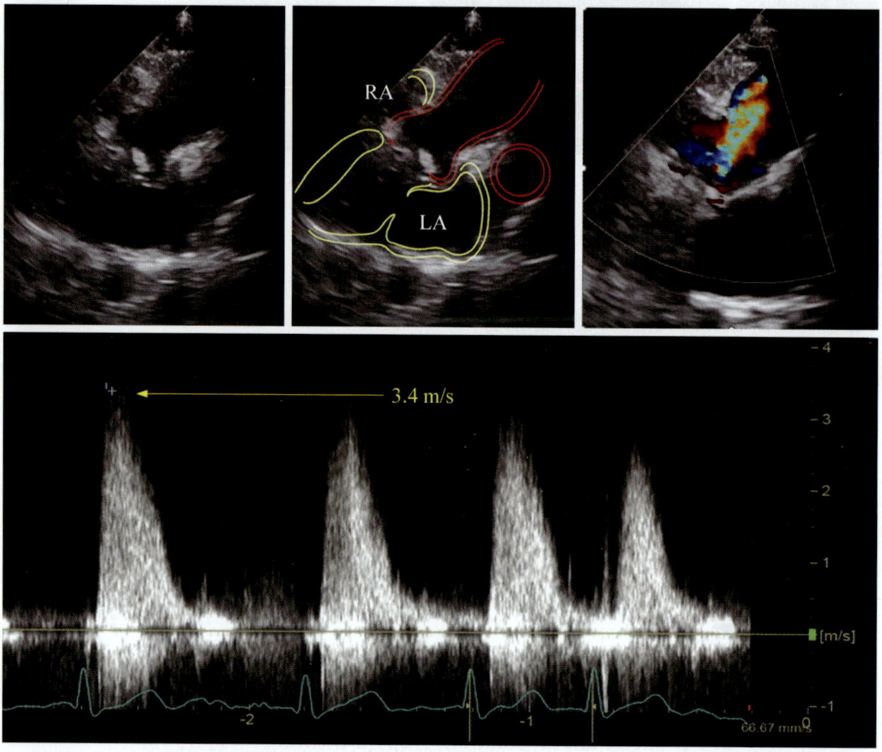

그림 1-2 Right parasternal long axis view에서 대동맥판 혈류속도를 측정할 수 있다.

2 심초음파 측정 Button

Frequency

성인은 2.5-5 MHz 범위이며 blurring이 적고 뚜렷한 경계의 높은 해상도를 얻기 위해서는 주파수를 높일 수 있으나 대신 투과 깊이를 확보하기 위해서는 주파수를 낮출 수 있다.

Gain

Systemic gain vs. Time gain compensation (TGC) 두 가지가 있다.

Focus

Beam이 모이는 지점으로 focus 부분에서 축(거리) 해상도가 높아진다.

Scale/Color Doppler

- Color Doppler scale (Nyquist limit): Default preset~50-70 cm/s
- 혈류속도가 낮은 부위(예: 심방 혹은 폐정맥): Nyquist limit < 30 cm/s 정도로 낮게 조정한다.

PW Doppler vs. CW Doppler

- Pulsed wave (PW) Doppler: 지정된 sample volume 위치에 놓인 물체의 속도를 나타낸다.
- Continuous wave (CW) Doppler: Beam이 지나는 부위에서 발생되는 최고 속도를 나타낸다. 따라서 위치 개념은 없다.
- Beam alignment angle: 20° 미만으로 유지하며 이는 original flow의 6% 이하로 감소되는 angle에 해당된다.

Depth vs. Scan Angle

Scan angle을 줄이거나 depth를 줄이면 frame rate를 올릴 수 있다.

Filter (Reject)

Color Doppler scale과 같은 개념으로 CW/PW Doppler에서 지정된 filter (Hz)보다 낮은 속도의 Doppler를 제거한다. 따라서 너무 낮게 설정하면 노이즈가 생기거나 정맥혈류처럼 낮은 속도가 제거될 수 있다.

Dynamic Range/Compression

흑백 대조 차이를 강하게 하거나 약하게 하는 범위 조절이다.

Sweep Speed

Default preset~100 mm/s

3 허상(Artifact)

Reverberation

- Transducer-related reverberation
- Internal reverberation: Step-ladder reverberation vs. Comet tail reverberation

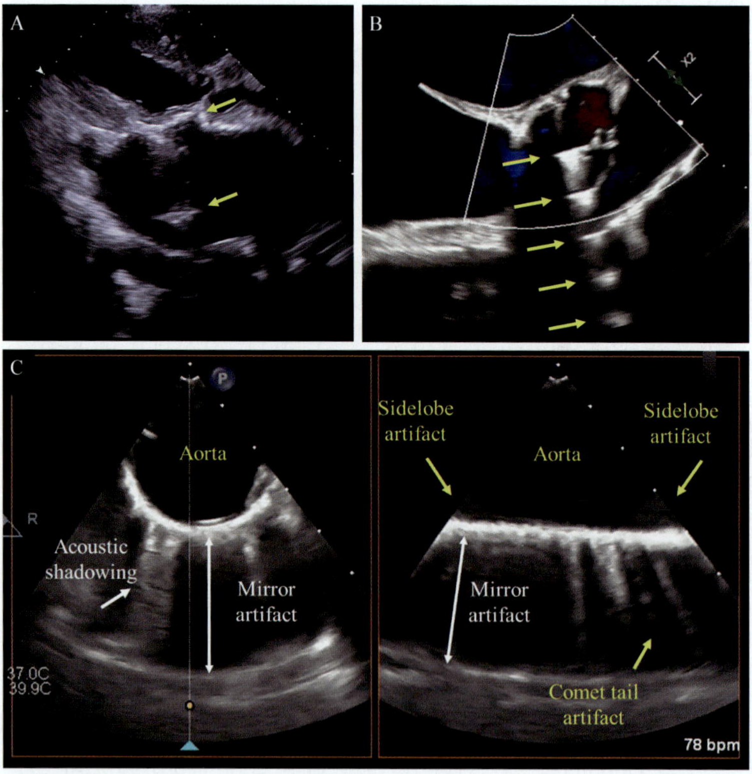

그림 1-3 Reverberation 허상. Transducer(probe)와 강한 반사체 사이의 반사파로 인한 허상이 반사체 뒤에 생기는 transducer-related artifact(A)와 반사체 뒤의 또 다른 이차적 반사파형으로 허상이 여러 개 중복 배치되는 step-ladder artifact(B)가 관찰된다. 그리고 아주 미세한 반사파의 융합으로 comet tail artifact(C)가 발생할 수 있다.

Side Lobes

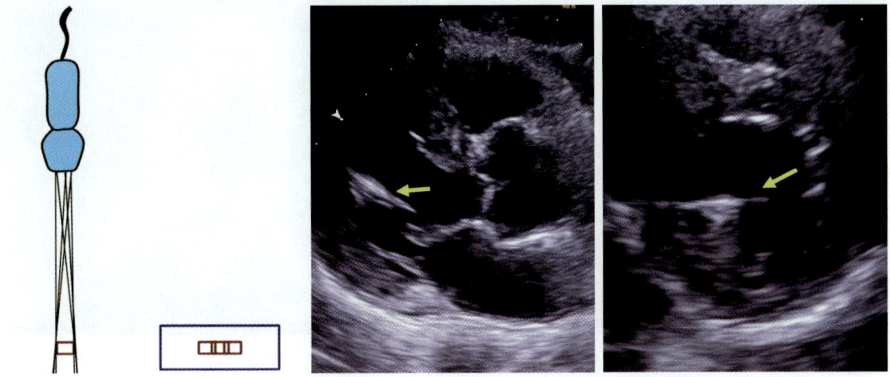

그림 1-4 Side lobes 허상. Main beam 영역 내의 강한 반사체가 diverging side beam에서도 영상이 재구성되어 linear, curvilinear artifact를 만들게 된다. Papillary muscle의 석회화가 옆으로 겹쳐지는 모양(화살표)을 보인다.

Acoustic Shadowing

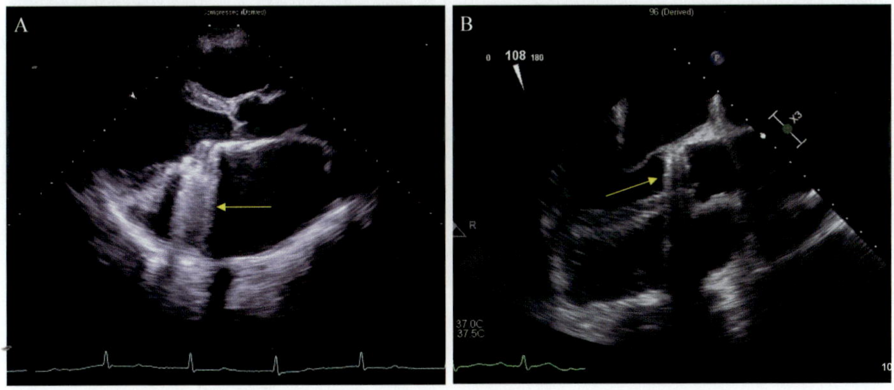

그림 1-5 Acoustic shadowing 허상. 인공 보철물 혹은 심한 석회화 후방에서 흔히 나타난다. 기계 승모판막(A) 및 대동맥판막(B) 뒤로 shadowing 허상이 관찰된다.

Near Field Clutter

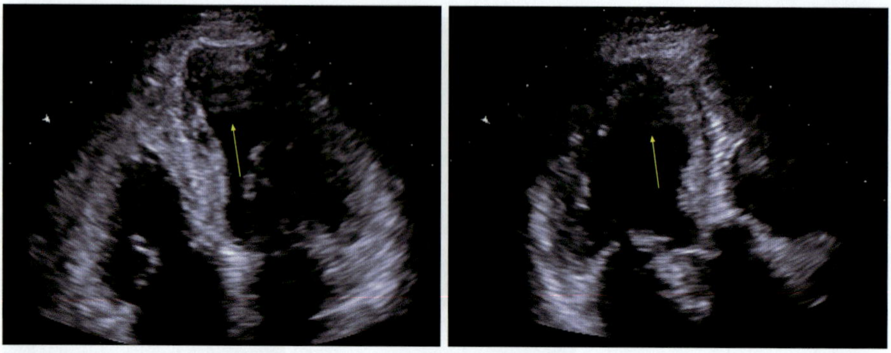

그림 1-6 Near field clutter 허상. Probe 인근 구조물(피부, 근육 혹은 늑골) 근처에서 생기는 허상이며 주로 수평으로 지나가는 줄 모양으로 잘 나타나서 심첨부 혈전과 혼동이 올 수 있다.

Mirror Image

강한 반사체로 인하여 거울처럼 반대쪽에 같은 영상이 보인다.

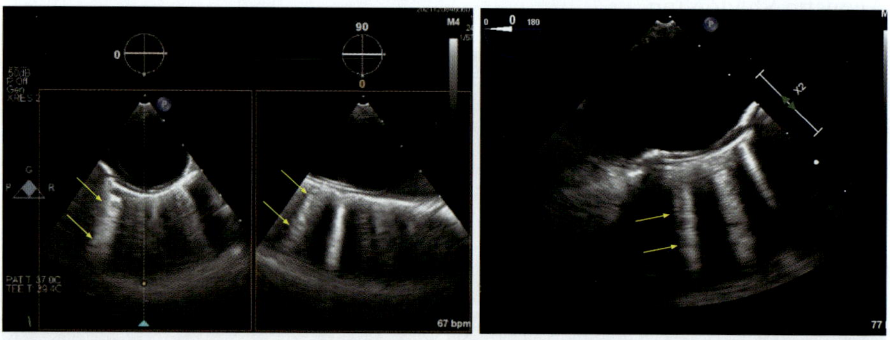

그림 1-7 Mirror image 허상. 주로 경식도 심초음파를 시행할 경우에 대동맥 후방으로 잘 관찰된다.

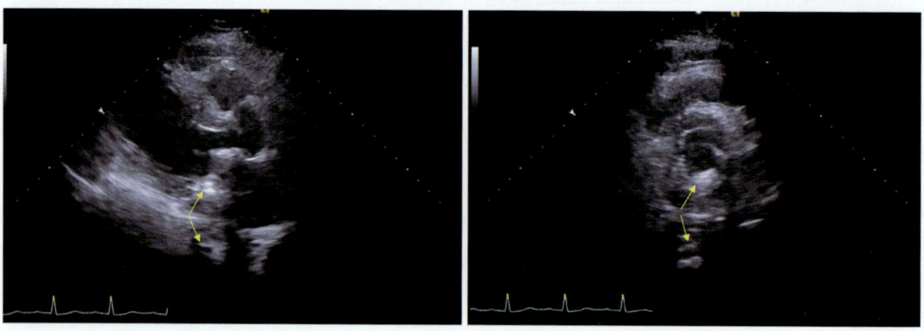

그림 1-8 Mirror image 허상. 심막을 기준으로 판막이 대칭적으로 나타난다.

Refraction Artifact(Double Image)

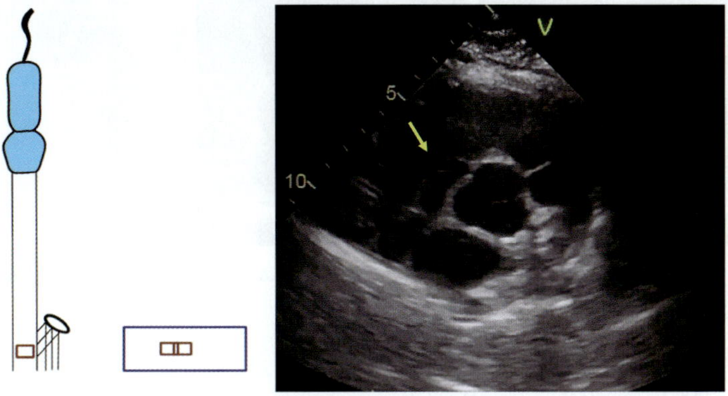

그림 1-9 Refraction Artifact. 반사체가 주변 다른 구조물에 반사되어 동일한 거리와 선상에서 중첩되는 영상을 만들게 된다. PSX에서 대동맥판막(화살표)이 이중으로 겹쳐져 보인다.

Beam Width Artifact(Partial Volume Artifact)

Main beam 영역의 반사체 외에 beam 주변 영역의 인근 반사체가 같이 겹쳐져 영상이 만들어진다. 해상도와 연관되며 focus 조절을 하거나 frequency를 높여서 피할 수 있다.

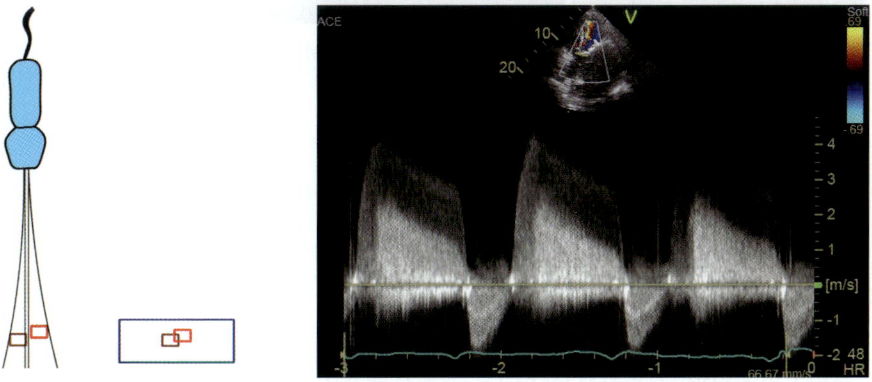

그림 1-10 Beam-width 허상. AR 도플러 내부에 mitral inflow의 MS 도플러가 겹쳐져 보인다.

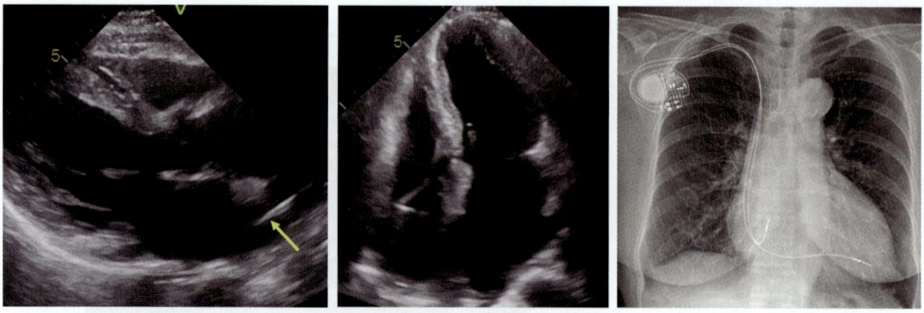

그림 1-11 Beam-width 허상. PLX에서 좌심방 위쪽에 pacemaker lead가 겹쳐져 보인다.

Doppler Velocity (Chin vs. Beard)

진한 부위의 Doppler 영역을 측정한다. 'Beard'가 아닌 'chin' 부위를 측정한다.

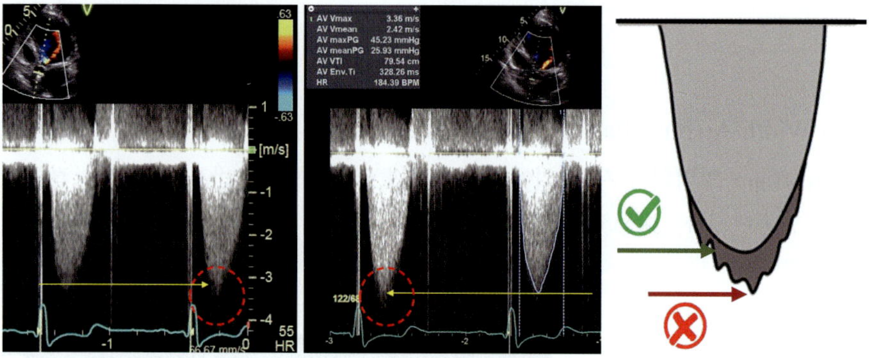

그림 1-12 Doppler density. 진한 부위의 'chin'을 측정하고 'beard'를 측정하지 않도록 주의한다.

4 국내 심초음파 적응증

보험 적응증

- 의사의 판단 하에 심질환이 의심되어 진단이 필요한 경우 1회
- 일부 적응 중 경과 관찰 1회
- 제한적 초음파 1회(심장 일부 부위 확인, 장기 크기 측정)

적응증의 심질환 종류

- 좌심실 박출률이 40% 미만의 심부전 환자
- 국소벽 운동장애를 동반한 급성 심근경색증 환자
- 중등도 이상의 판막기능 이상 환자
- 경과 관찰이 필요한 선천성 심질환 환자
- 개심술 후 경과 관찰이 필요한 환자
- 심질환에 대한 시술 후 진단 영상과 비교 목적(제한적 초음파)
- 수술 위험도 평가 시 고위험 진단명이나 수술에 해당되는 경우

그 외 횟수가 초과될 경우에는 80% 선별급여 심초음파를 실시한다.

Chapter 2

직경 및 내경 측정

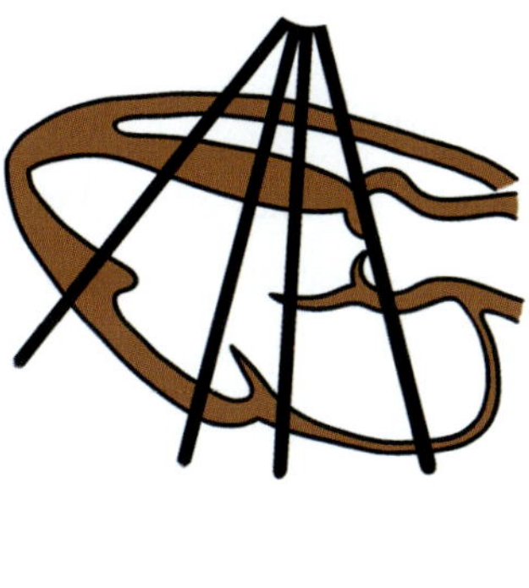

Chapter 2 직경 및 내경 측정

심장은 수축과 이완을 반복하기에 각 시기의 직경과 면적, 그리고 용적을 측정함이 원칙이다. 따라서 구조물이 가장 잘 보이도록 영상을 획득하는 것이 중요하다. 그리고 구조물의 장축에 수직이 되도록 측정을 하는 것이 원칙이다. 특히 좌심실 유출로의 직경을 측정할 적에 주의를 기울이도록 한다. 최근 3차원 심초음파가 활용되고 있으나 그 기본에는 언제나 2차원 심초음파를 바탕으로 구성된다는 것을 알아야 한다.

과거 심초음파의 해상력 문제로 인해서 M-mode를 통하여 심장 구조물의 직경을 주로 측정하였으나 최근에는 해상력이 상당히 좋아진 관계로 장축에 정확히 수직이 이루어지지 않을 경우 가급적 2D-mode에서 직경을 측정해 주는 것이 좋다.

1 좌심실

2D 및 M-mode

Inner edge to inner edge 방법으로 측정하고, PLX의 장축에 beam이 수직이 되도록 하면서 승모판막 끝 바로 아래 부분을 지나도록 한다. 좌심실과 중격 그리고 후벽을 한 번에 같은 레벨에서 동시 측정하도록 한다. 특히, 좌심실 및 중격 compacted myocardium의 경계부위를 측정하며 그 외 부분은 포함하지 않도록 하고 심근 두께를 측정할 경우에도 compacted myocardium만 측정하도록 한다. 예외적으로 sigmoid septum 혹은 septal bulge인 경우는 좌심실 쪽으로 낮추어서 측정한다.

- 이완기말(End-diastole)
  승모판막이 닫히는 직후(혹은 심전도 R파의 정점)에 심실의 최대 확장이 생긴다.

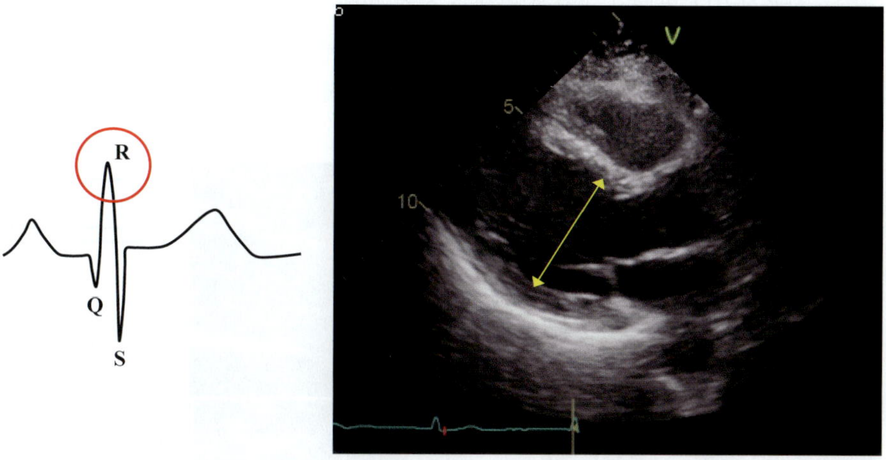

그림 2-1 이완기말에 해당되는 심전도 R파 첨부 및 좌심실 내경 측정 방법

- 수축기말(End-systole)
  이완기 초에 승모판막이 열리기 직전(혹은 심전도 T파 말단)에 최소 용적의 심실이 관찰된다.

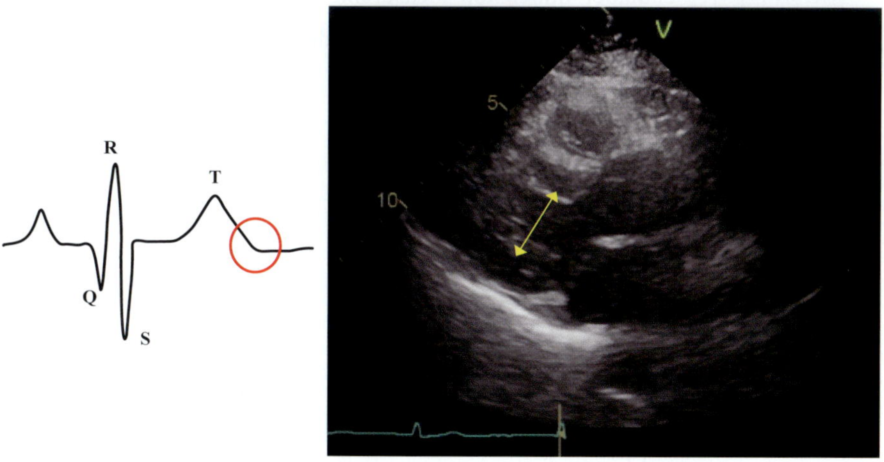

그림 2-2 수축기말에 해당되는 심전도 T파 말단과 좌심실 내경 측정 방법

• M-mode

- Sweep speed: 100-200 mm/s
- Color M-mode: 시간 해상력을 높여서 mitral inflow propagation velocity에 사용하거나 혈류의 순차적 발생을 찾기 위해서 사용할 수 있다.
- Steerable M-mode: 흔히 2D 측정이 권유되고 굳이 M-mode를 한다면 beam을 수직으로 변환시켜 사용 가능하다. 하지만 해상도가 많이 낮아진다.

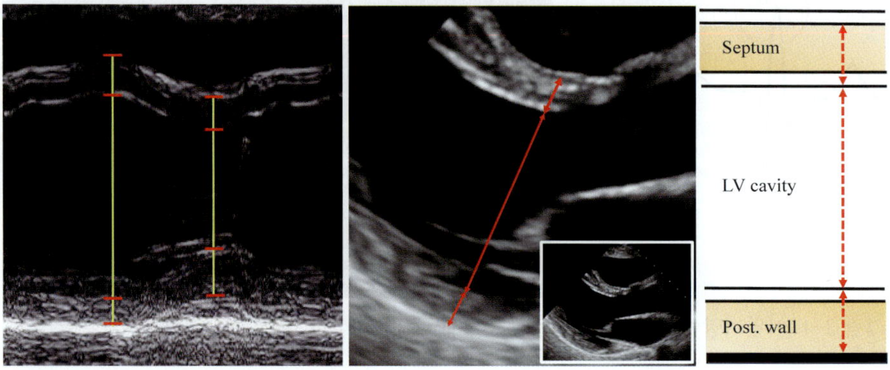

그림 2-3 수축기 및 이완기의 좌심실 내경 M-mode

• 측정 방법

심초음파에서는 chamber dimension measurement의 경우 inner edge to inner edge를, 혈관 직경의 경우 leading edge to leading edge를 주로 사용한다.

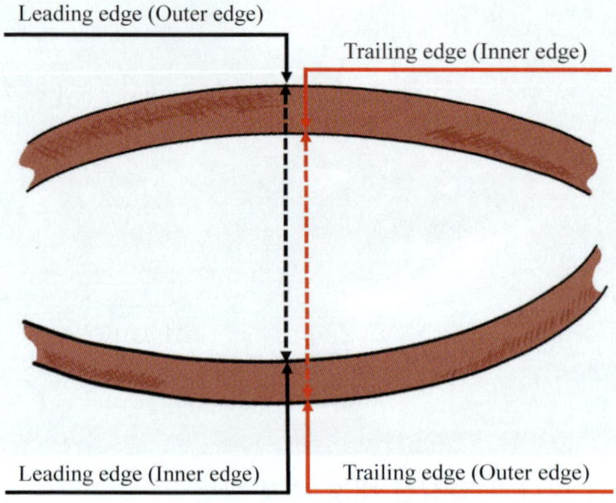

그림 2-4 직경 측정 방법

좌심실 내경 및 벽 두께의 측정

M-mode보다는 2D linear method로 벽 두께 측정을 권유하지만 LV mass는 M-mode로 권유하고 있다.

표 2-1 좌심실 내경 및 벽 두께 기준표

	2015 ASE Guideline				DSMC
	Male		Female		Abnormal
	Normal	Abnormal	Normal	Abnormal	
LVDd(cm)	4.2-5.8	≥ 5.9	3.8-5.2	≥ 5.3	≥ 5.5
LVDs(cm)	2.5-4.0	≥ 4.1	2.2-3.5	≥ 3.6	≥ 3.5
IVSD(cm)	0.6-1.0	≥ 1.1	0.6-0.9	≥ 1.0	≥ 1.1
LVPWD(cm)	0.6-1.0	≥ 1.1	0.6-0.9	≥ 1.0	≥ 1.1
					Wall Thinning(cm) < 0.5

좌심실 비후(Left Ventricular Hypertrophy)

표 2-2 좌심실 비후의 분류 및 정의

LV Geometry	LV Mass	Relative Wall Thickness
Normal	≤ 115 g/m^2(M), ≤ 95 g/m^2(W)	< 0.42
Concentric Hypertrophy	> 115 g/m^2(M), > 95 g/m^2(W)	> 0.42
Eccentric Hypertrophy	> 115 g/m^2(M), > 95 g/m^2(W)	< 0.42
Concentric Remodeling	≤ 115 g/m^2(M), ≤ 95 g/m^2(W)	> 0.42

좌심실 용적

2D보다 3D에서 약간 더 크게 측정된다. 2015년 한국심초음파학회 자료에 따르면 남자 평균 2D-EDVI: 63(42-83) mL/m^2, 2D-ESVI: 24(13-33) mL/m^2이며, 여자 평균 2D-EDVI: 59(40-77) mL/m^2, 2D-ESVI: 22(12-31) mL/m^2이다. 남녀 구분 없이는 2D-EDVI: 61(41-81) mL/m^2, 2D-ESVI: 23(12-33) mL/m^2였다.

표 2-3 정상 좌심실 용적

Biplane	2015 ASE Guideline		2021 World Alliance Society	
	Male	Female	Male	Female
	Mean (Lower-Upper)	Mean (Lower-Upper)	Mean (Lower-Upper)	Mean (Lower-Upper)
3D EDVI, mL/m^2	66(< 80)	58(< 70)	50(45-79)	46(43-72)
3D ESVI, mL/m^2	29(< 32)	23(< 28)	19(16-32)	17(15-27)
2D EDVI, mL/m^2	54(34-74)	45(29-61)	-	-
2D ESVI, mL/m^2	21(11-31)	16(8-24)	-	-

좌심실 용적의 중증도

표 2-4 좌심실 용적 확장의 중증도 분류

LV Enlargement	2015 ASE Guideline			
	Male		Female	
	2D-EDVI(mL/m^2)	2D-ESVI(mL/m^2)	2D-EDVI(mL/m^2)	2D-ESVI(mL/m^2)
Normal	≤ 74	≤ 31	≤ 61	≤ 24
Mild	75-89	32-38	62-70	25-32
Moderate	90-100	39-45	71-80	33-40
Severe	> 100	> 45	> 80	> 40

2 좌심방

2D 및 M-mode

2D linear anterior-posterior 측정법을 사용하고, leading edge to leading edge 방법으로 beam이 PLX의 장축에 수직이 되도록 한다. 수축기말에 좌심방이 가장 클 때 측정하고, Valsalva sinus(mid-point)에서 좌심방 후벽 leading edge까지 측정한다. M-mode의 경우에도 sinus level에 beam축을 맞추어 측정한다.

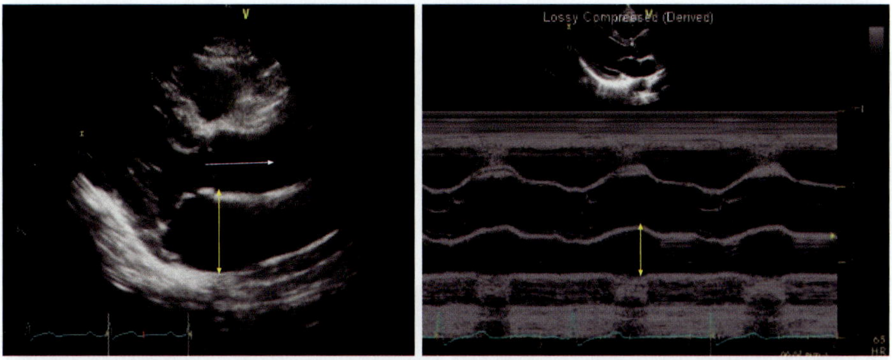

그림 2-5 좌심방 내경의 2D 및 M-mode 측정 방법

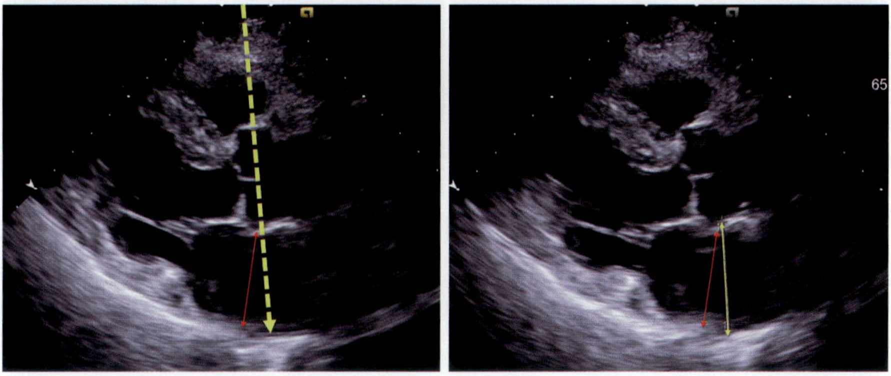

그림 2-6 좌심방 직경 측정. Valsalva Sinus의 mid-point 아래에서 좌심방 장축에 수직으로 측정하며 이때 M-mode(노란색 화살표)의 경우에는 2D(붉은색 화살표) 방법보다 대부분 비스듬히 길게 재어질 수밖에 없는 여건이다.

좌심방 용적

- Biplane Simpson's method: 수축기말 좌심방이 가장 클 때 A2C/A4C view에서 측정한다. A4C와 A2C는 3D에서 orthogonal plane이 아니므로 2D에서 좌심방 직경이 가장 큰 영상이 나오도록 한다. Area-length 방법이 Simpson 보다 10-15% 더 크게 나오므로 Simpson 방법을 권장한다.
- 승모판막이 열리기 직전(just prior to MV opening) 1-2 프레임에서 측정한다.
- Probe를 앞으로 tilting하여 폐정맥이 LA로 들어오는 영상의 최대 장축에서 측정한다.

- 승모판막륜 내측-외측 사이를 그리며 폐정맥과 좌심방이는 제외한다.
- 폐정맥 부위는 제외시키고 승모판막륜 아래를 따라 그려준다.
- 좌심방 수직 길이는 MV annulus 중심에서 LA 위쪽 중간 지점 근처의 가장 원위부까지 측정한다. 이때 A2C와 A4C view의 수직 길이 차이는 5 mm 이내여야 가장 좋다.

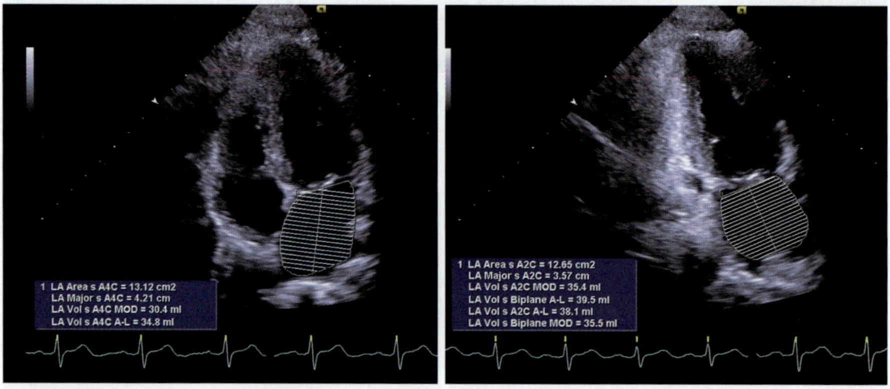

그림 2-7 좌심방 용적의 Simpson 측정 방법

좌심방 내경

표 2-5 좌심방 내경 기준표

	2015 ASE Guideline				DSMC
	Male		Female		Abnormal
	Normal	Abnormal	Normal	Abnormal	
LAD(cm)	3.0-4.0	≥ 4.1	2.7-3.8	≥ 3.9	> 4.0

좌심방 용적 크기의 중증도

표 2-6 좌심방 용적지수 기준표

	2015 ASE Guideline		DSMC
LAVI(mL/m^2)	Normal	16-34	≤ 34
	Mild	35-41	35-41
	Moderate	42-48	42-48
	Severe	≥ 48	≥ 48

최근 심초음파 장비의 발전으로 좌심방, 좌심실 그리고 우심실의 3D 용적을 쉽게 측정할 수 있고 장비 회사에 따른 독자적인 프로그램이 개발되어 있다. 특히, 심장 주기 동일한 시간에 따른 좌심실과 좌심방의 용적 변화를 확인할 수도 있다.

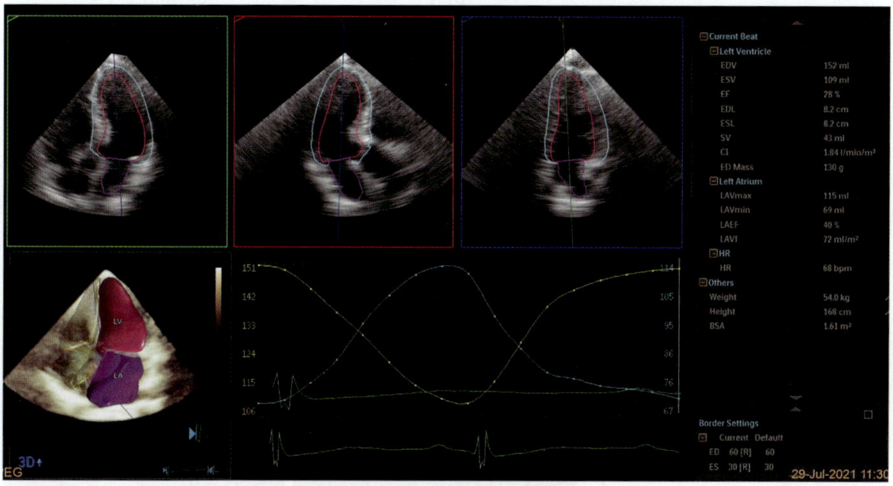

그림 2-8 같은 주기 내 동일 시간에 따른 좌심실 및 좌심방의 용적 측정과 용적의 변화량

3 승모판막륜

Inner edge to inner edge 방법으로 승모판막륜이 가장 커졌을 때 측정하며 주로 이완 중기의 A4C view에서 혹은 PLX에서 측정한다. 35 mm 이상인 경우에 확장된 것으로 정의한다.

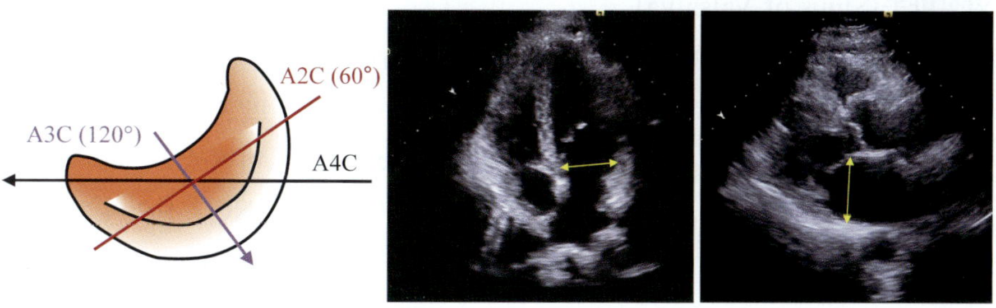

그림 2-9 승모판막륜 직경 측정 방법

승모판막륜 직경

표 2-7 승모판막륜 직경 기준표

	DSMC	
Normal MV Annulus (cm)	PLX	Normal < 3.5
	A4C	Normal < 3.4

4 대동맥근(Aortic Root)

대동맥근의 측정

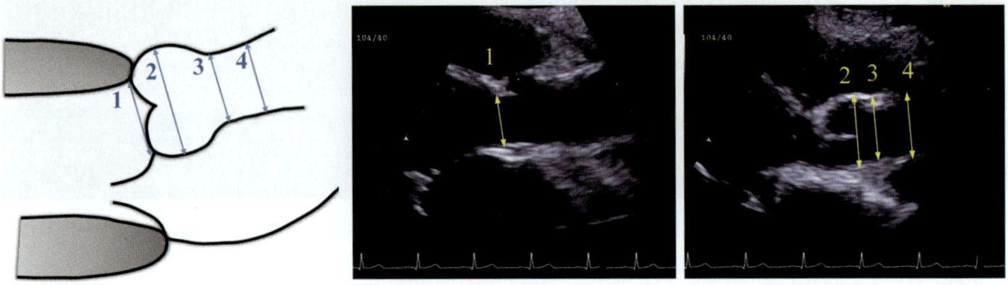

그림 2-10 Aortic root 직경 측정 방법. 1. Aortic annulus, 2. Sinus of Valsalva, 3. Sinotubular junction, 4. Proximal ascending aorta

대동맥판막륜

PLX에서 aortic root 부위를 확대하여 측정한다. 수축 중기에 RCC와 NCC 사이를 inner to inner edge 방법으로 측정한다.

발살바동(Sinus of Valsalva)

평균 크기는 3.0±0.3 cm(여자), 3.4±0.3 cm(남자)이며 3개의 sinus 중에서 NCC가 가장 크며 LCC가 가장 작다. 따라서 심초음파에서 PLX의 측정은 RCC와 NCC를 포함하게 되므로 큰 무리는 없다. M-mode는 2D에 비해서 2 mm 작게 측정되어 권유하지 않는다. 심초음파에서는 PLX에서 RCC와 NCC 사이에 leading edge to leading edge로 측정한다. CT/CMR에서는 sinus-to-commissure보다 더 큰 sinus-to-sinus measurement(inner edge to inner edge)를 권유한다.

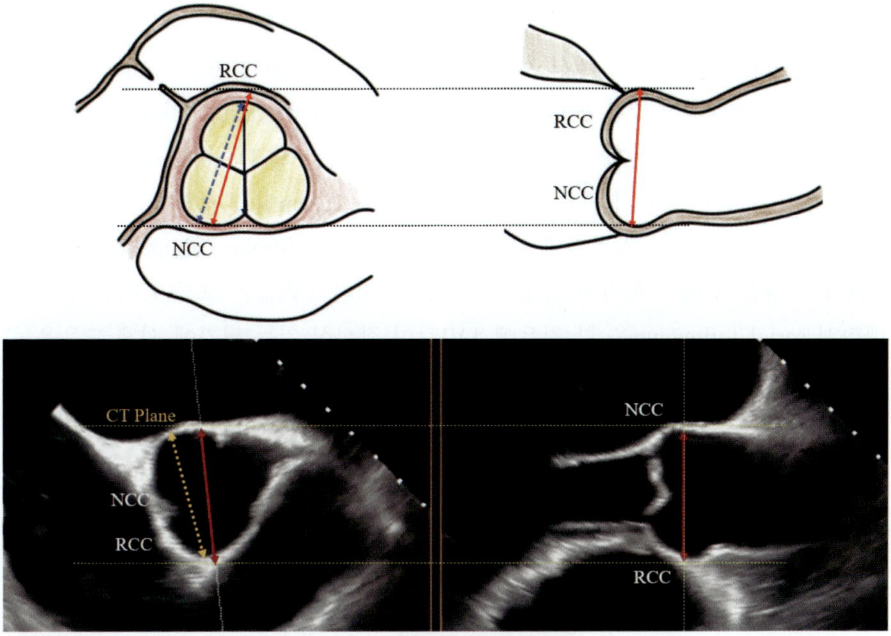

그림 2-11 발살바동의 측정. 심초음파는 PLX에서 RCC와 NCC에서 측정하고 CT/CMR은 cusp to cusp(혹은 sinus to sinus)에 측정한다(점선 화살표). 실제 CT는 inner to inner, 심초음파는 leading edge to leading edge로 측정한다.

상행 대동맥

이완기말 PLX view에서 이완 중기 leading to leading edge 방법으로 측정한다. 아직까지 ST junction 어느 정도 상부에서 측정하는지 정해진 바는 없기에 상부 2 cm 지점(폐동맥 단면 부위)과 가장 크게 늘어난 부위 두 군데를 재어 주면 좋을 것 같다(2024 British guideline에서 STJ 상부 1 cm로 언급하였다).

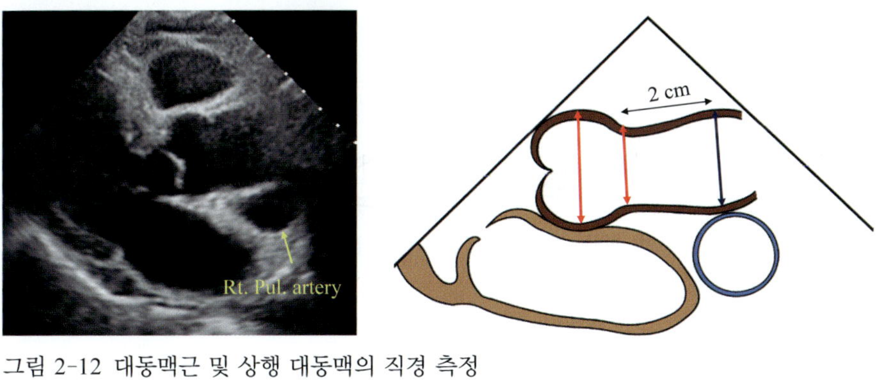

그림 2-12 대동맥근 및 상행 대동맥의 직경 측정

좌심실 유출로(Left Ventricular Outflow Tract: LVOT)

수축 중기 대동맥판막륜에서 3-10 mm 앞쪽에서 inner to inner edge 방법으로 측정한다. LVOT의 직경은 compacted myocardium의 ventricular septum과 anterior MV leaflet의 거리에 해당되고 LVOT 측정 부위는 PW Doppler sample volume이 놓이는 위치가 된다. 참고로 정상 TVI값은 18-25 cm임을 기억하고 stroke volume 등의 측정 오류가 있는지 확인할 때 도움이 된다. Stroke volume을 계산할 때 LVOT 직경을 구해야 하기에 측정 오류가 흔하지만 TVI값은 오류가 작은 편이다. 따라서 serial follow-up을 할 경우에 TVI값이 좌심실 기능 평가에 쉽게 도움을 줄 수 있다.

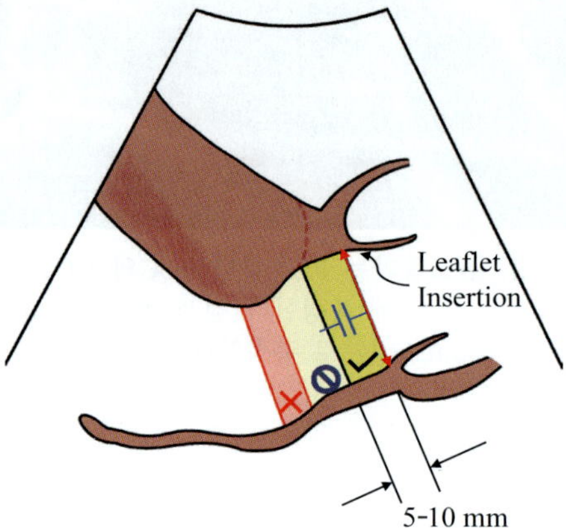

그림 2-13 LVOT 측정. 일반적으로 AV annulus 상방 5-10 mm까지는 직경 차이는 없지만, 측정 편의를 위해서 leaflet 접합부위 근처에서 측정한다. AS가 있는 경우(대부분) sample volume은 약간 상방 3 mm에 위치시킨다(color flow acceleration 때문이다).

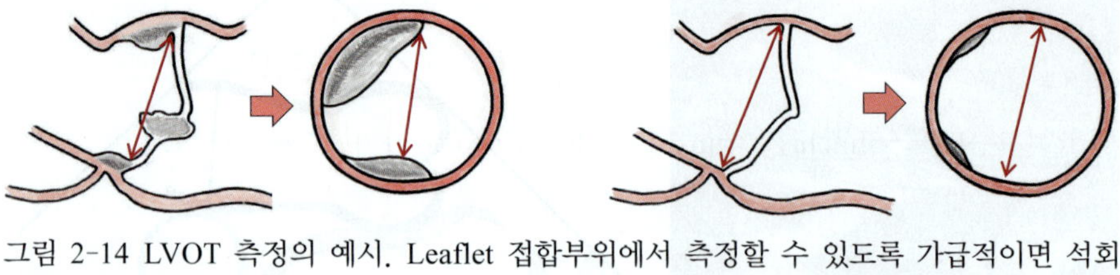

그림 2-14 LVOT 측정의 예시. Leaflet 접합부위에서 측정할 수 있도록 가급적이면 석회화를 피하는 것이 좋다.

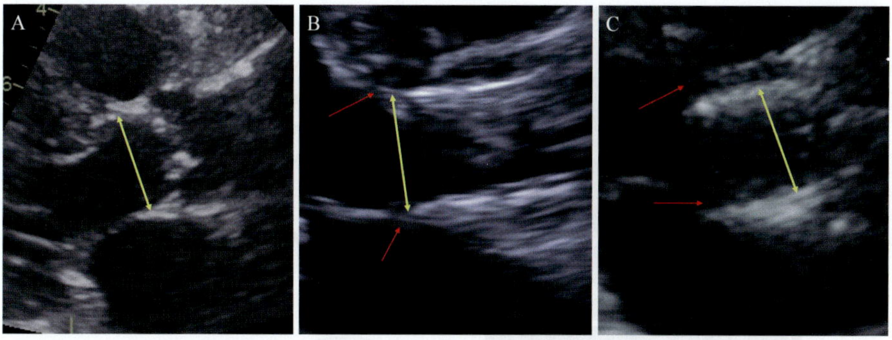

그림 2-15 대동맥판 협착증 환자에서 좌심실 유출로 직경의 측정. (A) 석회화를 피해서 대동맥판륜 상방에서 측정한다. (B) SAPIEN TAVI의 경우 스텐트 끝에서 outer edge to outer edge를 잰다. (C) Evolut 혹은 Navitor TAVI의 경우 mitral leaflet 혹은 septum(화살표)을 넘게 된다면 cups 앞쪽에서 inner edge to inner edge를 재어준다.

대동맥근 직경

표 2-8 대동맥근 직경 기준표

	2015 ASE Guideline		DSMC
	Male	Female	Normal
Annulus (cm)	2.6 ± 0.3	2.3 ± 0.2	≤ 2.9
Sinus of Valsalva (cm)	3.4 ± 0.3	2.3 ± 0.2	≤ 3.7
St Junction (cm)	2.9 ± 0.3	2.6 ± 0.3	≤ 3.2
Proximal Ascending Aorta (cm)	3.0 ± 0.4	2.7 ± 0.4	≤ 3.4

5 폐동맥

PSX에서 이완기말 폐동맥 장축에 수직이 되도록 영상을 맞추고 폐동맥판(또는 pulmonary sinotubular junction)과 폐동맥 분지부 사이 중간 지점 혹은 폐동맥 원위부의 안쪽 1 cm 부근에서 가장 큰 부위를 inner to inner edge 방법으로 측정한다. 그리고 이 부위보다 더 큰 지점이 있다면 가장 큰 부위도 같이 측정해 준다. 이때 RVOT, PV, pulmonary trunk 및 pulmonary carina가 한 평면에 보이는 영상을 획득하게 되면 AV는 아래쪽 단면에 위치하게 되어 관찰되지 않음을 유의한다. 우폐동맥은 대동맥을 뒤로 지나는 부분에서 측정하고 이와 같은 지점에서 좌폐동맥 직경을 측정한다. 참고로 정상 기준은 main PA는 25 mm 이하인데, main PA/AAo ratio 1 이하이거나 main PA > 29 mm이면 aneurysm으로 구분한다.

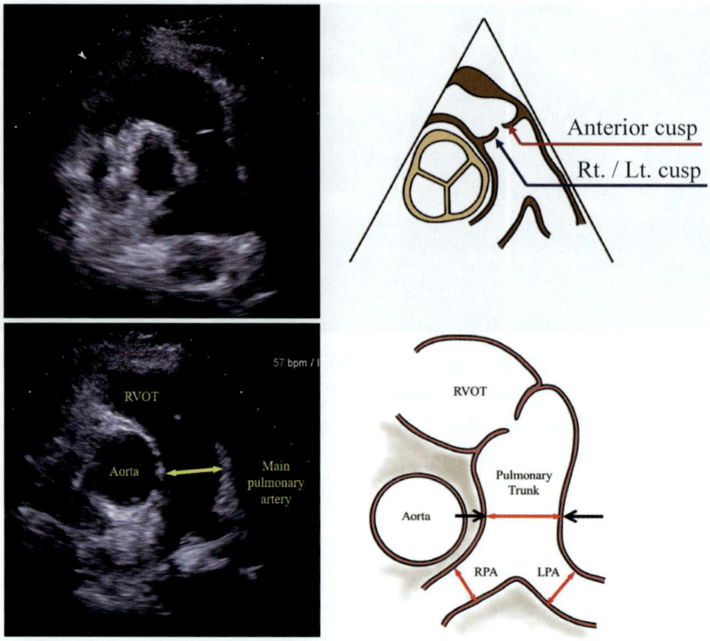

그림 2-16 폐동맥판 및 폐동맥 직경의 측정 방법

표 2-9 주간부 폐동맥 직경 기준표

MPA (cm)	2025 ASE Guideline	
	Normal	Moderate
Echocardiography	≤ 2.5	3.0-3.5
CT	< 2.9 (M), < 2.7 (F)	

표 2-10 Pulmonary artery aneurysm

Type	Etiology	Diseases
Congenital	Heart abnormality	PDA, VSD, ASD Hypoplastic AV, BAV PS, PR, Absent PV
	Connective tissue disorders	Marfan
Acquired	Infection	Syphilis, Tbc
	Vasculitis	Behçet
	PAH	
	Chronic PTE	

6 폐정맥

A4C에서 주로 right lower pulmonary vein, modified A4C에서는 right upper pulmonary vein이 관찰되고 간혹 PLX에서 LA로 들어가는 right pulmonary vein이 관찰될 수 있다. Left pulmonary vein은 주로 LAA 근처에서 관찰될 수 있다. A4C view에서 probe를 앞으로 tilting하면 폐정맥이 쉽게 관찰되며 3-5 mm sample volume을 폐정맥 1 cm 안쪽에 위치시켜 측정한다. S wave(systolic), D wave(early diastolic), A reversal(atrial contraction)의 3가지 도플러 파형을 관찰할 수 있다.

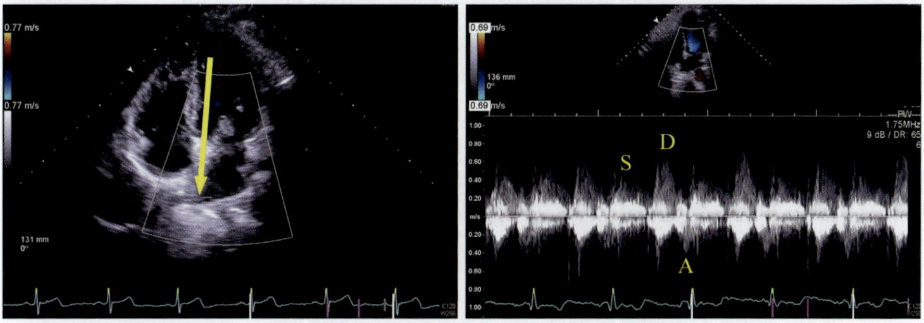

그림 2-17 폐정맥 혈류 측정 시 beam의 방향과 PW 도플러 파형

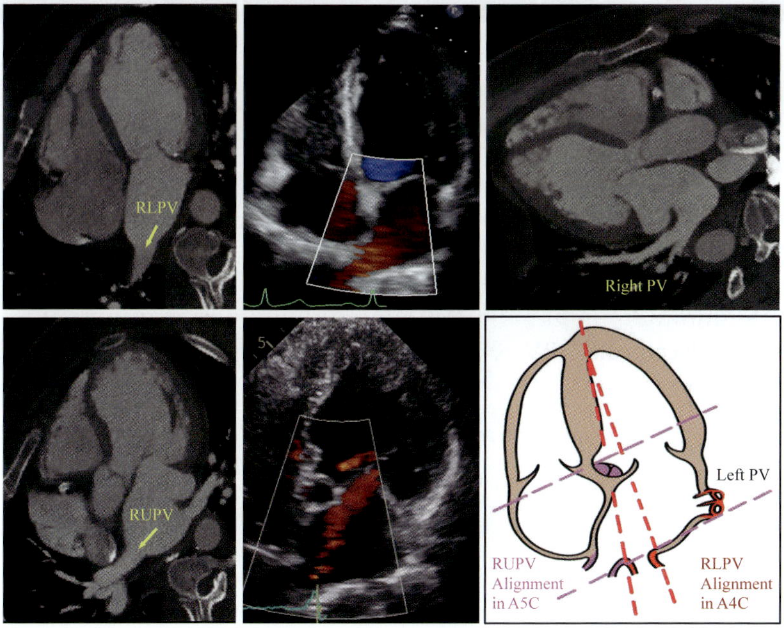

그림 2-18 폐정맥 혈류의 심초음파 소견. A5C에서 대동맥판막과 left pulmonary vein이 같이 보이는 단면(분홍색 선)에서 right upper PV이, A4C(붉은색)에서 right lower PV이 잘 관찰된다.

7 우심실

우심실은 inlet, trabeculated apex, infundibulum(conus) 구조로 되어 있고 흡기 시에 20% tricuspid inflow 증가가 나타나고 반면에 10% mitral inflow 감소가 생기게 된다. 측정에 있어 PLX의 linear measure는 probe 위치에 따라 편차가 심하므로 RV focused view를 권장한다.

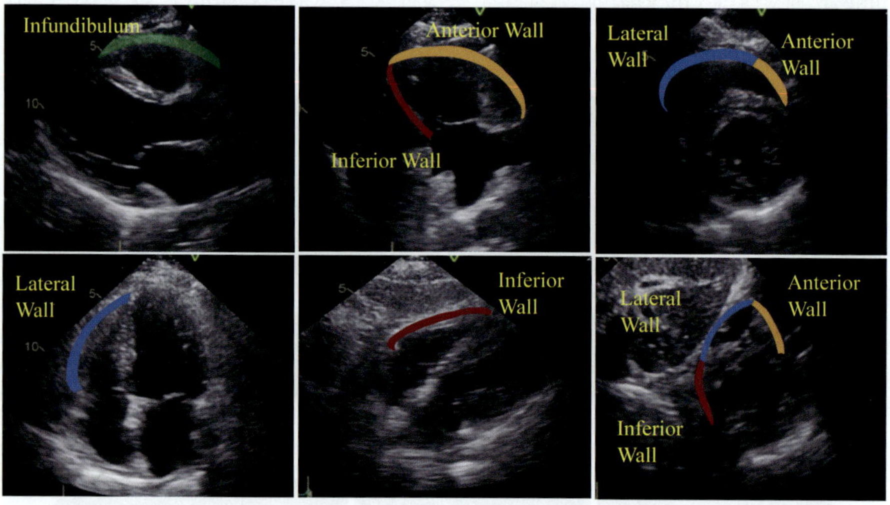

그림 2-19 우심실벽의 부분적 명칭

우심실 내경의 측정

이완기말 RV focused view에서 우심실이 가장 커졌을 때 삼첨판막륜에 평행되도록 측정한다.

- RV-basal: TVA 바로 밑에서 측정한다.
- RV-midventricular: RV 중간(apex와 TVA 중간, papillary muscle 근처)에서 측정한다.
- RV-longitudinal: TVA 밑 중간에서 apex까지 측정한다.

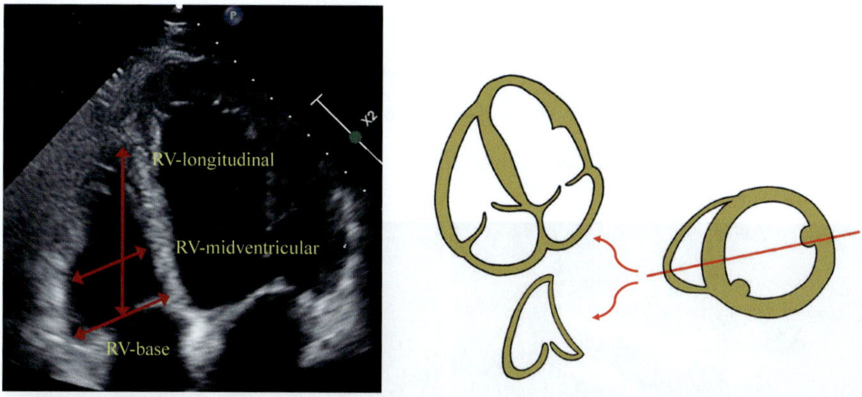

그림 2-20 우심실 내경 측정 방법. 우심실이 가장 크게 보이는 RV focused view에서 내경을 측정한다.

우심실 유출로(Right Ventricular Outflow Tract: RVOT)

- 근위 우심실 유출로

  PLX/PSX의 이완기말에 inner to inner edge 방법으로 측정하며 단면에 따라서 40%까지 편차가 생길 수 있다.

  - PLX에서 septal-aortic junction(AV 하방)과 RV anterior wall 사이의 compacted layer 경계 부분을 측정한다.
  - PSX에서 aortic root(AV 위의 ant.aortic wall)와 RV anterior wall 사이의 경계 부분을 측정한다.

- 원위 우심실 유출로

  이완기말 PSX(pulmonary bifurcation view)의 lateral aortic wall에서 폐동맥판 바로 위쪽 부근(just proximal to pulmonary valve)의 RVOT free wall까지 inner to inner edge 방법으로 측정한다. RVOT의 Doppler 측정은 폐동맥판 상부 5-10 mm의 중간에 sample volume(4-5 mm 두께)을 위치시킨다.

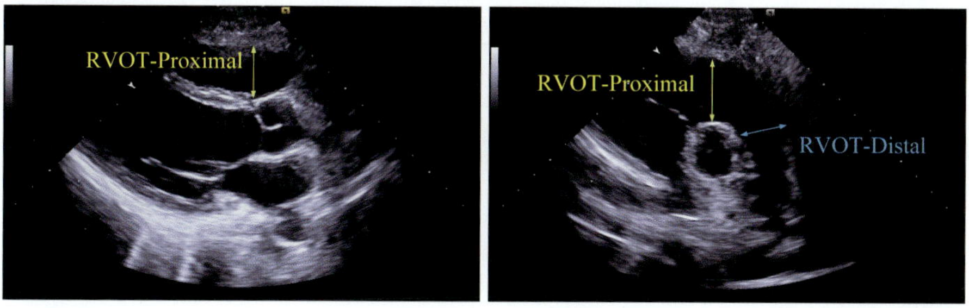

그림 2-21 우심실 유출로의 원위부 및 근위부 내경 측정 방법

우심실 벽두께

이완기말 subcostal view에서 RV inflow view level(TVA와 papillary muscle 중간 부위로 RV chamber 첫 1/3 정도)에서 측정하며 trabeculation이나 RV wall thinning으로 측정이 어렵다면 PLX를 이용한다.

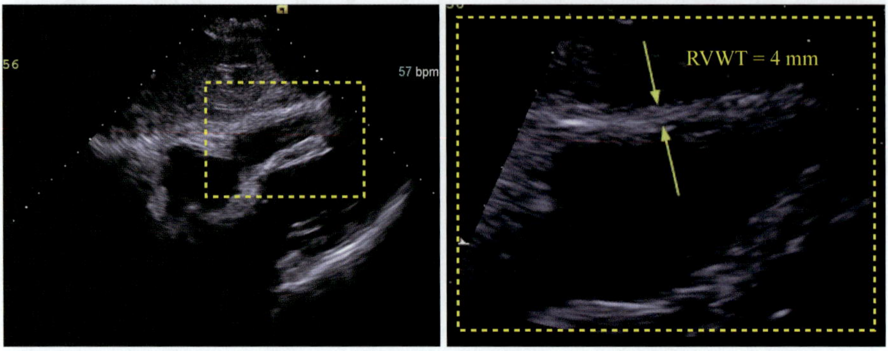

그림 2-22 Subcostal view에서 우심실 벽두께 측정 방법

우심실 직경의 측정

표 2-11 우심실 직경 기준표

	2025 ASE Guideline				DSMC
	Normal	Mild	Moderate	Severe	Normal
RV mid (cm)	< 3.5	3.5-3.8	3.8-4.2	> 4.2	< 3.5
RV basal (cm)	< 4.1	4.1-4.4	4.4-4.9	> 4.9	< 4.1
RV longitudinal (cm)	< 8.2	8.2-8.9	8.9-9.6	> 9.6	-
RVOT PLX (cm)	< 3.3	3.3-3.5	3.5-3.9	> 3.9	< 3.0
RVOT PSX proximal (cm)	< 3.4	3.4-3.8	3.8-4.1	> 4.1	< 3.5
RVOT PSX distal (cm)	< 2.9	2.9-3.0	3.0-3.3	> 3.3	< 2.7
RV wall thickness (cm)	< 0.5	0.5-0.7	0.7-0.9	> 0.9	-

8 우심방

RA focused view에서 측정한다(RV focused view에서 probe를 superomedially tilting시켜 전체 RA가 보이는 가장 큰 영상이 되도록). 2D-volume은 single plane Simpson 법이 area-length보다 선호되며 3D-volume 역시 RA focused view에서 multibeat full-volume을 이용한다.

- RA major: Septum에 평행하게 TVA 중간에서 RA superior wall까지 측정한다.
- RA minor: RA major에 수직으로 RA free wall 중간에서 septum까지 측정한다.

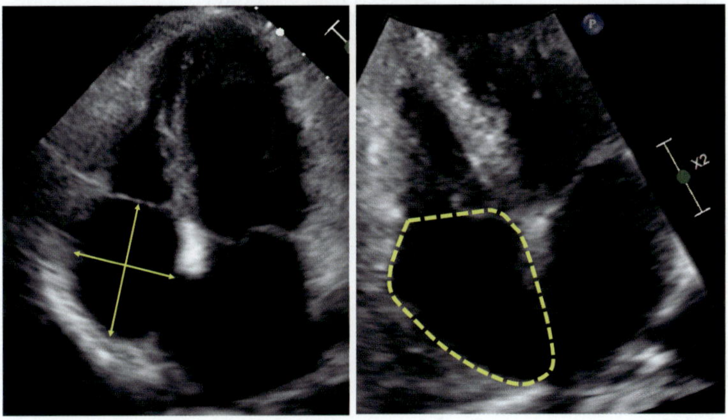

그림 2-23 우심방 직경 및 면적 측정 방법

우심방 직경의 측정

표 2-12 우심방 직경 기준표

	2025 ASE Guideline		DSMC
	Normal	Moderate	Normal
Major axis dimension (cm)	< 5.4	5.8-6.3	< 5.4
Minor axis dimension (cm)	< 4.2	4.7-5.1	< 4.2
RA area (cm^2)	< 19	22-24	< 19
RAAI (cm^2/m^2)	< 11		< 11
Simpson's RAVI (A4C) (mL/m^2)	< 30	36-41	< 39 (M), < 33 (F)

9 삼첨판막륜

정상 삼첨판구 면적은 7-9 cm^2이며 우심방/우심실 사이에 2 mmHg 이하의 낮은 압력차가 있다.

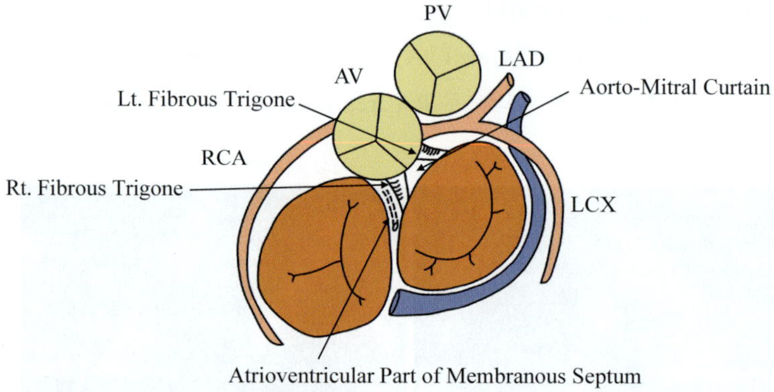

그림 2-24 판막주위 심장구조물 모식도 및 명칭

측정 방법

삼첨판막륜은 saddle shape을 갖고 있으며 이완기말 RV focused view에서 inner to inner edge 방법으로 측정하고 septal leaflet에서 anterior leaflet를 가로지르도록 측정한다.

삼첨판막륜 직경의 측정

표 2-13 삼첨판막륜의 직경 기준표

	ASE
TV Annulus (cm)	Normal < 4.0 (< 21 mm/m^2)

Tricuspid inflow

Tricuspid inflow 측정은 A4C 혹은 RV focused view 모두에서 가능하며 Doppler beam이 가장 평행한 view를 이용한다. 이때 호기 말에 측정하거나 호흡에 따른 영상의 평균값을 사용해도 좋다.

10 하대정맥

Subcostal view에서 IVC가 RA로 연결되는 지점 상방 0.5-3 cm 부근에 있는 간정맥의 IVC 합류지점 바로 직전에서 측정한다. 호흡에 따른 collapse를 같이 보기에는 1 cm 아래쪽까지 가능하다. 그러나 간정맥에서 RA로 연결되는 지점은 주변 간 구조로 인해서 굴곡(dent)이 많아서 변동이 심하다.

하대정맥 직경과 우심방압의 관계

표 2-14 하대정맥 직경과 허탈에 따른 우심방압의 예측

IVC	Collapse > 50%	RA Pressure (mmHg)
< 2.1 cm	Yes	3
< 2.1 cm	No	8
≥ 2.1 cm	Yes	8
≥ 2.1 cm	No	15
≥ 2.5 cm	No	20*

* Spontaneous echo contrast 혹은 color flow reflux가 있는 경우

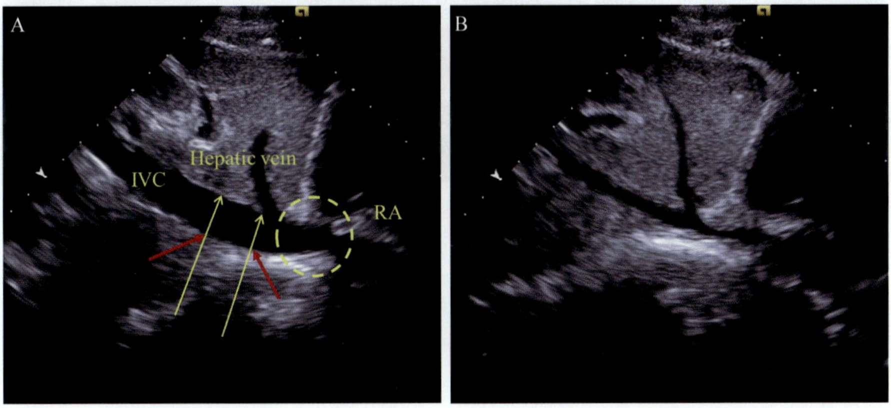

그림 2-25 하대정맥 측정. (A) 간정맥의 합류지점 바로 하단(오른쪽 화살표)을 측정하며 호흡에 따른 허탈을 감안한다면 아래로 1 cm (왼쪽 화살표)까지 측정 가능하다. 우심방 쪽으로는 간 구조물로 인해서 눌리는 dent (원)로 인해서 변이가 심하다. (B) 호흡(sniff)에 따른 허탈 소견

11 상대정맥

Right clavicular fossa 혹은 supra-sternal notch view에서 직접 tracking해도 좋고 아래와 같이 PSX, A5C, 또는 subcostal view에서 약간 변형하여 확인할 수 있다.

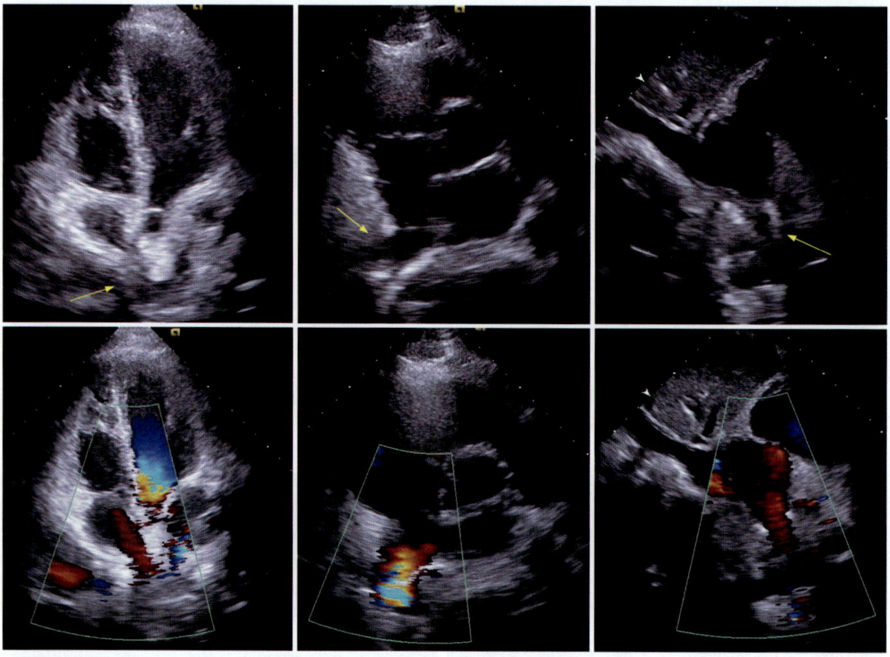

그림 2-26 상대정맥의 심초음파 소견

12 간정맥

Hepatic vein과 IVC 교차 지점에서부터 hepatic vein 안쪽 1-2 cm 부근에 sample volume을 위치시켜 측정하고 다음과 같이 3가지 Doppler flow를 관찰할 수 있다.

- S wave: Systolic flow to IVC
- D wave: First diastolic flow to IVC
- A wave: Flow reversal in hepatic vein (atrial contraction)
- 가끔 brief ventricular reversal flow가 S wave 직후에 나타날 수 있다.

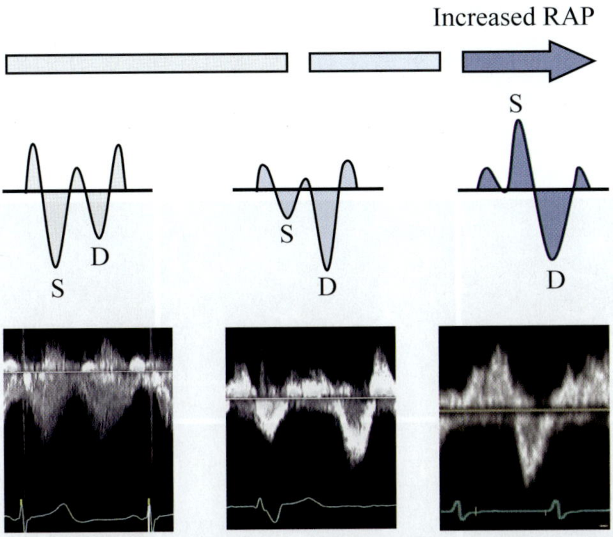

그림 2-27 간정맥 혈류의 정상 도플러 및 삼첨판 폐쇄부전 시 systolic reversal 소견

하대정맥 직경 관련의 RA pressure는 15 mmHg가 최고이지만 간정맥 도플러의 경우 20 mmHg까지 추정할 수 있다.

표 2-15 간정맥 도플러에 따른 우심방압 측정 방법

Hepatic Vein Doppler	Estimated RA Pressure (mmHg)
Dominant systolic flow	5
Similar between systolic & diastolic flow	10
Dominant diastolic flow	15
Positive reflection of systolic flow	20

13 2D 측정 (PLX)

가급적이면 M-mode보다는 2D-mode에서 직경 및 벽 두께를 측정하기를 권장하고 있으며 장축에 수직으로 단면을 정확히 scan이 가능하다면 해상도가 우수한 M-mode도 좋은 방법이다. 측정에 있어서 수축기말과 이완기말 등의 측정하는 시점을 잘 파악하여 측정하도록 한다.

대동맥근과 상행 대동맥의 직경을 측정할 때 확대하여 측정하는 것이 좋으며 상행 대동맥의 직경은 PLX에서 한 늑간 더 위로 올려서 대동맥 확장 유무를 파악하여야 한다.

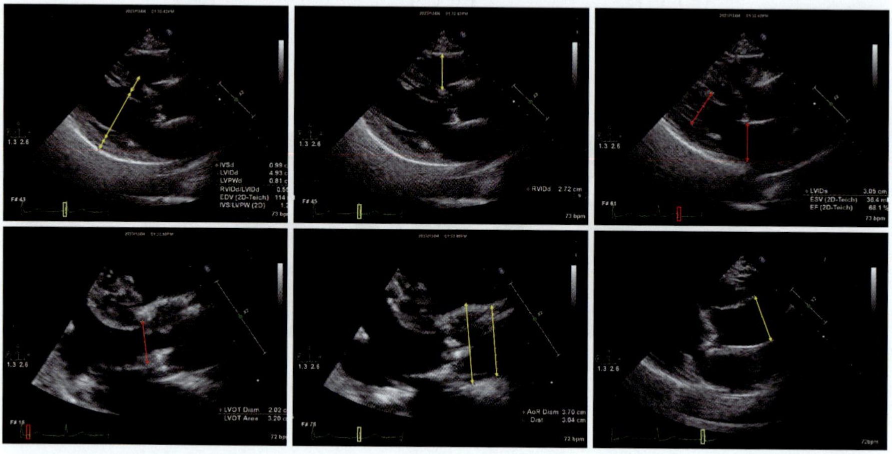

그림 2-28 PLX에서 2D 측정법. 이완기말에서 좌심실과 우심실 유출로, 대동맥근 그리고 상행 대동맥 직경을 측정하고(노란색), 수축기말에서 좌심실과 좌심방 그리고 조기/중기 수축기에서 대동맥판막륜의 직경을 측정한다.

Chapter 3

조직도플러

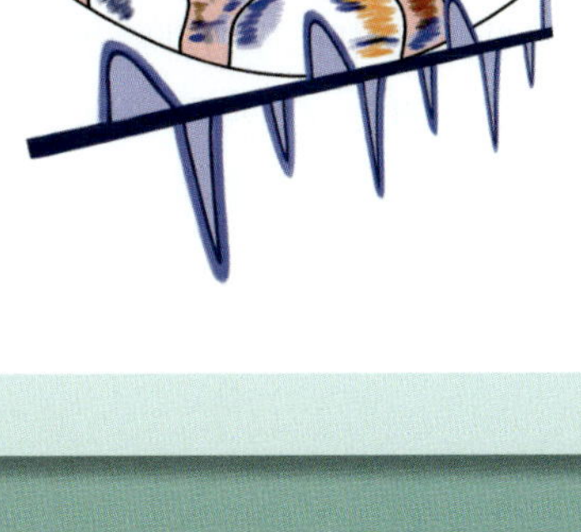

Chapter

3 조직도플러

과거에는 혈류에 따른 도플러 위주로 연구되었으나 10여 년 전부터 조직도플러의 활용이 시작되었다. 조직도플러는 pulsed wave-based TDI, color-coded TDI, 그리고 2D-based TDI로 구분할 수 있다. Pulsed wave TDI가 color-coded TDI보다 조직 속도가 더 높게 나올 수 있음을 주의해야 한다. 최근에는 color-coded TDI는 잘 사용하지 않고 대신에 tracking이 더 뛰어난 2D-based TDI를 바탕으로 2D strain을 많이 사용하고 있다.

Pulsed wave TDI는 주로 수축기 기능보다는 이완기 기능에 가장 많이 활용되고 있다. 또한 우심실 기능 평가에도 이용될 수 있기 때문에 측정 방법을 잘 알아 두면 편리하다. 2D strain은 ejection fraction보다 수축기 기능장애를 좀 더 일찍 발견할 수 있고 여러 심근 질환에 많이 사용되고 있다.

1 조직도플러

초음파에 대한 혈류와 심근의 반응은 다르게 나타나는데 혈류는 그 움직임이 심근보다 훨씬 빠르지만, 초음파를 반사시키는 능력이 약하다. 반면에 심근은 움직이는 속도는 느리지만 초음파를 훨씬 강력하게 반사시키는 특징이 있다. 이러한 서로 다른 특징을 이용하여 혈류의 초음파 신호는 배제하고 심근 조직의 속도를 선택적으로 측정해서 평가하는 방법을 조직도플러(tissue Doppler)라 한다.

2 측정 방법

A4C에서 TDI 모드를 조작하고, sample volume(5-10 mm의 큰 두께, TV는 4 mm 정도)을 좌심실 basal myocardial segment(또는 mitral annular level 1 cm 이내)에 위치시킨 후 PW Doppler를 사용하여 측정한다. 이때 scale은 25 cm/s 이하로 조정하고 sweep speed는 100 mm/s로 한다. 위치는 승모판막의 septal과 lateral annulus, 그리고 삼첨판막의 lateral annulus에서 측정할 수 있다.

심주기에서 관찰되는 3가지 peaks

- s′ velocity: 심근 수축을 반영
- e′ velocity: 심근 초기 이완을 반영
- a′ velocity: 후기 이완기의 좌심방 수축을 반영

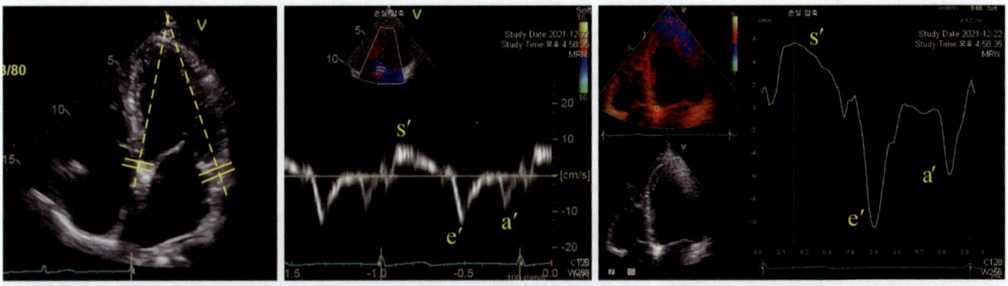

그림 3-1 승모판막륜의 조직도플러 측정 방법으로 PW 도플러와 색도플러를 이용할 수 있다.

PW Doppler beam과 심근 운동방향이 가급적 동일한 축 선상에 놓이도록 하며 A4C는 septal mitral annular velocity에 표준으로 가능하지만, TV annulus나 lateral mitral annulus의 경우 apex가 약간 probe 중심에서 벗어나는 경우에 beam과 심근 운동방향이 일치할 수 있다.

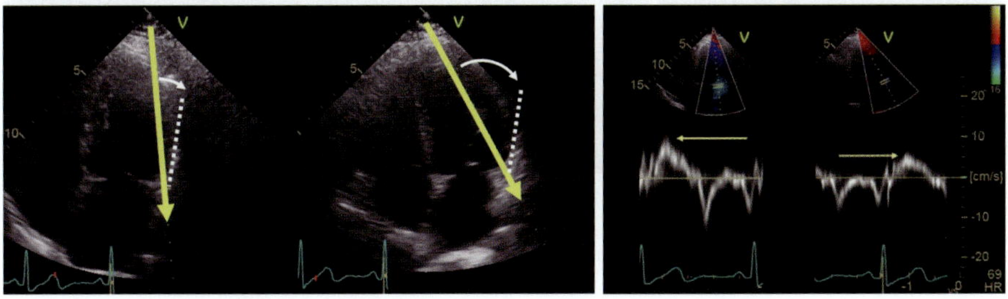

그림 3-2 Lateral annular velocity 측정 시 PW 도플러 beam 축을 심첨부 옆으로 이동하는 경우에 심근 운동 방향과 일치할 수 있다.

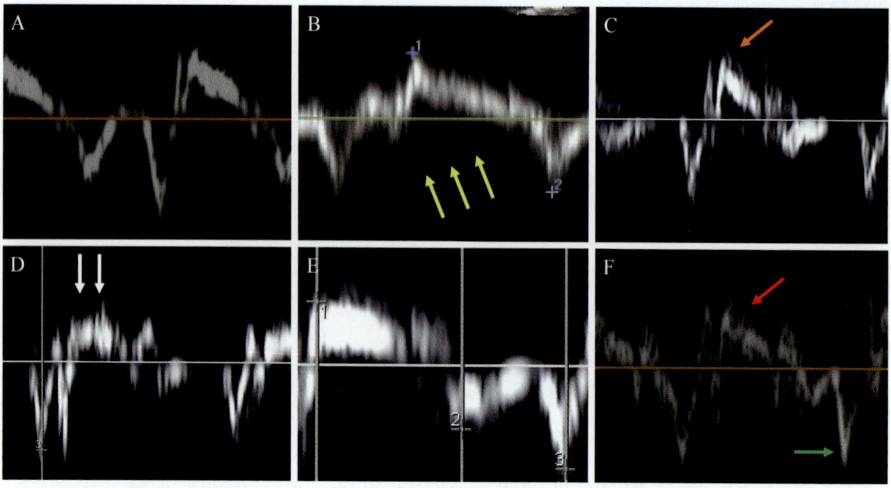

그림 3-3 조직도플러의 예시. (A) Annulus Doppler, (B) Doppler ghosting(노란색 화살표), (C) Doppler feathering(주황색 화살표)으로 beard 소견, (D) Doppler spike(흰색 화살표), (E) Doppler high gain으로 인한 broaden spectrum, (F) Myocardium Doppler(붉은색 화살표)와 annulus Doppler(녹색 화살표)

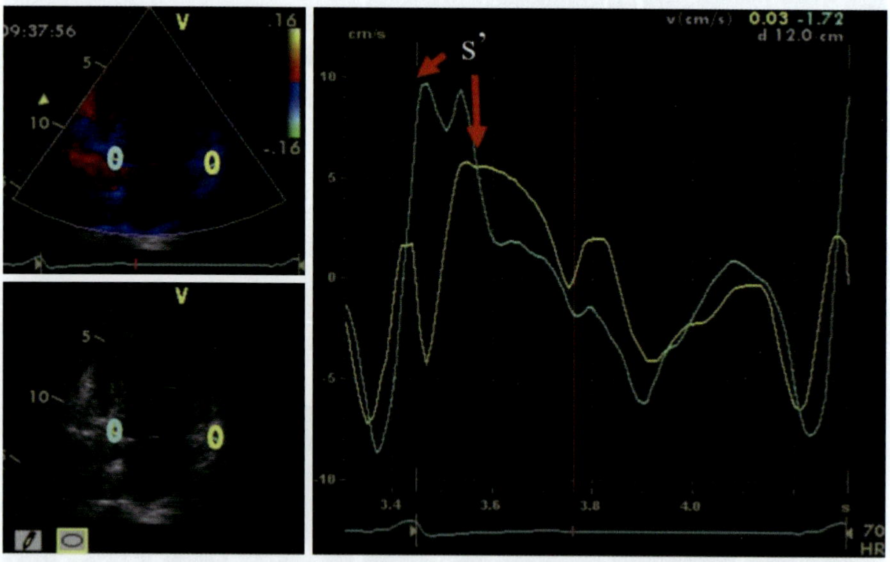

그림 3-4 색도플러를 이용하여 승모판막륜의 조직도플러를 비교하여 좌심실 수축기의 비동기화를 측정할 수 있다.

연령에 따른 승모판막륜 조직도플러 속도

표 3-1 연령에 따른 mitral-e′ 기준표

	20-40 years	40-60 years	> 60 years
Septal-e′(cm/s)	< 7	< 6	< 6
Lateral-e′(cm/s)	< 10	< 8	< 7
Average-e′(cm/s)	< 9	< 7	< 6.5

3 2D-strain

A2C, A4C와 A3C에서 각각 2D-strain을 측정하게 되면 자동적으로 global longitudinal strain을 제시해 주며 최근에는 automated function imaging(AFI)으로 자동 측정이 가능하다.

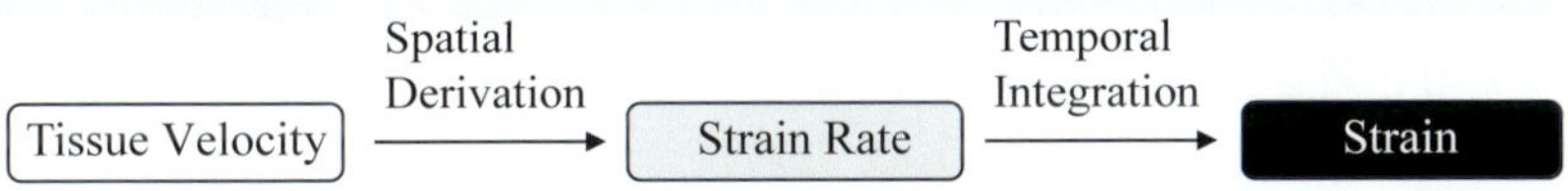

그림 3-5 Tissue Doppler strain의 변화 원리

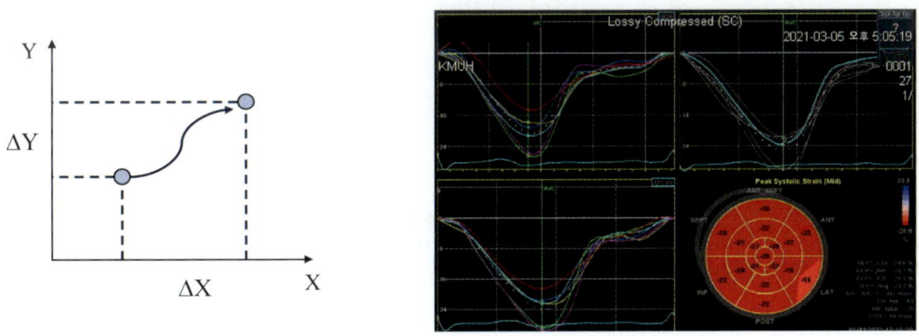

그림 3-6 Speckle tracking strain의 원리

이미지 섹터를 좁히고 이미지 깊이를 작게 하여 40-80 frames/s의 적절한 frame rate를 얻도록 한다.

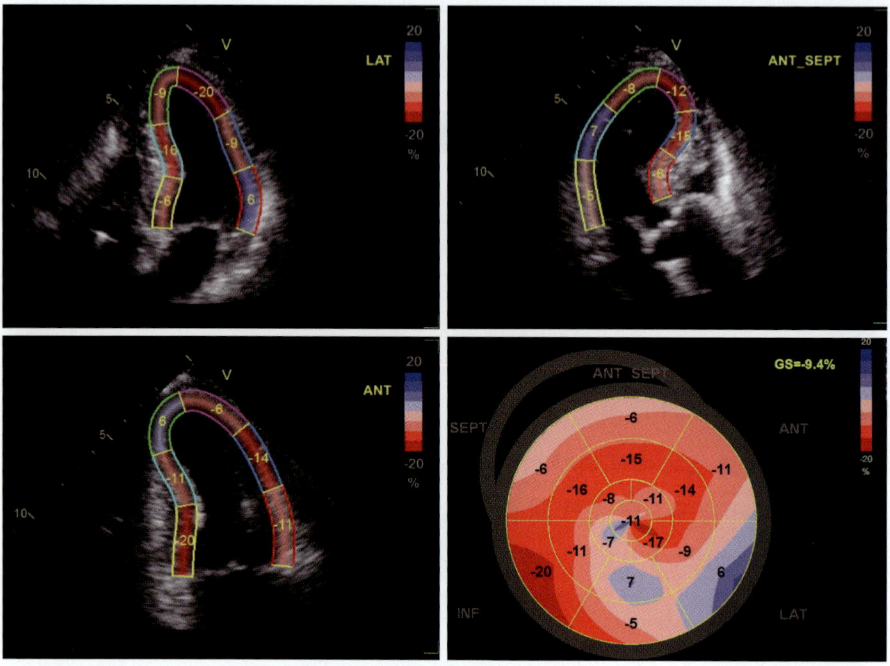

그림 3-7 심한 좌심실 기능부전 환자에서 2D-strain 측정

Myocardial Work

Myocardial strain 역시 LVEF와 마찬가지로 load dependency, 특히 afterload에 크게 영향을 받을 수 있다. 이를 보완하기 위해서 혈압을 보정한 myocardial strain(LV pressure-strain loop)을 이용할 수 있다. 다음과 같은 4가지 값을 제시하고 있다.

- Global work index(GWI): LV pressure-strain loop의 면적
- Global constructive work(GCW): 수축기 shortening work와 IVRT-lengthening의 negative work의 합산으로 효율적인 work를 의미한다.
- Global wasted work(GWW): 수축기에 발생할 수 있는 lengthening과 IVRT에 생길 수 있는 shortening의 work 합산으로 비효율적인 work를 의미한다.
- Global work efficiency(GWE): GCW / (GCW + GWW)

보상성 고혈압 및 판막성 심질환의 경우에는 LV pressure가 증가하여 GWI는 좌상방으로 편향되고, 심근병증이 있을 경우 stain이 감소하여 GWI는 우측으로 커브가 편향된다.

Myocardial work는 myocardial efficiency를 제공하고 afterload를 반영하기 때문에 심박출률이나 strain보다 우수할 수 있다. 비록, absolute strain이나 LV force를 직접 반영하지 않기에 myocardial work가 심부전 risk factor로 작용하는지 더 많은 연구가 필요하다.

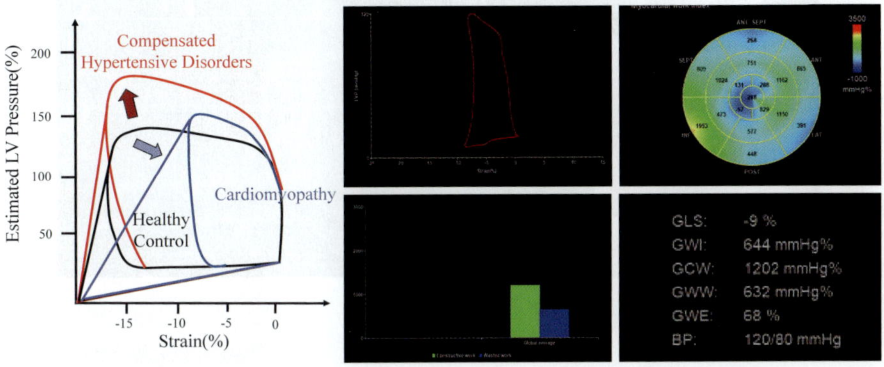

그림 3-8 Global work index 및 좌심실 기능부전 환자에서 myocardial work

좌심방 2D-strain

최근 좌심방의 2D-strain을 이용하여 좌심방 기능을 파악하는 데 도움을 줄 수 있다. 주로 A4C에서 좌심방의 peak positive longitudinal strain을 측정한다(혹은 A4C와 A2C의 평균값을 사용할 수 있다). Reservoir strain, conduit strain 그리고 contraction strain의 3가지 구성이 나오며 주로 reservoir strain을 사용한다. 일반적은 18% 이하의 경우에 좌심방 기능부전이 있는 것으로 간주한다.

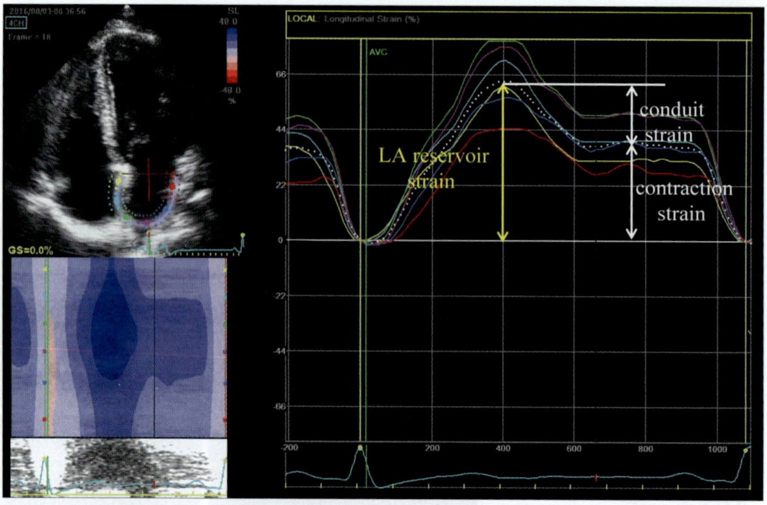

그림 3-9 좌심방의 2D-strain 측정법

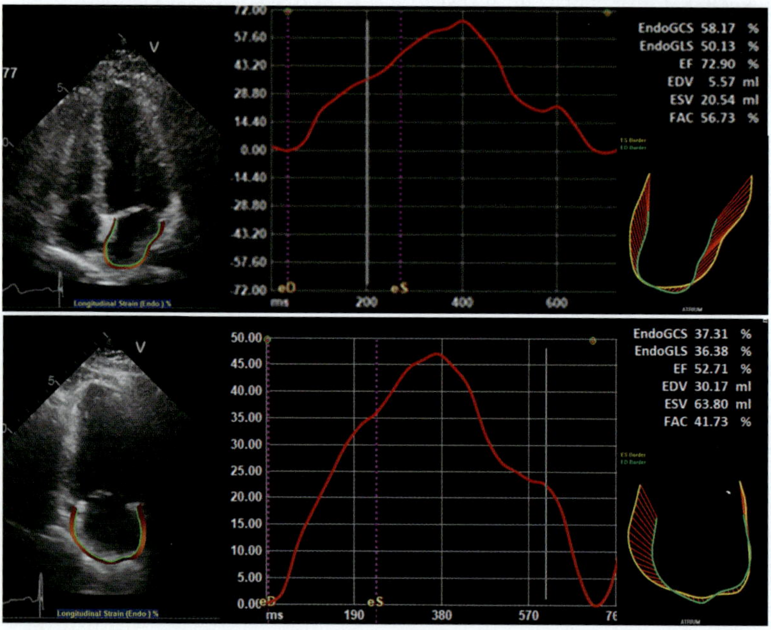

그림 3-10 좌심방 2D-strain. A4C와 A2C에서 평균 strain을 측정할 수 있으며 심초음파 장비에 따라 수치가 다를 수 있다.

ECHOCARDIOGRAPHY HANDBOOK
계명대학교 동산병원 심장초음파실

Chapter 4

좌심실 수축기능 평가

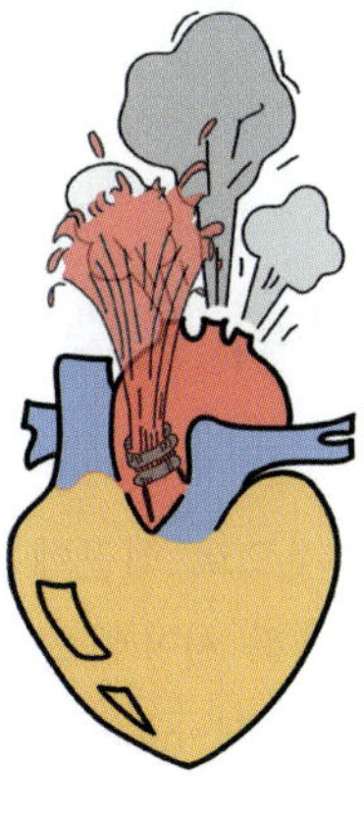

Chapter

4 좌심실 수축기능 평가

여러 가지 심초음파의 파라미터가 있지만 그 중 전통적으로 좌심실 박출률을 현재까지 많이 사용하고 있다. 좌심실 박출률은 주로 2D에서 modified Simpson 방법을 사용하고 있으며 M-mode를 이용하는 방법은 더 이상 권장하지 않고 있다. 최근에는 2D-strain을 이용한 GLS를 흔히 사용하고 있으며 좋은 연구 성과를 제시하고 있다. 특히, 심장 종양 분야에서는 GLS를 많이 사용하므로 그 개념을 반드시 이해하는 것이 중요하다. 그리고 가능하다면 동일한 심초음파 장비로 계속 추적 검사하는 것이 도움된다. 심근이 두꺼워진 경우 수축기 평가를 할 때는 좌심실 박출률은 의미가 제한되고 2D-strain이나 조직도플러를 이용하는 것이 바람직하다.

많은 경험이 쌓이게 되면 결국 눈으로 판단할 수 있기 때문에(visual eyeball estimation) 부단한 노력이 필요하게 된다. 그 외 파라미터는 참고 정도로 이용하면 될 것으로 판단된다.

1 분획 단축률(Fractional Shortening)

분획 단축률(FS)은 이완기 직경과 수축기 직경의 비를 이용하여 수축기능을 파악하는 것으로 최근에는 잘 사용하지 않으나 심비대가 있는 경우 중벽(mid-wall) 분획 단축률 사용이 도움될 수 있다.

- 방법: M-mode 혹은 2D
- Endocardial FS = (LVEDd − LVESd) / LVEDd × 100
- 정상의 경우 30% 이상을 보이나, 중증 심실 수축기능 부전의 경우는 15% 이하로 감소한다.

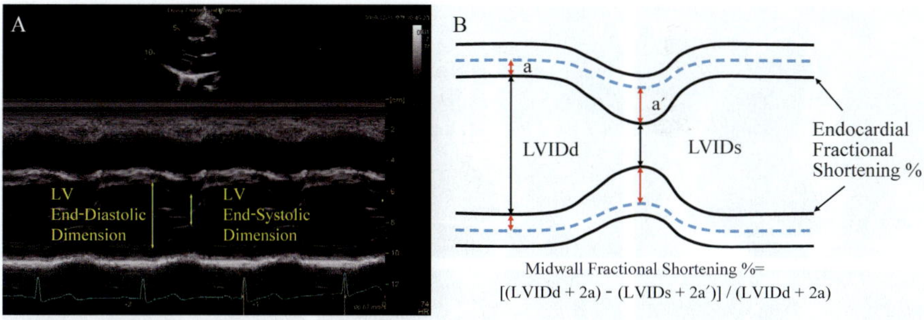

그림 4-1 좌심실 내경의 M-mode 측정 방법으로 endocardial FS를 구하거나(A) 중벽을 이용해서 midwall FS를 구할 수도 있다(B).

2 좌심실 박출률(Left Ventricular Ejection Fraction)

2D 측정법

- LVEF = (LVEDV − LVESV)/LVEDV × 100
- Modified Simpson 방법: 좌심실을 일정한 두께의 20개 disk로 분할한 후 디스크 용적을 합하는 방법이며, A2C와 A4C에서 이완기말과 수축기말에 심실 내부 경계를 따라 그린다. 이때, 최대 frame rate를 얻기 위해 sector size를 줄여 좌심실을 확대해서 측정하고, 승모판막륜 레벨에서 마지막 수평선으로 tracing을 마무리한다.
- A2C와 A4C에서 좌심실 수직 직경 차이는 10% 이하를 보이도록 foreshortening되지 않도록 주의한다.

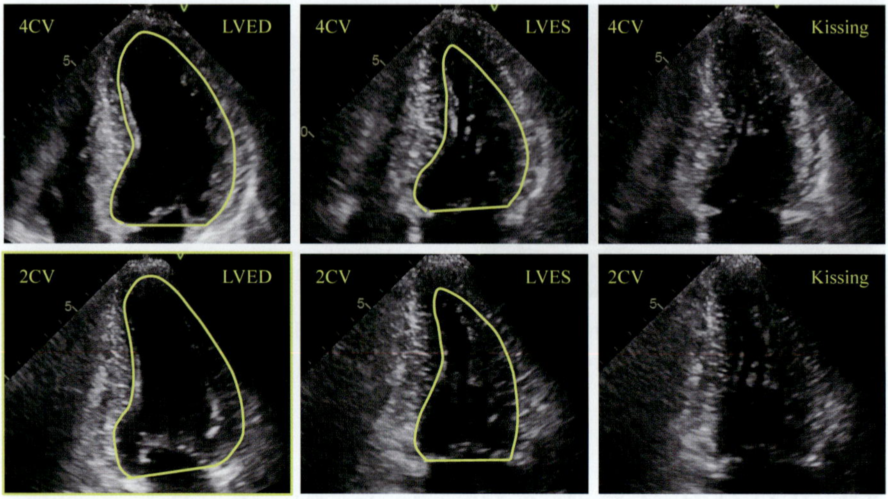

그림 4-2 좌심실 박출률의 측정 방법. 심실 내부의 trabeculation과 papillary muscle은 제외한다. 그리고 수축기 때 서로 맞은 편 wall이 접촉(kissing)하지 않도록 한다.

- 검사자간 오차: Lateral wall과 anterior wall에서 측정 오차가 많고 medial annulus보다 lateral annulus 위치 선정 역시 오차가 심하다. 이러한 점을 주의해서 심실 내경을 그리도록 노력한다.

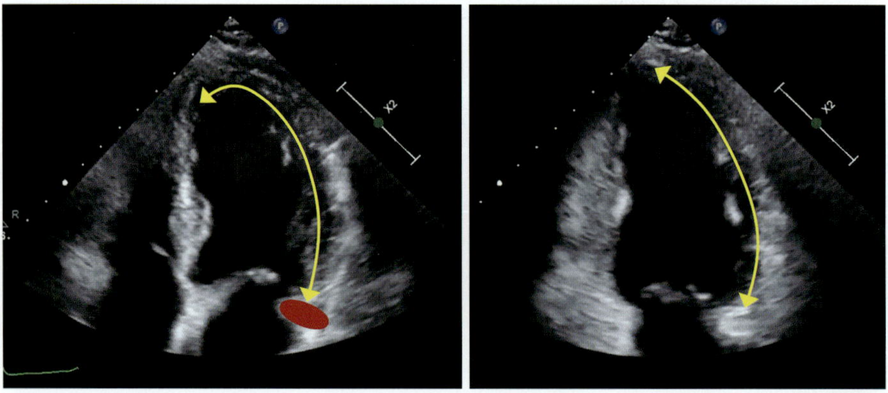

그림 4-3 좌심실 endocardium경계의 오차 정도. 주로 화면 우측 구조물의 tracking에서 검사자간 오차가 많이 생긴다.

좌심실 박출률의 중증도 분류

표 4-1 좌심실 박출률의 평가 기준표

Variables	2015 ASE Guideline LVEF		DSMC
	Male	Female	
Normal	52-72%	54-74%	≥ 55%
Nearly Normal	-	-	50-54%
Mild Decreased	41-51%	41-53%	40-49%
Moderate Decreased	30-40%	30-40%	30-39%
Severe Decreased	< 30%	< 30%	≤ 29%

3D 측정법

- 2D보다 더 정확한 방법이며 가능한 한 높은 volume set frame rate를 유지하면 좋다.
- LV foreshortening을 피할 수 있고, 관측자간 변동성이 적다. 반복적인 검사로 심박출률을 측정해야 하는 상황 혹은 심박출률의 작은 변화가 중요한 의미를 갖는 경우에 유용하다.

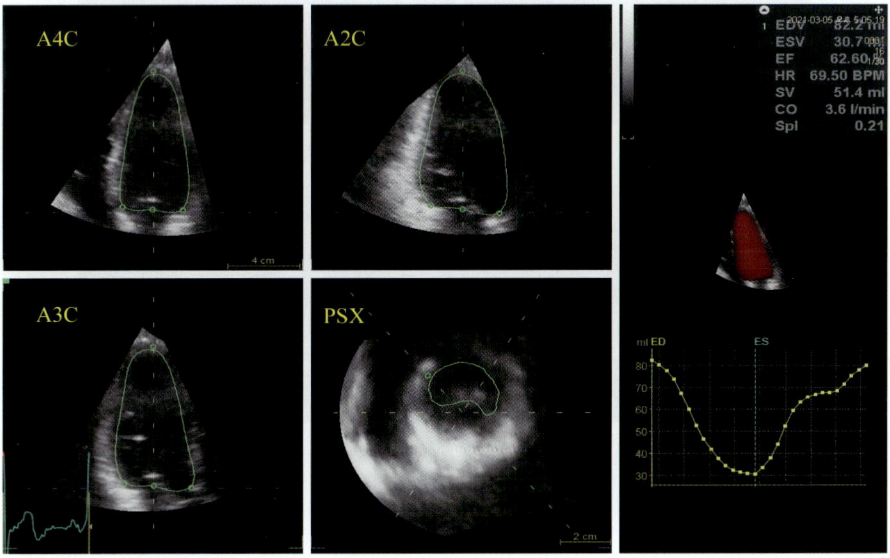

그림 4-4 좌심실 박출률의 3D 측정 방법

Forward LV Ejection Fraction

- 승모판 폐쇄부전의 중증도와 좌심실 수축기능을 같이 고려한 것으로 일반적인 좌심실 박출률보다 예후 예측에 더 좋은 것으로 보고되고 있다.
- Forward LVEF = 100 × (Forward stroke volume / LV end-diastolic volume)

3 dp/dt

승모판 폐쇄부전 혈류의 CW Doppler

수축기 때 좌심방과 좌심실 사이의 순간 압력차를 이용하여, 혈류 속도가 1 m/s 에서 3 m/s가 될 때의 시간 변화를 측정한다. 좌심실 수축력이 감소하면 승모판 폐쇄부전 혈류 속도 상승이 감소하게 된다.

dp/dt를 이용한 좌심실 기능 분류

- 정상 > 1,200 mmHg/sec
- 중증 수축기능 저하 < 800 mmHg/sec

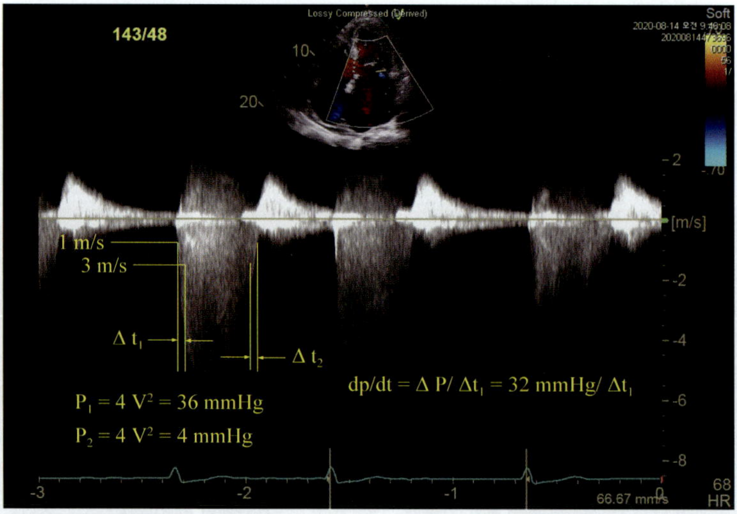

그림 4-5 dp/dt 측정 방법

4 Tei Index

Tei index는 수축 및 이완기능 모두 포함하는 global function(정상 범위: 0.39±0.05)을 반영한다.

$$\text{Tei index} = (\text{IVCT}+\text{IVRT})/\text{ET}$$

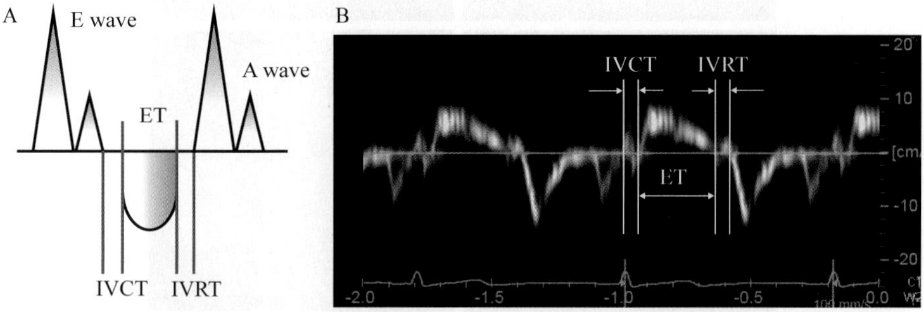

그림 4-6 Tei index. 혈류 도플러(A)와 조직도플러(B)의 측정 방법

5 LV-Global Longitudinal Strain(GLS)

- A2C/A3C/A4C에서 speckle tracking imaging으로 GLS를 각각 측정한 후, 측정한 strain의 수축기 최고값을 bull's eye 형태로 표현할 수 있다.
- GLS 정상범위: 남자 -16% to -26%, 여자 -17% to -27%
- 항암 치료 후 LVEF보다 GLS가 먼저 감소하여 초기 심독성을 파악할 수 있고, 이전 GLS에 비해서 상대적 수치가 15% 이상 감소할 경우 심독성을 의심할 수 있다.

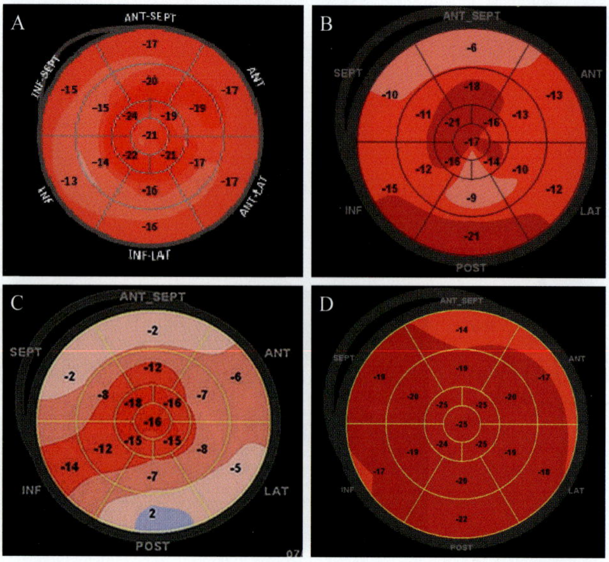

그림 4-7 항암제 심독성이 있는 환자에서 GLS 감소 변화(A-C) 및 회복(D)

6 Stroke Volume / Outflow Tract Doppler TVI

Outflow tract 각각의 대략적인 평균 TVI는 다음과 같다.

- LVOT TVI, 18 cm
- MV Inflow TVI, 7.6 cm
- TV Inflow TVI, 6 cm
- RVOT TVI, 12-13 cm (normal > 11 cm, abnormal ≤ 10 cm)

Stroke volume 수치는 다음과 같다.

- Normal SV: 60-100 mL
- Normal SVI: 35-45 mL/m^2
- SV increase to exercise: ↑ 20-50%
- Normal LVEF: 55-75%

LVOT의 TVI에 따라서 대략적인 stroke volume 평가를 할 수 있다.

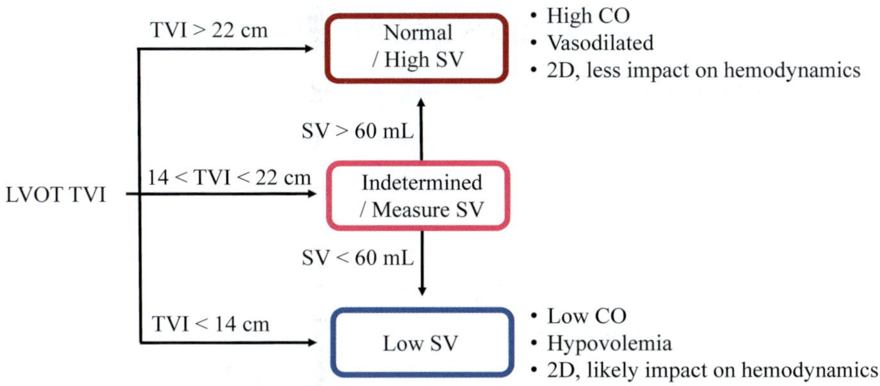

그림 4-8 TVI 수치에 따른 stroke volume 평가

7 Stroke Volume Variation (SVV)

중환자실 혹은 수술/시술 직후의 환자에서 혈압이 감소할 경우 체액량 부족이 의심되면 fluid challenge를 할 수 있다. 이때 호흡에 따른 LVOT TVI variation을 주로 이용한다. Sweep speed를 35 mm/s로 감소시켜 측정한다. SVV이 15% 이상이면 volume response (+), 10% 이하이면 volume response (−), 10-15%는 indeterminant로 간주한다. 참고로 TVI의 정상 수치는 18-25 cm이며, TVI envelop이 더 정확하지만 편의상 peak velocity를 이용해도 좋다.

$$TVI_{variability} = 100 \times [(TVI_{max\ vel} - TVI_{min\ vel}) / (TVI_{max\ vel} + TVI_{min\ vel}) / 2]$$

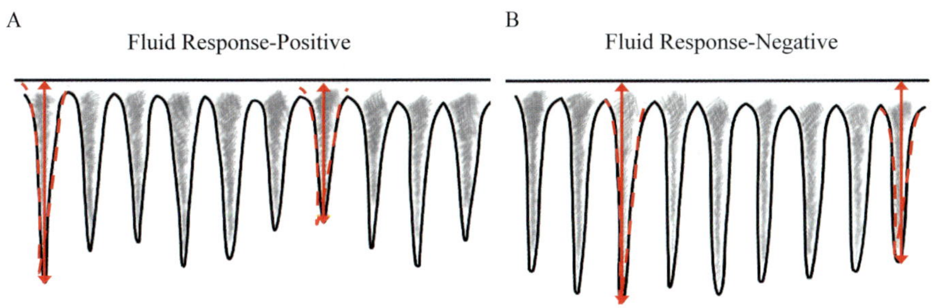

그림 4-9 Stroke Volume Variation 측정. 호흡에 따른 LVOT Vmax (혹은 TVI) 변화량이 15% 이상인 경우 (A) fluid response가 있으며, 10% 이하를 보이면 (B) fluid response가 없는 것으로 판단할 수 있다.

8 Echocardiography Under Mechanical Ventilator

Mechanical ventilator 상태에서 심초음파를 시행할 경우 RA/RV dilation 및 TR의 정도를 잘 관찰하고 혈압이 낮은 경우는 preload가 부족한 상태인지, 혈압이 높은 경우는 preload가 충분한 상태인지를 확인해 보는 것이 중요하다.

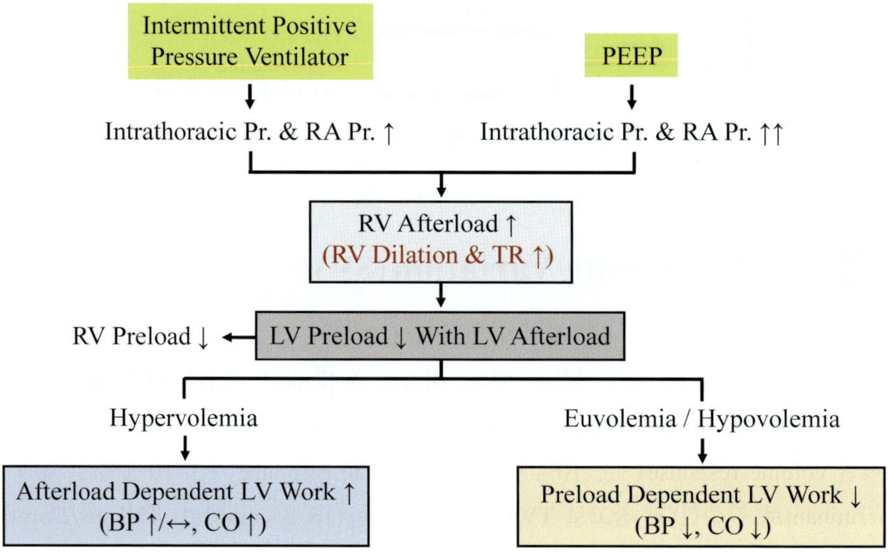

그림 4-10 Echocardiography under mechanical ventilation

Chapter 5

우심실 수축기능 평가

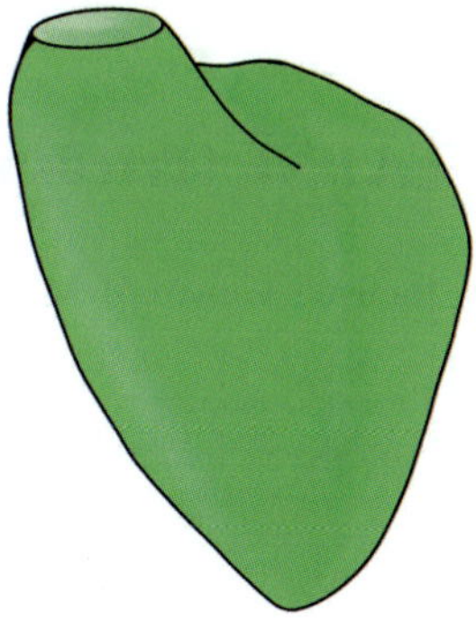

Chapter 5 우심실 수축기능 평가

우심실 기능 평가 이전에 우심실 확장 유무를 먼저 판단해 주는 것이 처음 순서에 해당된다. 우심실 확장이 있는 경우에 우심실 수축이 잘 되는지 확인하고 내부에 심한 trabeculation의 유무, 국소적 우심실류(aneurysm)의 동반 그리고 LV D-shape의 유무 등을 판별하고 그 다음에 우심실 수축기능을 정량적으로 판단해 주는 것이 순서에 해당된다.

일반적으로 TAPSE, FAC, TV-s′, RV strain값을 주로 제시해 주는 것이 도움 된다. 따라서 각 파라미터의 정상적인 수치를 알고 있으면 도움 된다. 그리고 추적 검사에서도 반복적인 파라미터를 제시해 주는 것이 좋다. 최근 3차원 심초음파가 활성화되면서 우심실 용적이나 우심실 박출량을 제시해 줄 수 있으므로 3차원 심초음파의 사용 방법을 알아 두는 것이 필요하다.

1 TAPSE (Tricuspid Annular Plane Systolic Excursion)

RV focused view에서 M-mode를 이용하여 TV lateral annulus의 움직임 변화를 측정하는 방법이다. 가능하면 lateral TV annulus에 수직으로 sample volume을 맞추고 M-mode에서 보이는 annulus의 leading edge에서 이완기 및 수축기의 거리를 측정한다.

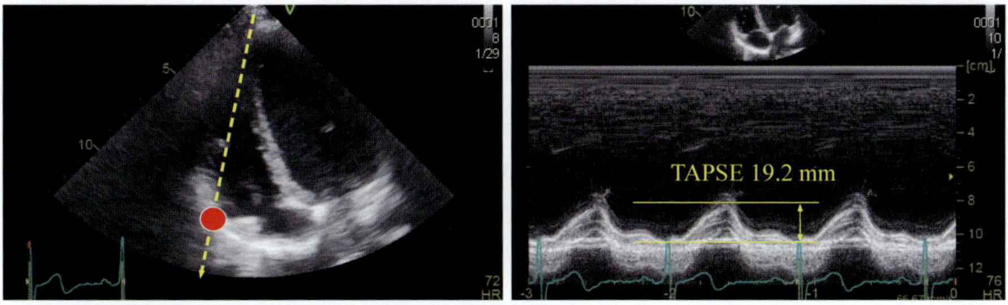

그림 5-1 TAPSE 측정 방법

2 FAC (Fractional Area Change)

RV focused view에서 이완기와 수축기의 RV area 차이를 이용하여 평가하는 방법이다.

$$FAC(\%) = (EDA - ESA) / EDA \times 100$$

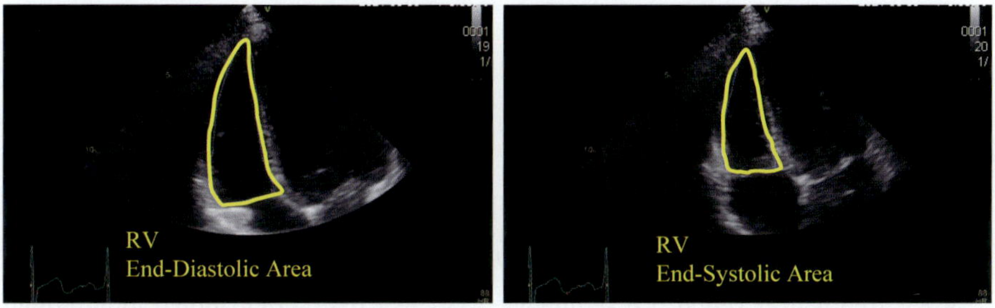

그림 5-2 우심실 FAC 측정 방법

3 Tricuspid Annulus Systolic Tissue Velocity (s′)

외측 삼첨판막륜에서의 수축기 조직도플러 속도

RV focused 4C view에서 4 mm의 sample volume으로 lateral TV annulus에 맞추고 빔과 수축하는 TV annulus axis가 20도 이내로 되도록 조절한다.

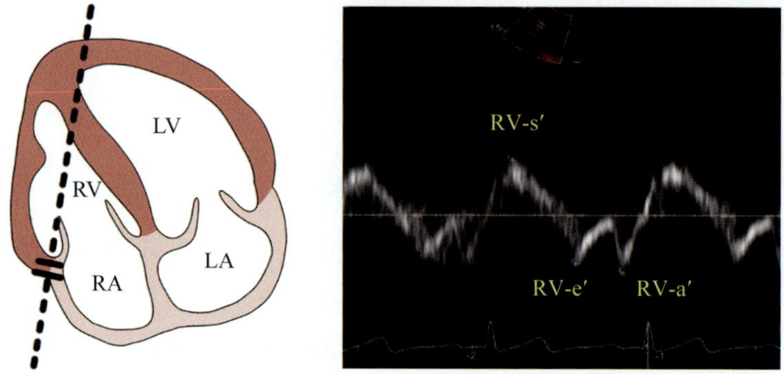

그림 5-3 삼첨판막륜의 조직도플러 측정 방법

4 RV Strain

- RV focused view에서 speckle tracking imaging을 통해 측정한다.
- RV free wall과 septal의 6 segment를 같이 포함하거나(RV global longitudinal strain) RV free wall(3 segment)만 측정할 수 있지만, RV free wall strain이 RV global longitudinal strain보다 더 정확하다. 정상은 -20 혹은 -25% 이상으로 측정된다.

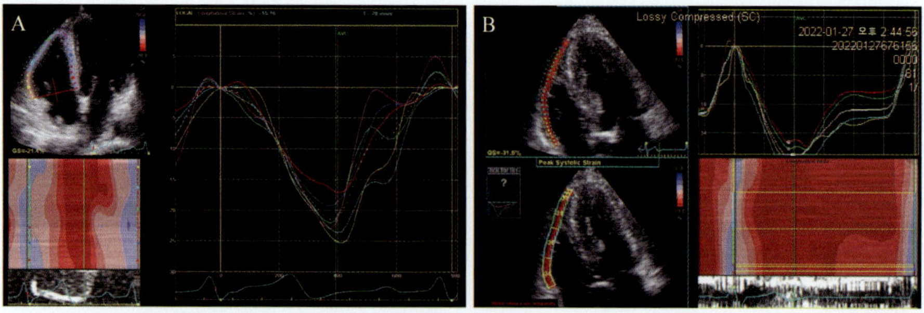

그림 5-4 우심실 strain 측정 방법으로 6 segment(A) 혹은 3 segment(B)를 이용할 수 있다.

5 RV-PA Coupling

TAPSE/PASP의 비를 이용하여 우심실-폐동맥 coupling을 측정할 수 있으며 이는 폐고혈압 연관의 우심실 기능부전을 잘 반영하는 것으로 알려져 있다. 일반적으로 TAPSE/PASP < 0.36 mm/mmHg인 경우가 비정상에 해당되며 PASP를 구하기 어려운 경우에 TR velocity를 사용할 수도 있고 TPASE와 PA acceleration time의 곱을 사용할 수도 있다.

표 5-1 우심실-폐동맥 coupling 기준 분류

RV Function				
Variables	Normal	PH with preserved coupling	PH with uncoupling	RV failure
TAPSE/PASP (mm/mmHg)	0.5-0.7	> 0.3	< 0.3	< 0.24

6 RV Volume

환자의 호흡을 참으면서 4-6 multi-beat, full-volume 3D acquisition으로 측정하고 심박수가 80 미만일 경우에는 최소 20 volumes per second, 심박수가 80 이상일 경우 최소 30 volumes per second의 temporal resolution이 요구된다.

표 5-2 3차원 심초음파를 이용한 우심실 용적 및 박출률

Variables			Normal	
3D RV-EDV, mL			90-110	
3D RV-ESV, mL			40-50	
2025 ASE Guideline	Normal	Mild	Moderate	Severe
3D RV-EDV, mL	< 130	130-150	150-170	> 170
3D RV-EDVI, mL/m^2	< 90	90-103	103-115	> 115
3D RV-ESV, mL	< 66	66-77	77-89	> 89
3D RV-ESVI, mL/m^2	< 41	41-48	48-55	> 55
3D RVEF, %	> 45 (Mean 58)	45-39	39-32	< 32
RV dysfunction				
Mild			40%-45%	
Moderate			30%-40%	
Severe			< 30%	

7 우심실 기능의 정상 수치

우심실 기능의 평가는 아래 4가지 항목을 제시해 주는 것이 좋다. 그리고 우심실 확장의 경우 RV end-systolic volume index가 70 mL/m^{2}부터 adapted remodeling이 시작되어 110 mL/m^2 이상이 되면 irreversible remodeling이 초래될 수 있다.

표 5-3 우심실 기능의 평가 기준표

2023 JACC/TVARC, 2025 ASE Guideline Reference					
Variables	Normal Range	Low Normal	Mild	Moderate	Severe
FAC, %	43 ± 4	≥ 35	25 ~ 34	18 ~ 24	≤ 17
RV GLS (6 seg), %	25 ± 3	≤ -17	-13 ~ -17	-9 ~ -13	> -9
RV FWS (3 seg), %	28 ± 4	< -20	-15 ~ -20	-11 ~ -15	> -11
RVEF (3D), %	56 ± 6	≥ 45	40 ~ 45	32 ~ 40	< 32
TAPSE, mm	24 ± 3	≥ 17	13 ~ 17	10 ~ 12	≤ 9
s′, cm/s	13 ± 2	≥ 9.5	9.5 ~ 7	5 ~ 7	≤ 5

Chapter 6

좌심실 이완기능 평가

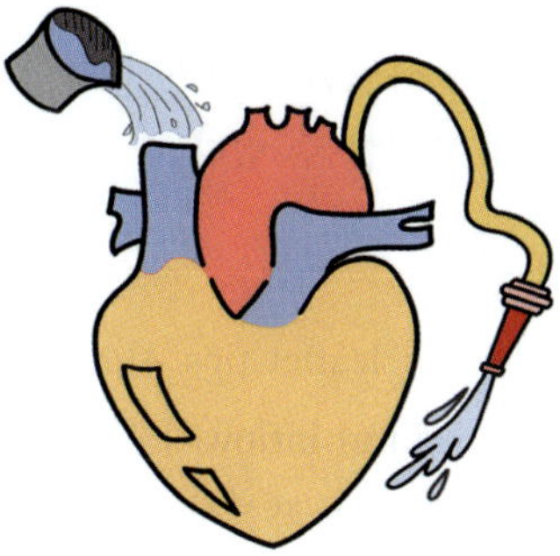

Chapter

6 좌심실 이완기능 평가

이완기와 수축기에 따른 심장 주기를 잘 이해하고 있어야 한다. 이를 바탕으로 이완기능 장애 정도를 구분할 수 있다. 여기에는 승모판막 혈류 유입 소견과 조직도플러 소견, 삼첨판 역류의 정도 그리고 좌심방 크기를 반드시 알고 있어야 한다. 최근에는 좌심방 strain을 이용하는 경우도 있다.

먼저 승모판 유입 혈류 도플러와 조직도플러 소견을 관찰한다. E/A, IVRT, DT 그리고 TDI 등을 측정하고 나서 지침서에 제시된 4-5가지 파라미터를 이용하여 이완기능을 평가하고 여의치 않을 경우에 좌심방 strain을 확인해 주는 것이 도움 된다.

1 승모판 유입 혈류 도플러

좌심방과 좌심실의 이완기 압력 차이는 승모판막 혈류 유입을 만들고 이는 도플러를 통해 측정할 수 있다.

측정 방법

- A4C에서 leaflet tips 사이에 1-3 mm의 PW sample volume을 위치시켜 측정한다. Mitral inflow와 가장 평행한 beam의 축은 A4C에 해당되지만 실제 mitral inflow는 좌심실의 편측 방향으로 향한다. 따라서 sample volume은 약간 편측으로 향하게 하는 게 좋다. 좌심실 확장 및 기능 감소가 있을 경우 mitral inflow는 더욱 편측 방향을 나타낼 수 있다. Low wall filter setting(100-200 MHz)에서 signal gain을 낮추고 100 mm/s sweep speed로 측정한다.

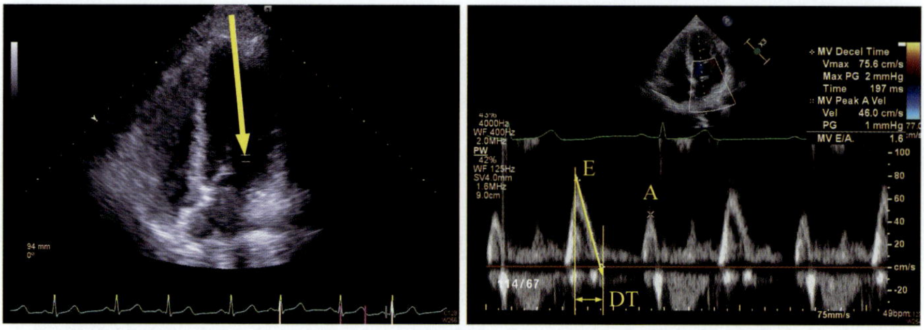

그림 6-1 승모판 유입 혈류 측정의 경우 도플러 beam의 방향과 이완기 파형

- IVRT의 측정 시에는 A5C에서 mitral leaflet tips와 LVOT 사이에 sample volume(3-4 mm 크기)을 위치시켜 놓고 PW 혹은 CW Doppler로 측정한다.

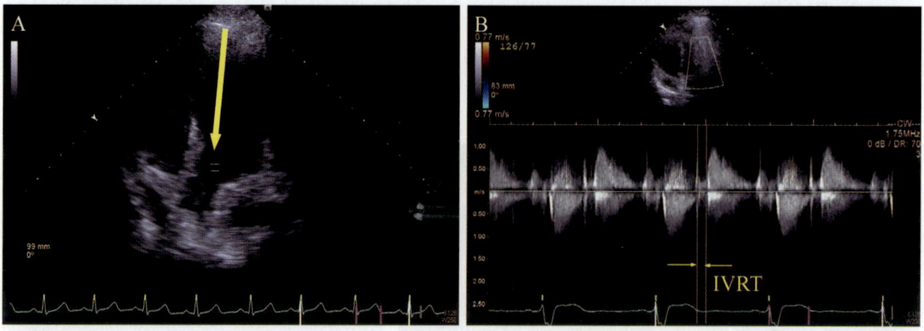

그림 6-2 PW(A) 혹은 CW(B) 도플러 beam의 방향과 IVRT의 측정

측정지표

- E velocity: 조기 충만 최대 혈류 속도로 좌심실 이완 속도와 좌심방 압력에 의해 영향을 받는다.
- A velocity: 좌심방이 수축하면서 좌심방과 좌심실 사이의 압력차에 의해 형성되는 심방 수축 충만 최대 혈류 속도이다.
- E/A ratio: 젊은 정상인에서는 항상 E/A > 1값을 보인다. 나이에 의존적이며, 부정맥, 좌심실 용적, 탄성 반동에 영향을 받는다.

- Deceleration time(DT): E velocity 직후에 혈류가 빠르게 감속하는데 정점에서 감속 기울기에 기저선까지의 시간을 의미한다(정상 DT, 160-240 ms).
- Isovolumic relaxation time(IVRT): E파가 나타나기 전 대동맥판 닫힘과 좌심실 충만 시작 직전까지 파형이 없는 짧은 시간 간격을 의미한다(정상 IVRT, 60-90 ms).
- dur(A-duration)(심방수축 충만 기간): Sample volume을 승모판 첨부에서 승모판륜으로 옮겨 측정한다. 심방수축으로 인한 승모판 유입 혈류 기간은 좌심실 이완기말 압력을 추정하는 데 유용하며 이는 좌심실 이완기말 압력이 증가할수록 짧아진다.
- L파: Mid-diastolic flow이며 좌심실 충만압이 증가된 상태에서 좌심실 이완이 너무 늦을 경우 이완기 중간에 충만이 한 번 더 일어나며 관찰된다. L파는 diastasis 기간에 transmitral flow가 20 cm/s 이상의 속도로 나타나며(정상의 경우 20 cm/s 이하) 이는 좌심방압 상승 및 좌심실의 이완 장애로 인하여 continued pulmonary vein flow를 의미할 수 있다.

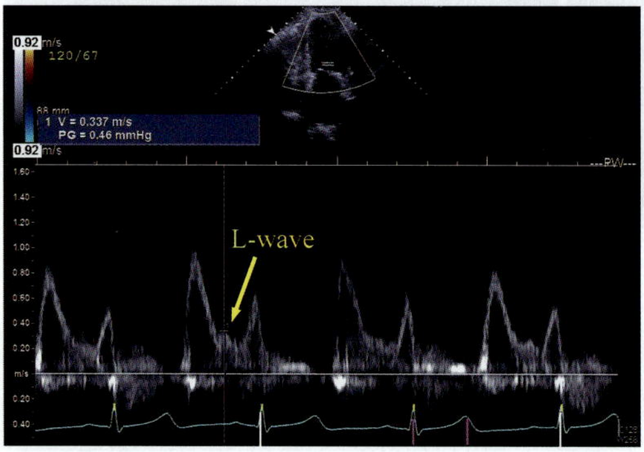

L wave(+) with Diastolic Dysfunction
Low Heart Rate with or without AF
LVH, including HCM
LVH with HFpEF
Severely decreased LVEF

그림 6-3 승모판막 유입 혈류 중에 L파가 관찰될 수 있으며 심박동수가 느리거나 심부전 등에서 관찰될 수 있다.

Valsalva 조작

- Valsalva 조작은 반드시 E velocity가 20 cm/s 이하로 감소되거나 10% 이상의 감소가 되도록 한다. 정상인 경우 E와 A velocity 모두 동일하게 감소가 나타나지만 LV filling pressure가 증가된 pseudo-normalization 경우에는 E/A ratio가 50% 이상 감소하거나 A wave가 증가하게 된다(E/A < 1).

2 승모판막륜의 조직도플러

PW-Doppler를 이용하여 승모판막륜의 움직임을 나타내는 s′, e′, a′를 측정한다.

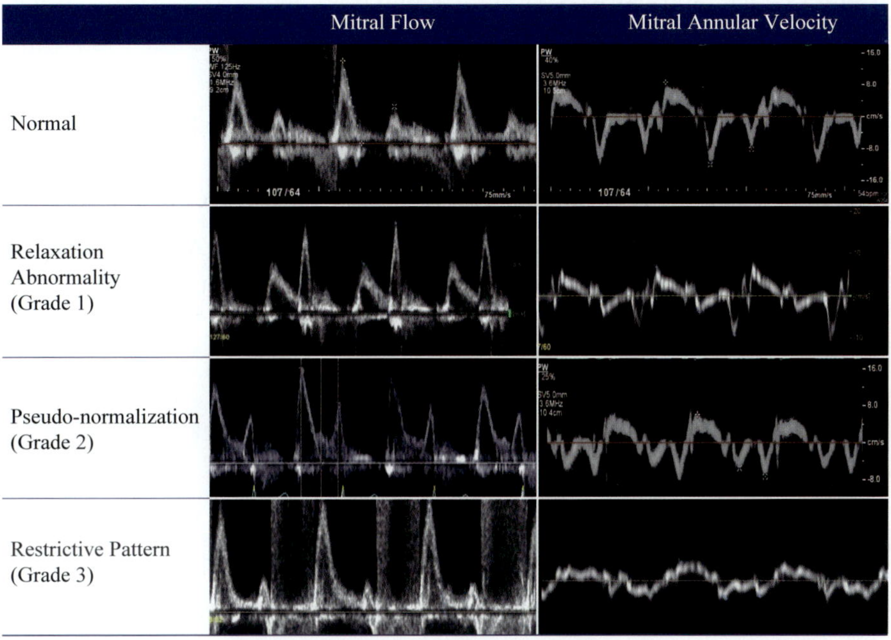

그림 6-4 승모판막 유입 혈류에 따른 이완기능의 분류

3 폐정맥 혈류 도플러

수축기 폐정맥 혈류 속도(PVs)

초기 수축기로 심방의 이완이 일어나 폐정맥에서 좌심방으로 혈류가 나타나며(S1), 심장의 기저부가 심실 수축기 동안 하강함에 따라 좌심방으로 계속 혈류가 흐른다(S2).

이완기 폐정맥 혈류 속도(PVd)

승모판이 열린 후에 좌심방의 수동적 충혈(passive filling)로 인해 일어난다.

PV s/d ratio

정상인에서는 PVs파가 PVd파보다 크다. PVs의 속도는 폐정맥과 좌심방 사이의 압력차에 의해 결정되기 때문에, 좌심방압이 증가되어 있거나 좌심방 순응도가 감소되면 PVs파는 작아지고 PVd파는 커지게 된다.

심방 수축 역전 혈류 속도(PVa)

심방 수축기로 좌심방에서 폐정맥으로 혈류의 역류가 나타난다.

심방수축 역전 혈류 기간(Duration of PV A-wave Flow Reversal, Ar dur)

심방수축 역전 혈류 기간과 A파 기간(A dur) 간의 시간차를 Ar-A duration이라고 한다. 좌심실 이완기말 압력과 잘 일치한다. 이완기능이 악화될수록 PVa파는 A파에 비해 속도와 지속 시간이 증가된다.

4 좌심방 용적

좌심방 확장은 만성적으로 좌심실 충만압이 증가되어 있을 때 나타난다. 과거에는 area-length 방법을 권장하였으나 최근에는 Simpson 방법을 권장하고 있다. A2C와 A4C에서 각각 측정한다.

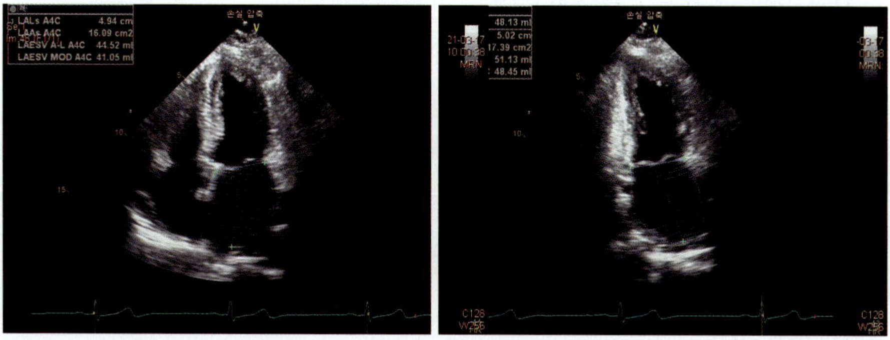

그림 6-5 좌심방 용적의 측정 방법. 좌심방이 가장 커지는 수축기말에 측정한다.

5 삼첨판 최대 속도를 이용한 폐동맥 수축기압

삼첨판 폐쇄부전 혈류 최대 속도는 베르누이공식을 이용하여 P = 4 × (TR Vmax)^2 + RAP로 구할 수 있다(단, 우심실 유출로 협착이나 폐동맥판 협착증이 없어야 한다).

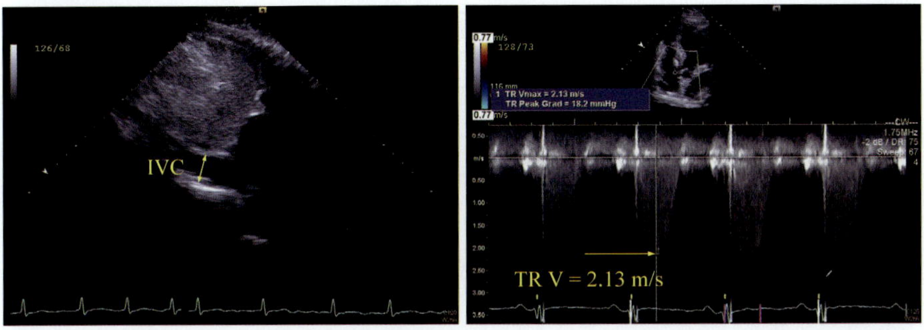

그림 6-6 하대정맥 크기와 삼첨판 폐쇄부전 혈류 속도를 이용한 폐동맥 수축기압 측정 방법

6 색채 M-mode 혈류 전파 속도 (Color M-mode Propagation Velocity: Vp)

색채 M-mode로 표현된 승모판 유입 혈류 E파의 가장자리를 따라 그은 선의 기울기가 혈류 전파이며, 좌심실의 이완 속도를 잘 반영한다. 정상 Vp값은 50 cm/sec 이상이다. 이완기능의 장애가 점점 심해지면 기울기는 수평방향으로 기울어지고 Vp값은 점점 작아진다.

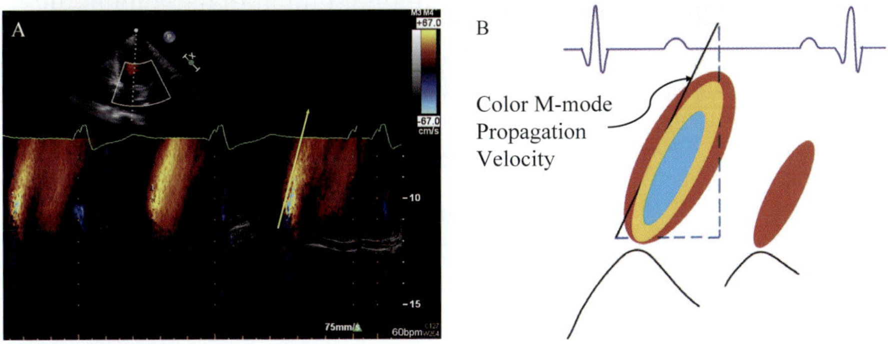

그림 6-7 색채 M-mode 혈류 전파 속도 측정 방법(A). 붉은색 내부의 노란색의 경사 기울기를 측정한다(B).

7 좌심실 이완기능 평가

좌심실 이완부전과 좌심방/심실 재형성 및 압력상승을 순차적으로 평가한다. 근본적으로 좌심방 확장이 생기는 빈혈, 심방 세동 그리고 승모판 질환은 적용이 어렵다.

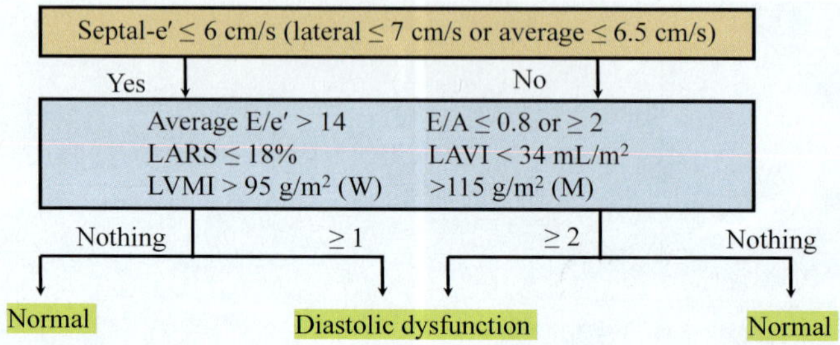

그림 6-8 좌심실 이완기능 평가

8 좌심실 이완기말 압력 평가

MR/MS, MAC, MV repair/replacement, AF, cardiomyopathy, constrictive pericarditis에서 적용이 어렵다.

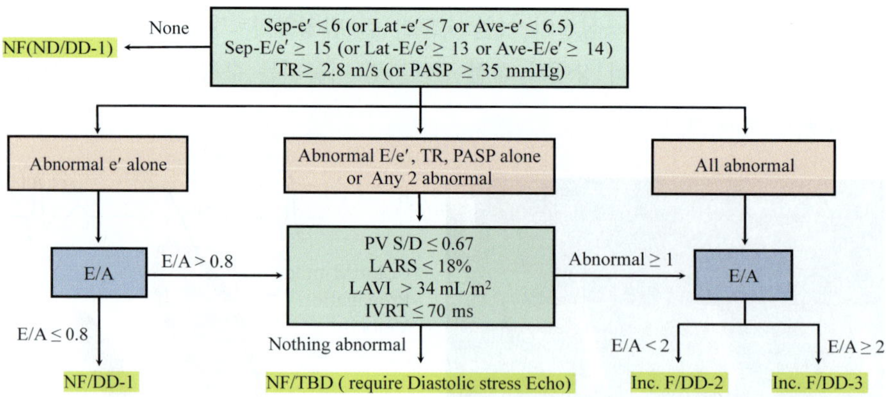

그림 6-9 좌심실 이완기말 압력 평가

9 심방 세동의 이완기능 평가

심방 세동은 수정된 좌심실 이완기능 평가를 사용해도 좋으나 septal e′ < 7 cm/s를 사용함에도 불구하고 average E/e′ < 14를 사용하기에 불편할 수 있다. 따라서 septal E/e′ < 11을 이용해 볼 수 있다.

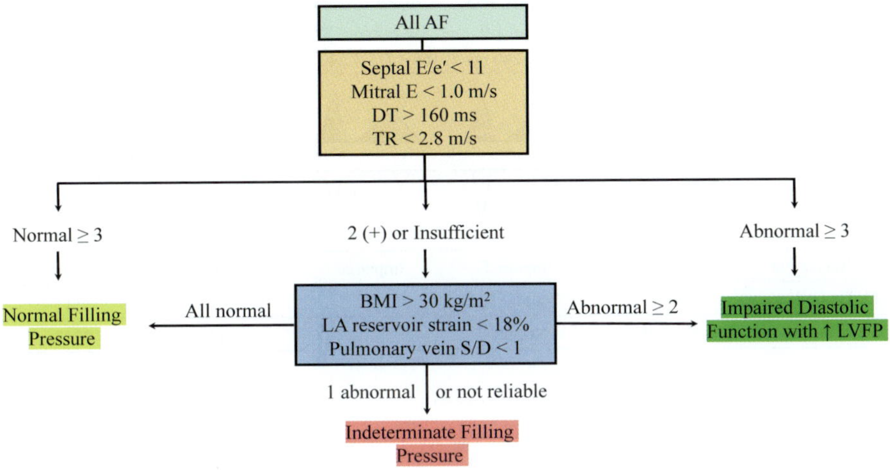

그림 6-10 심방 세동의 경우 좌심실 이완기말 압력 평가

10 좌심실 이완기능에 따른 Mitral Inflow 변화

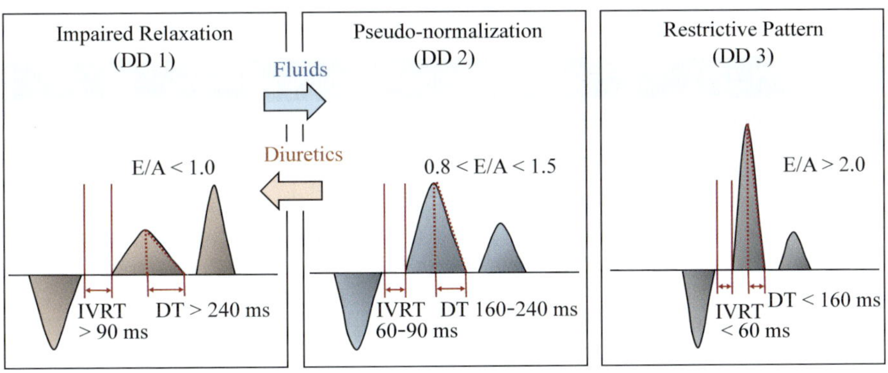

그림 6-11 좌심실 이완기능에 따른 mitral inflow 변화

11 좌심실 이완기능 변화에 따른 각종 지표들의 변화

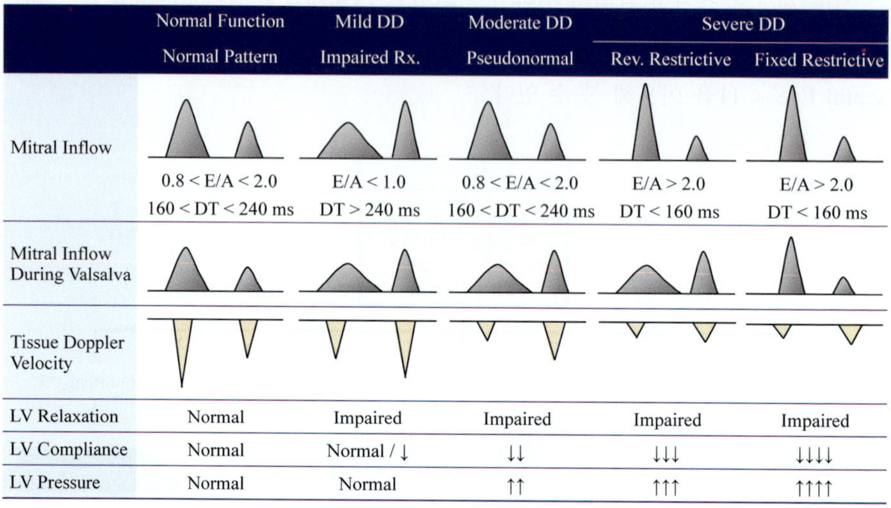

그림 6-12 좌심실 이완기능의 분류

12 특정 심질환에서 좌심실 이완기능의 측정

상기의 일반적인 지침을 우선으로 하고 추가적인 검사를 할 경우에는 다음을 참고한다.

표 6-1 특정 심질환에 따른 좌심실 이완기능부전의 심초음파 소견

Disease	Indicator for an increased LV filling pressures	
Atrial Fibrillation	DT ≤ 160 ms, IVRT ≤ 65 (60) ms Septal E/e′ ≥ 11, TR-velocity > 2.8 m/s	
HCM	Grade I (1/3 or 1/4) Grade II (≥ 2 or ≥ 3) Inconclusion (1/2 or 2/4) • Average E/e′ > 14 • Ar-A dur ≥ 30 ms • TR V_{max} ≥ 2.8 m/s • LAVI > 34 mL/m^2	Grade III: all of 3 • Restrictive filling pattern (E/A > 2, DT < 160) • Septal e′ < 7 cm/s • Lateral e′ < 10 cm/s

(계속)

Restrictive Cardiomyopathy	DT < 140 ms, IVRT < 50 ms (highly specific) E/A ratio > 2.5 Septal & Lateral e′ < 4 cm/s Average E/e′ > 14
Mitral Stenosis	IVRT < 60 ms, Mitral a velocity > 1.5 m/s (important)
Mitral Regurgitation	Ar-A dur ≥ 30 ms IVRT < 60 ms Average E/e′ > 14 (only in case of decreased EF)
Moderate to Severe Mitral Annular Calcification	E/A ratio < 0.8 (normal LA Pressure) E/A ratio > 1.8 (increased LA Pressure) E/A ratio: 0.8-1.8 • IVRT ≥ 80 ms (normal LA Pressure) • IVRT < 80 ms (high LA Pressure)

Chapter 7

대동맥판 폐쇄부전

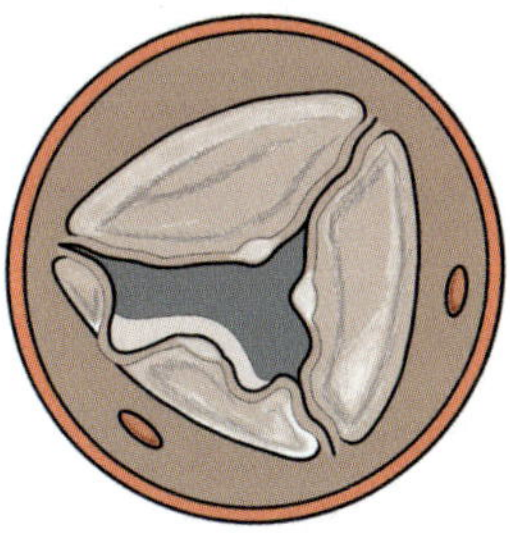

Chapter

7 대동맥판 폐쇄부전

여러 가지 파라미터로 폐쇄부전 정도를 파악하고, 응급도에 따른 임상 상태를 확인해야 한다. 특히, 급성 폐쇄부전의 경우 빈맥이나 심인성 쇼크에 따른 혈류역학의 변화로 인해서 정량적 방법의 신뢰도가 낮아진다. 다음으로 폐쇄부전의 원인을 찾도록 노력한다. 대부분 퇴행성인 경우가 흔하지만 연령과 맞지 않는 폐쇄부전의 경우 퇴행성 외에 다른 원인 감별이 반드시 필요함을 잊지 말아야 한다. 선천성 혹은 감염성인 경우가 종종 있을 수 있다. 중증도 판별은 가급적이면 vena contracta 혹은 PISA 방법을 권장한다.

정량적 방법을 이용하여 폐쇄부전을 평가할 경우 여러 방법을 이용하여 폐쇄부전의 혈류량을 double-checkup하는 습관을 들이는 것이 좋다.

1 대동맥판 폐쇄부전의 기전

Aortic root dilation을 제외하고 판막 기전으로 80%는 single pathology를 보인다: prolapse (50%), retraction (25%), perforation (20%).

Type I (Aortic root dilation)

Cusp 운동은 정상이지만 root 확장의 문제로 central jet이 생긴다.

- Distal ascending aorta dilation (STJ dilation)
- Proximal (Valsalva sinus) dilation and STJ dilation
- Isolated functional aortic annulus dilation
- Cusp perforation and functional aortic annulus dilation

Type II (Excessive cups motion)

Cusp tissue excess (prolapse/flail) 혹은 commissural disruption (fenestrations)과 함께 eccentric jet이 생긴다.

- Cusp flail
- Partial cusp prolapse
- Whole cusp prolapse

Type III (Restrictive cusp)

Leaflet tissue 변성으로 cusp retraction/thickening과 motion limitation으로 large central/eccentric jet이 생긴다. Retraction 혹은 restriction이 생길 경우 PSX에서 잘 보이며 central coaptation gap이 관찰된다. Post-inflammation 반응으로 small annulus 혹은 small STJ를 보일 수 있다.

Others

심한 석회화가 류마티스 변성으로 AS와 같이 동반되는 경우이다.

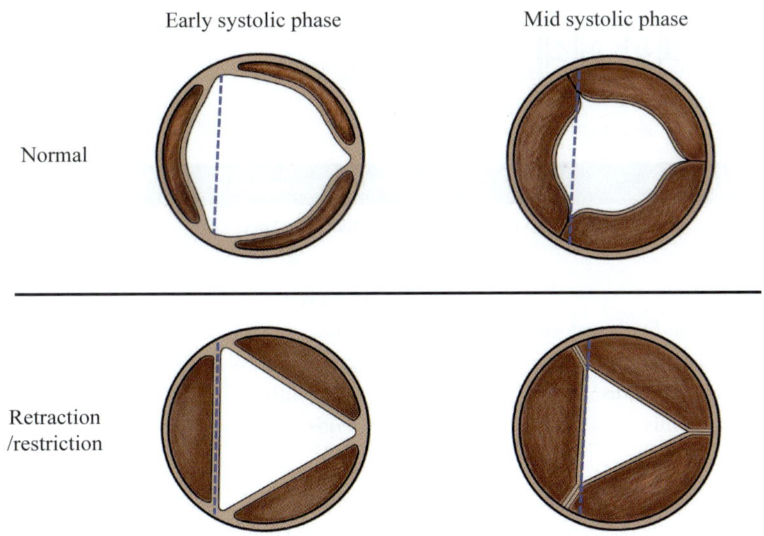

그림 7-1 Retraction/restriction에서 볼 수 있는 PSX 소견으로 leaflet의 flection 혹은 curve가 사라지고 sclerosis 변화가 나타나며, aortic root 확장으로 leaflet tension이 생길 경우에도 이와 같은 소견이 나타날 수 있으므로 주의해야 한다.

표 7-1 대동맥 폐쇄부전의 기전에 따른 분류

Type I		Type II
Dilation	Perforation	Total prolapse
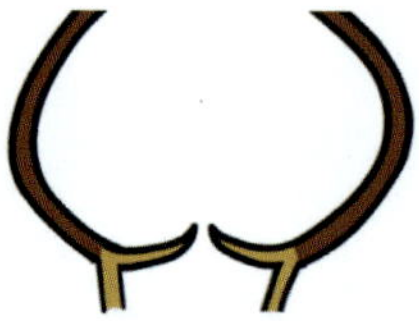	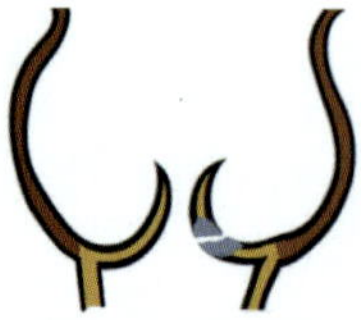	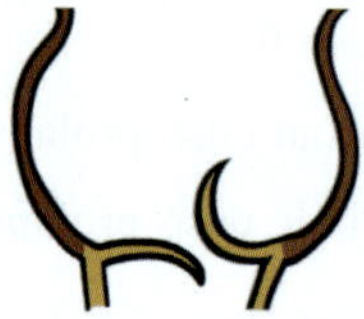

Type II	Type III	Others
Partial prolapse	Retraction shortening	Calcified combined AS
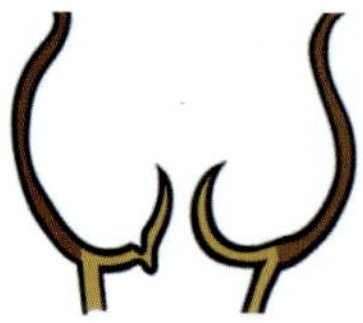	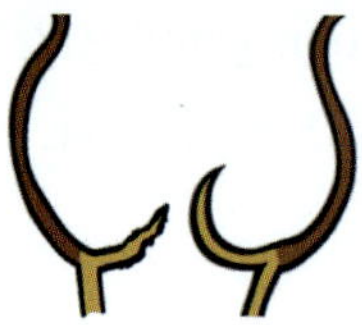	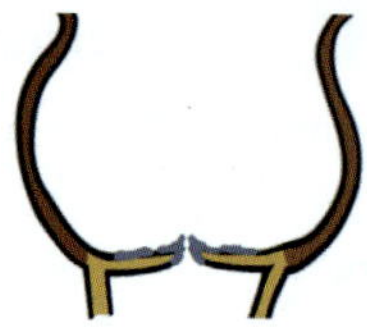

2 대동맥판 폐쇄부전의 원인

표 7-2 대동맥판 폐쇄부전의 원인 분류

Valve Abnormality	Aortic Root/Aorta abnormality
Age related, Calcific, Degenerative	Age related, Dilation/Aneurysm
Rheumatic Rheumatic Fever Systemic Lupus Erythematosus Rheumatoid Arthritis Ankylosing Spondylitis Takayasu's Arteritis	Rheumatic Giant Cell Arthritis Behçet Syndrome Psoriatic/Reactive Arthritis Ankylosing Spondylitis Takayasu's Arteritis
Endocarditis Blunt Chest Trauma Congenital, uni-/bi-/quadri-cuspid	Hypertension Deceleration injury Congenital, Dilation, Familial Thoracic Aneurysm Syndrome

3 대동맥판 소엽의 기술

- Pathology: Flail, redundancy, restriction, mobility/pliability, thickness, senile leaflet calcification
- Commissure: Fusion, splaying
- Annulus: Annulo-aortic ectasia (idiopathic root dilation)

4 대동맥근 및 폐쇄부전의 정량화 주의점

Aortic root의 자세한 측정 등이 필요할 경우 직경 외에도 cusp의 coaptation 길이 등의 방법을 이용한다. 그리고 대동맥판 폐쇄부전의 중증도 판별을 위해 PLX 혹은 PSX에서 jet 직경/면적 그리고 vena contracta의 직경 등을 인지할 수 있어야 한다.

Mild AR인 경우 정량적 분석은 하지 않는다. Color jet은 혈압과 LV compliance 등에 영향을 받아서 분석에는 참조만 한다.

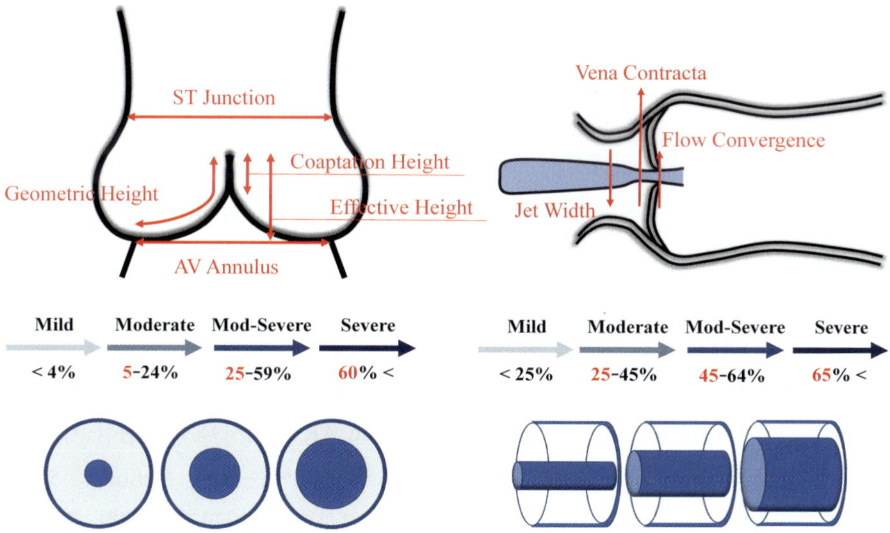

그림 7-2 대동맥근 부위 및 폐쇄부전의 측정 방법

- PLX의 jet width는 AV 하방(VC 후방 1 cm 이내에서 LVOT와 annulus의 junction)에서 측정한다.
- PSX의 jet area는 AV commissure가 보이는 레벨보다 아래쪽 LVOT에서 측정하며, 이때는 cardiac cycle에 따라서 mitral leaf가 일부 보이는 레벨에서 측정한다.
- AR Doppler가 예상보다 작게 측정되면 early diastolic peak velocity를 확인해서 최소 4 m/s 이상이 되는지 확인한다. 이보다 작으면 방향이 맞지 않는 오류를 의심한다.

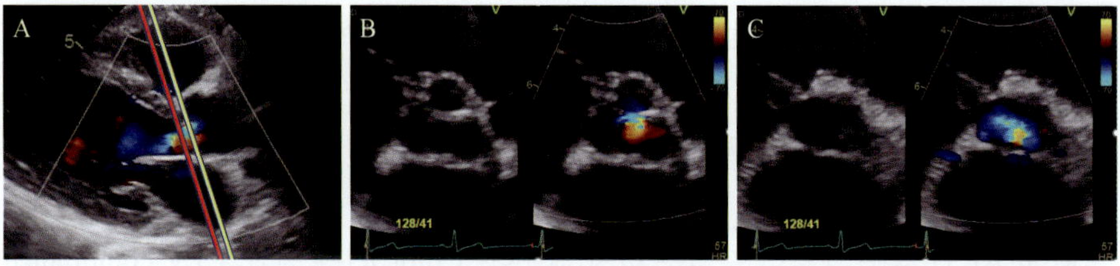

그림 7-3 (A) PSX의 LVOT-jet area ratio 측정. PLX에서 LVOT에 해당되는 부분(붉은색)에서 jet-width와 area를 측정한다. (B) AV commissure가 보이는 곳에서(노란색) 측정하면 주로 VC 근처 면적에 해당되어 항상 작게 나온다. (C) 따라서 LVOT에서 측정하게 될 경우 일부 mitral leaf와 LV cavity가 AV commissure와 같이 관찰되는 부근이 적당하다.

- VC는 Nyquist 50-70 cm/s으로 apical view보다 PLX에서 측정하며 최대 frame rate를 얻기 위해서 sector size와 imaging depth를 줄여 zoom을 이용한다. Apical view에서는 PLX보다 거리가 멀고, beam alignment의 lateral resolution 손실이 있기에 정확하지 않을 수 있다. 최대 직경은 역류 jet width보다 앞쪽에서 작게 측정된다. Multiple jet을 보이는 경우 각각 VC의 합계보다는 가장 큰 jet의 VC를 측정한다(3D에서도 마찬가지).
- PISA는 RCC 아래쪽 eccentric jet의 경우 PLX에서, central jet은 A3/5C에서 측정한다. EROA와 Reg. volume이 moderate AR을 시사하지만 심실 기능 감소가 있거나 low flow state 혹은 acute AR인 경우에는 Reg. faction($\geq$ 50%)을 기준으로 권유한다. PISA는 AR 역류 방향보다 빔 방향과 평행한 축의 반경을 재도록 하며 multi-jet의 경우 가장 큰 jet을 측정한다.
- Holodiastolic flow: PW Doppler로 sample volume은 left subclavian artery 하방 10 mm 근처의 하행 흉부 대동맥에 두고 holodiastolic flow reversal을 확인한다. Doppler filter는 10 cm/s 이하의 낮은 혈류를 확인할 수 있도록 최

대한 낮게 한다. 정상인의 경우 elastic recoil 때문에 아주 짧고 낮은 속도의 early diastolic flow가 관찰될 수 있으나 비정상적 AR인 경우에는 전체 이완기 1/3 이상의 지속되는 flow가 관찰되고 end-diastolic velocity > 20 cm/s(2021 ESC) 혹은 복부 대동맥에서 관찰되는 경우는 severe AR로 간주할 수 있다.

- PHT는 MS처럼 short initial rapid deceleration보다 more sustained consistent deceleration에서 측정한다. PHT < 200 ms의 경우 severe AR로 간주하지만 만성의 경우에는 오히려 증가될 수 있다. 일반적으로 다음의 경우는 PHT이 감소된다.
    - 좌심실 이완기 압력이 상승할 경우
    - 혈관확장제 사용할 경우
    - 대동맥이 확장되어 compliance가 증가된 경우

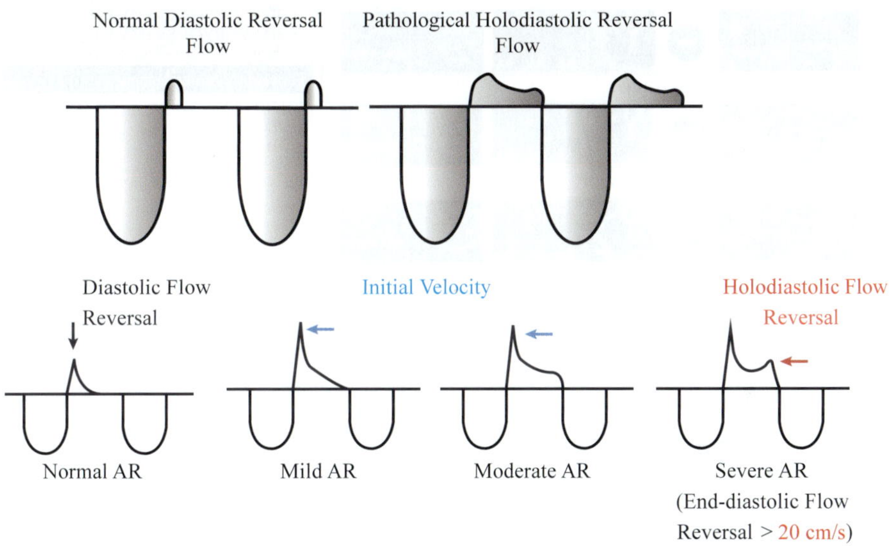

그림 7-4 대동맥판 폐쇄부전의 holodiastolic flow reversal 파형

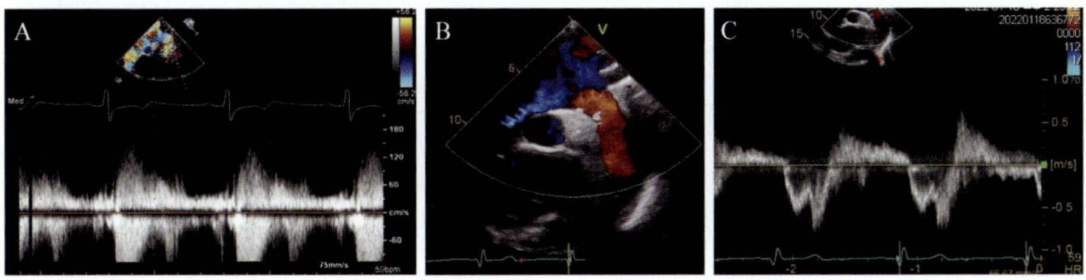

그림 7-5 흉부 하행 대동맥에서 대동맥 폐쇄부전의 holodiastolic flow reversal 파형(A). 이완기 때 역류하는 붉은색 칼라가 보이며(B) 그에 따른 도플러 속도가 관찰된다(C).

5 대동맥판 폐쇄부전의 역류량 측정

Aortic root의 폐쇄부전의 역류량은 PISA를 이용하여 직접 측정하거나 stroke volume을 이용하여 간접적으로 구할 수 있다. PISA가 eccentric하거나 잘 형성되지 않을 경우 stroke volume, 특히 MV Inflow보다는 RVOT stroke volume을 잘 측정하는 것이 중요하다.

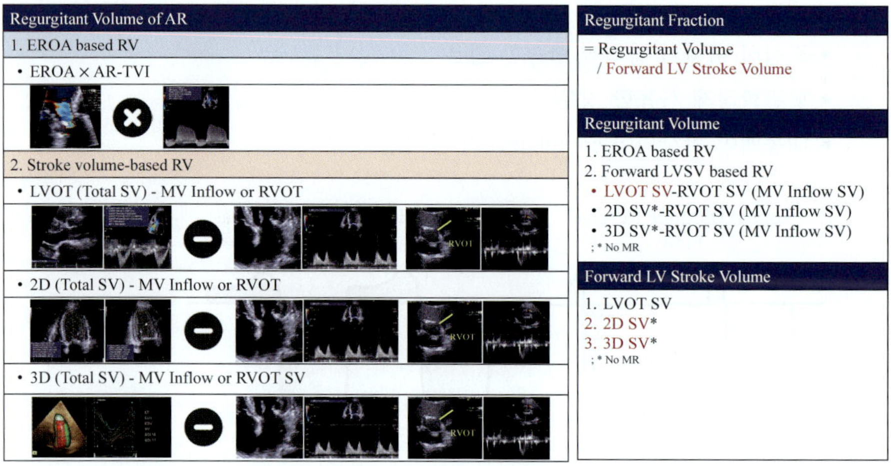

그림 7-6 대동맥판 폐쇄부전의 역류량 및 역류 분획

6 대동맥판 폐쇄부전의 중증도

표 7-3 대동맥판 폐쇄부전의 중증도 분류표

Stage	Anatomy	Hemodynamics
A At risk	AV sclerosis/BAV Diseases of sinuses or AA Hx of Rheumatic fever or IE	

(계속)

B Progressive	Mild to moderate calcification Dilated sinuses Rheumatic or IE changes	Mild	Jet width < 25% of LVOT VC < 0.3 cm Reg. V < 30 mL Reg. F < 30% ERO < 0.1 cm^2	
		Moderate	Jet width 25-64% of LVOT VC 0.3-0.6 cm Reg. V 30-59 mL Reg. F 30-49% ERO 0.1-0.29 cm^2	Mild to moderate Jet width 25-45% ERO 0.1-0.19 cm^2 Reg. V 30-44 mL Reg. F 30-39%
				Moderate to severe Jet width 46-64% ERO 0.2-0.29 cm^2 Reg. V 45-59 mL Reg. F 40-49%
C ASx Severe	Calcific AV Dilated sinuses Rheumatic changes Flail/Large mal-coaptation IE changes with abnormal leaflet closure or perforation	Severe	Jet width ≥ 65% of LVOT VC > 0.6 cm Reg. V ≥ 60 mL Reg. F ≥ 50% ERO ≥ 0.3 cm^2 Holodiastolic flow reversal in proximal AA	C1 LVEF > 55% LVESD < 50 mm
				C2 LVEF ≤ 55% LVESD > 50 mm LVESDi > 25 mm/m^2
D Sx Severe				Regardless of LVEF Mod. to severe LV dilation

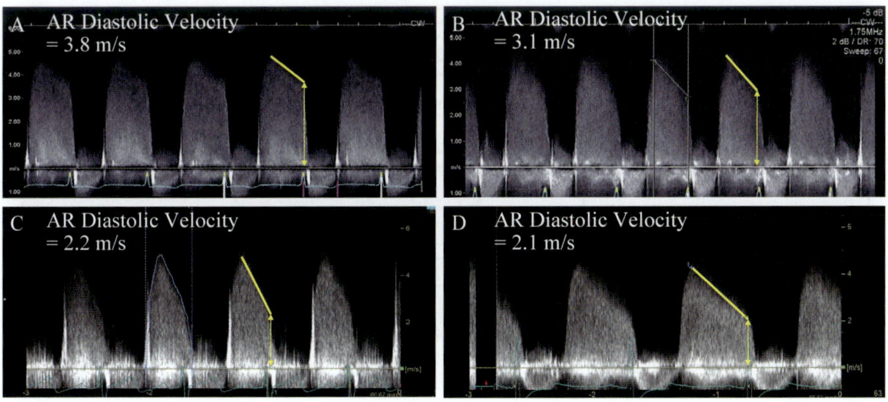

그림 7-7 대동맥판 폐쇄부전의 CW 도플러 소견. 중등증의 경우 PHT > 200 ms 이상 소견과 함께 AR end-diastolic velocity가 높게 관찰된다(주로 3-4 m/s)(A, B). 하지만 PHT < 200 ms의 경우는 주로 급성 중증에서 볼 수 있고(C), 만성 중증의 경우에는 PHT > 200 ms의 소견이 관찰될 수 있지만 AR end-diastolic velocity가 대부분 낮게 측정된다(D).

7 대동맥판 폐쇄부전의 치료 지침

Severe AR의 기준이 아니더라도 GLS < −19%, LVESVI ≥ 45 mL/m^2 (Echo) 혹은, LVEDV > 246 mL + Reg. fraction > 33% (CMR)의 경우 임상적으로 악화될 수 있는 위험 요소에 해당하기에 추적관찰이 요구된다.

2021 ESC guideline

- LVESD > 50 mm / LVESDI > 25 mm/m^2 / LVEF ≤ 50% (Class I)
- Aortic root surgical correction (irrespective of severity of AR)
- Valve sparing aortic root replacement in young patients (Class I)
- Marfan with ≥ 50 mm of ascending aorta (Class I)
- All patients with ≥ 55 mm of ascending aorta (Class IIa)
- Marfan and risk factors or TGFBR1 or TGFBR2 mutation ≥ 45 mm (Class IIa)
- Bicuspid AV with risk factors* or CoA (Class IIa)
- When AV surgery is planned, ≥ 45 mm (Class IIa)

*Risk factors: Family Hx, severe AR/MR, desire for pregnancy, uncontrolled HTN, increase > 3 mm/y in aorta

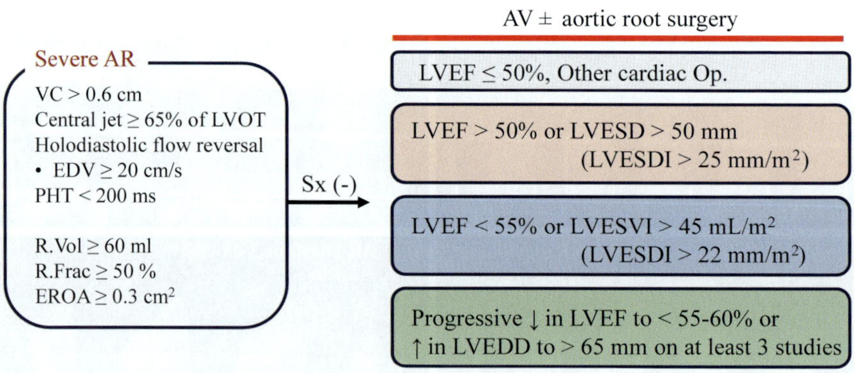

그림 7-8 대동맥판 폐쇄부전의 치료 지침

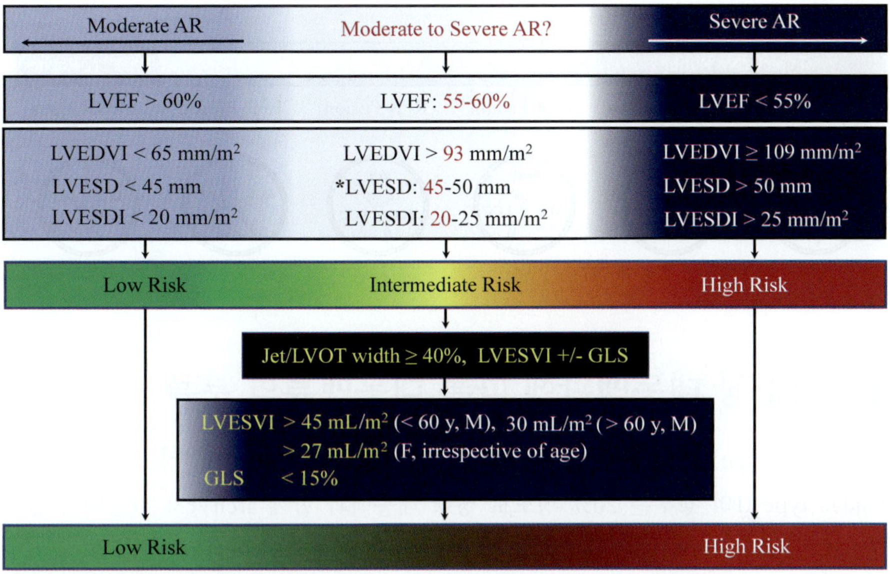

*LVESD: 43-50 mm(Japan)

그림 7-9 대동맥판 폐쇄부전의 수술적 선택 지침(DSMC)

8 이엽성 대동맥판막의 분류

이엽성 대동맥판을 진단하기 앞서 잘못 판단하는 경우가 흔하다. Poor echo-window, calcium deposition, oblique axis imaging 등이 가장 흔한 오진의 원인이 될 수 있어서 주의를 요한다.

- 2-Sinus BAV(Type 0)
  5-7%에 해당되며 2 commissure만 있고 raphe는 없다.
- Fused BAV(Type 1)
  95%에 해당되며 2 commissures와 1 raphe를 가지고 fusion cusp에 따라서 R-L type(75%), R-N type(20%), 그리고 L-N type(5%)로 나뉜다.
- 2-Raphes BAV(Type 2)
  Functionally unicuspid valve와 유사하며 실제 혼돈이 올 수 있다.
- Partial-fusion BAV
  2 commissure와 1 raphe를 가지나 raphe는 50%가 되지 않고 작다(limited fusion of 1 commissure). 진정한 BAV로 분류하기에는 논란의 여지가 있을 수 있다.

표 7-4 이엽성 대동맥판막 분류표

Type 0 (No Raphe)		Type 1 (1 Raphe)			Type 2 (2 Raphes)
Lateral	Anteroposterior	L-R Fusion	R-N Fusion	L-N Fusion	Two Raphes

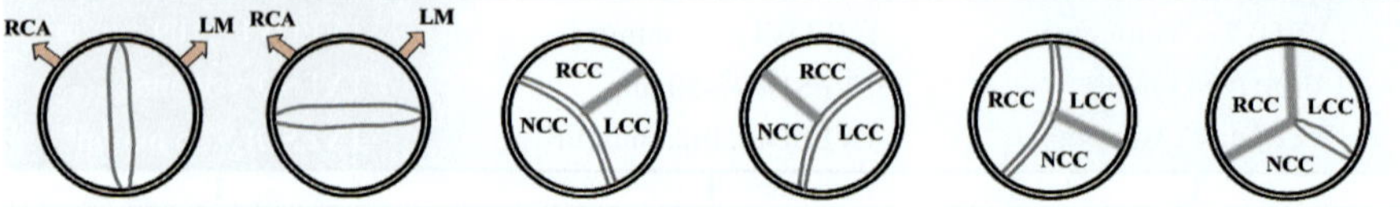

9 이엽성 대동맥판에 따른 대동맥류의 분류

Tubular type I의 경우가 70%에 해당되고 주로 상행 대동맥 확장이 보이고, extended type II의 경우는 20% 정도로 상행 대동맥과 함께 arch까지 확장되어 있으며, Marfanoid, root type III는 주로 aortic root에 국한되어 확장된다.

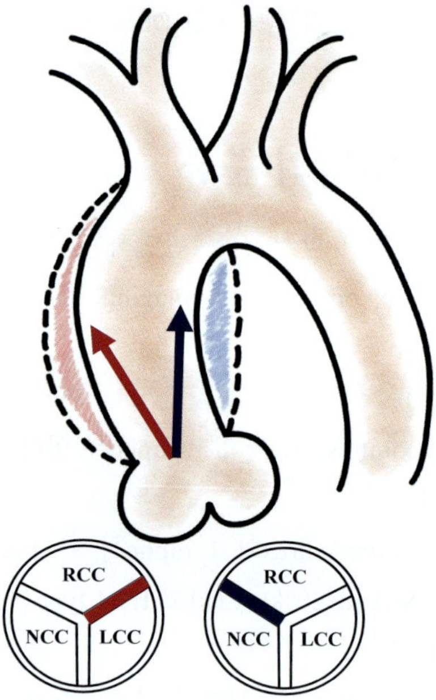

그림 7-10 R-L fusion 형태에서는 주로 right anterior wall의 확장이 잘 생기며 R-N fusion에서는 제트 혈류가 대동맥의 후방으로 주로 향하기 때문에 근위부 aortic arch의 확장이 생길 수 있다.

10 이엽성 대동맥판막을 동반할 수 있는 심혈관질환

표 7-5 이엽성 대동맥판막과 연관되는 심혈관질환

Comorbid Disorder
Vascular Abnormalities
Coarctation of Aorta
Interrupted Aortic Arch
Valsalva Sinus Aneurysm
Ascending Aorta Aneurysm/Dissection
Anterior Mitral Leaflet Prolongation/Prolapse
Familial Thoracic Aneurysm Syndrome (ACTA2 Mutation)
Cerebral Aneurysm
Syndromic Abnormalities
VSD
Shone Complex
Turner Syndrome (CoA)
Supravalvular AS (William's Syndrome)

11 이엽성 대동맥판막의 추적 관찰

대동맥판막 치환술을 시행한 환자

대동맥 직경이 4 cm 이상은 평생 추적 관찰이 필요하다.

Sinus 등을 포함한 대동맥 직경이 4 cm 이상인 경우

CT/MRI/Echo의 정기 추적 관찰이 필요하다.

12 이엽성 대동맥판막의 대동맥 및 대동맥판막 수술 지침

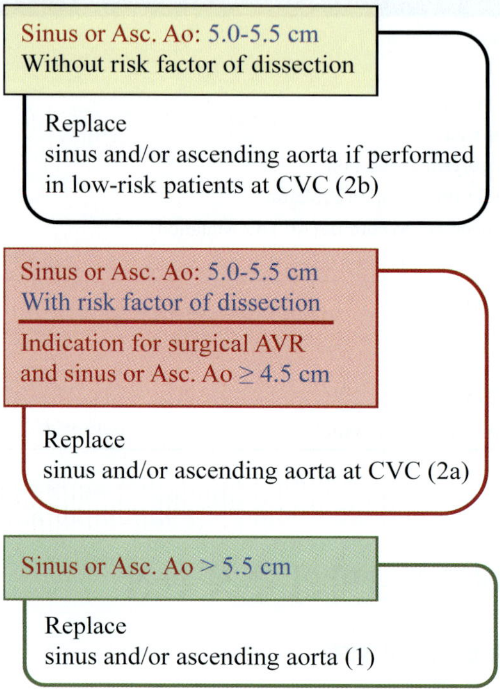

그림 7-11 이엽성 대동맥판막의 수술 지침. 판막 보존 수술의 경우는 경험이 많은 심장 전문 병원에서 가능할 수도 있다(2b).

13 사엽성 대동맥판막

드물게 사엽성 판막이 관찰될 수 있으며 협착증보다는 주로 판막의 폐쇄부전이 동반된다.

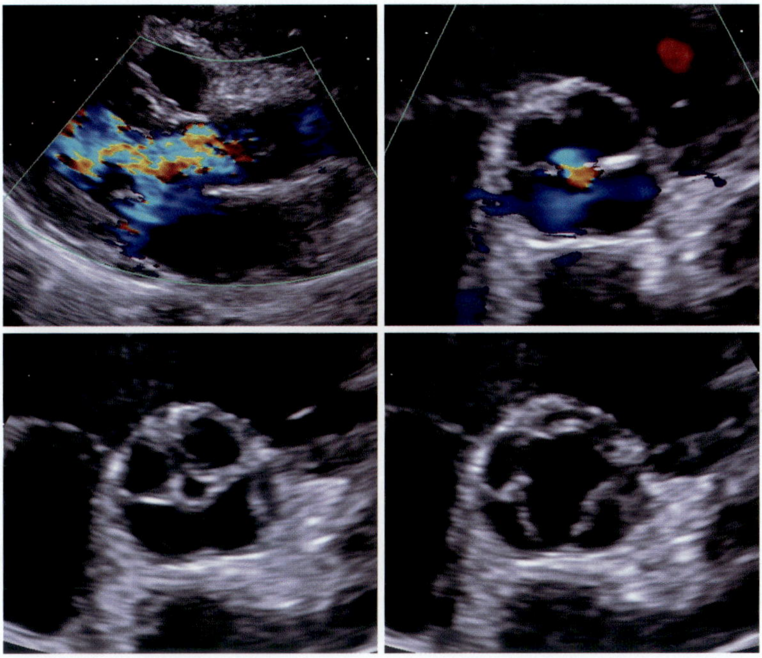

그림 7-12 사엽성 대동맥판막

Chapter 8

대동맥판 협착증

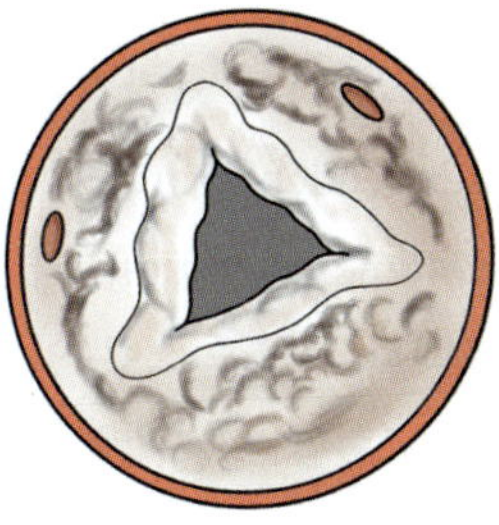

Chapter 8 대동맥판 협착증

협착증 정도 파악이 중요하며 여러 가지 파라미터를 종합적으로 판단하여 결정한다. 중증도 판단이 어려운 경우 역으로 판막 교정 기준을 이용하여 추정해 보는 것도 도움이 된다. 다음으로 협착증 원인 감별이 필요하며 대부분 연령 증가에 따른 퇴행성인 경우가 흔하다. 최근 증가하는 TAVI 시술로 인하여 시술 전후 심초음파 역할이 점차 중요해지고 있다. 그 외에 LF LG-severe AS가 많이 언급되고 있으며 실제 심초음파를 시행하다 보면 의외로 많은 환자를 볼 수 있다. 따라서 도부타민 부하 심초음파와 대동맥판막 석회화 수치에 대한 개념을 잘 알고 있어야 한다.

항상 조그마한 일차 변수의 측정 오류는 면적 계산에서 제곱으로 계산되기에 가능한 한 오류 발생을 막는 것이 중요하다.

1 대동맥판 협착증 소견

일반적으로 최소 1가지의 flow-dependent parameter (PG와 Vmax)와 1가지의 flow-independent parameter (EOA)가 충족되면 진단이 가능하며 이때 Vmax는 stroke volume (50-90 mL)과 flow rates (200-300 mL/s)를 만족하는 가정이 필요하다. 대동맥판 협착증 혹은 인공 조직 대동맥판 협착증의 degeneration을 악화시키는 요소로는 고혈압, 고지혈증, 흡연, 만성 염증, 대사 증후군 혹은 면역 반응 등이 있다.

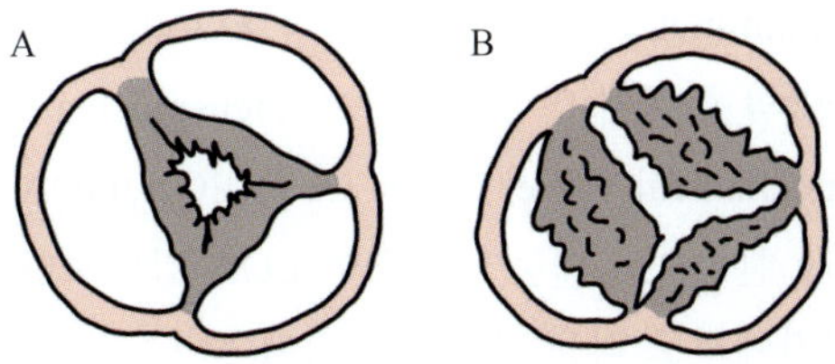

그림 8-1 대동맥판 협착증 원인에 따른 판막 형태
(A) Rheumatic, (B) Degenerative, Calcific

2 대동맥판 협착증의 혈류역학적 소견

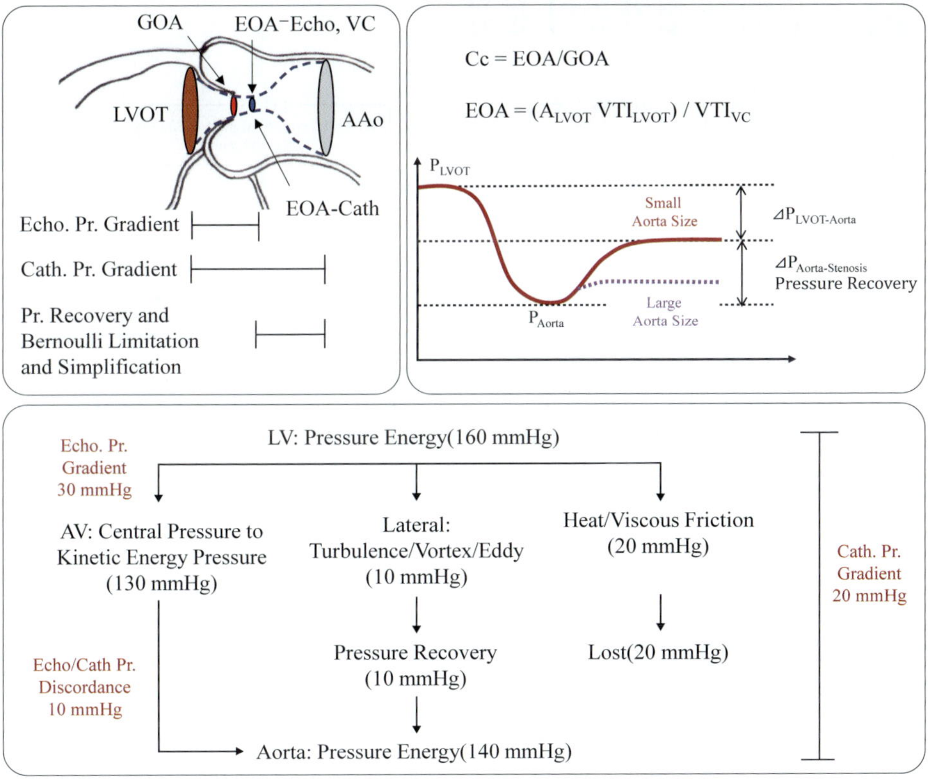

그림 8-2 대동맥판 협착과 pressure recovery와의 관계

해부학적인 GOA(planimetry)보다 혈류역학적 EOA(continuity equation)가 작게 나온다. 따라서 판막의 형태에 영향을 받으며 bicuspid leaflet보다 2차원에 가까운 편평한 판막(예: mechanical valve)일수록 Cc값(EOA/GOA)이 작게 나온다. 그리고 pressure recovery 현상으로 대동맥 압력이 EOA 압력보다 더 높게 나온다. 이 현상은 LF LG-AS 환자에서도 적용 가능한 설명이 될 수 있다.

따라서 1) ascending aorta(STJ dimension) < 30 mm, 2) bileaflet mechanical AVR의 경우에 energy loss coefficient(index)를 적용할 수 있다.

Energy Loss Coefficient $= (EOA \times CSA_{Ao}) / (CSA_{Ao} - EOA)$

Energy Loss Index (ELI) $= [(EOA \times CSA_{Ao}) / (CSA_{Ao} - EOA)] / BSA$

3 대동맥판 협착증의 분류

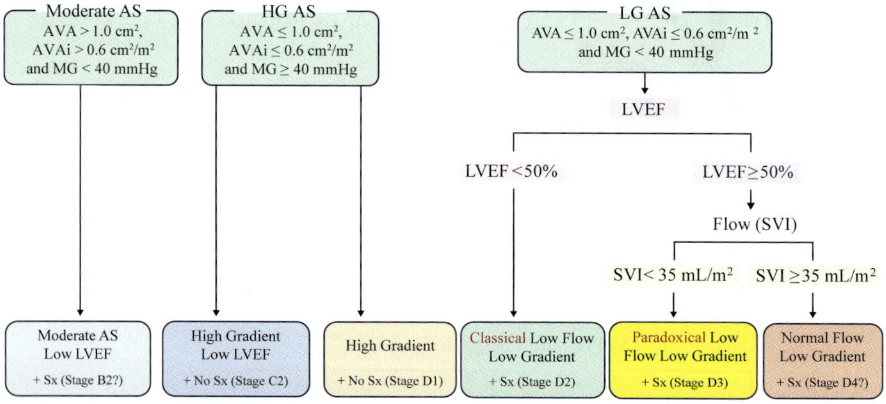

그림 8-3 대동맥판 협착증의 분류

4 대동맥판 협착증의 중증도

Aortic Valve Sclerosis

혈류 속도가 2 m/s 이하이면서 focal/diffuse thickening, calcification, relatively unrestricted leaflet opening 소견을 보일 때로 정의하며 BAV와 함께 'at risk'에 해당된다.

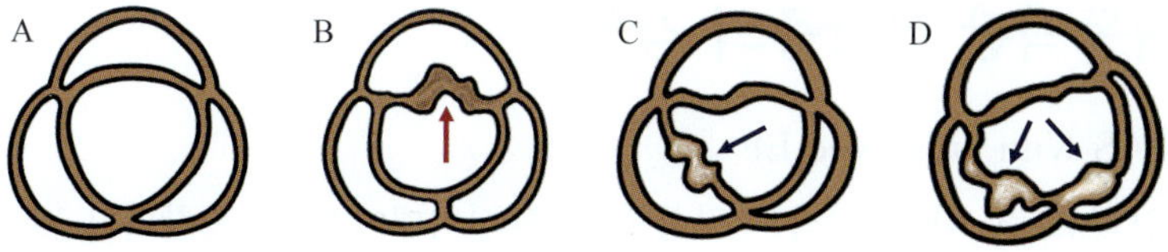

그림 8-4 대동맥판 경화증. 정상 판막(A)에 비해 두껍고(B, 붉은 화살표) 국소적 석회화(C, D 검은 화살표)를 나타낸다.

표 8-1 대동맥판 협착증의 중증도 분류표

Stage	Anatomy	Hemodynamics
A At risk	Bicuspid/Sclerosis	Vmax < 2 m/s
B Progressive	Calcification Leaflet Reduction in Systolic Motion Rheumatic commiss. fusion	Mild AS: Vmax 2.0-2.9 m/s, MPG < 20 mmHg Moderate AS: 3.0-3.9 m/s, MPG 20-39 mmHg
C1 ASx. ↔ EF, Severe	Severe Calcification Leaflet Severe Reduced opening	Vmax ≥ 4 m/s, MPG ≥ 40 mmHg AVA ≤ 1.0 cm^2 (AVAi ≤ 0.6 cm^2/m^2) Very Severe: Vmax ≥ 5 m/s, MPG ≥ 60 mmHg AVA is not required to define severe AS
C2 ASx. ↓ EF, Severe		
D1 Sx. HG, Severe		AVA may be larger with mixed AS/AR
D2* Sx. LFLG, ↓EF, Classical		DSE: AVA ≤ 1.0 cm^2 with Vmax ≥ 4 m/s at any flow rate LVEF < 50%
D3** Sx. LFLG, ↔ EF, Paradoxical		Stroke Volume Index < 35 mL/m^2 LVEF ≥ 50%

* D2: LV hypertrophy

**D3: Increased LV relative wall thickness, Small LV chamber with low stroke volume, Restrictive diastolic filling

Aortic Valve Area

표 8-2 대동맥판막 면적에 따른 대동맥판 협착증의 중증도

	Mild AS	Moderate AS	Severe AS
AV Area (cm^2)	> 1.5	1.0-1.5	< 1.0
AV Area Index (cm^2/m^2)	≥ 1.0	0.6-0.9	< 0.6

5 대동맥판 협착증의 감별

LF LG-AS with preserved EF

고혈압의 고령, 내강이 작은 좌심실 혹은 심비대에서 잘 관찰되고 low stroke volume(moderate/severe MR, severe TR, severe MS, large VSD with severe RV dysfunction)도 유사한 개념이며, 측정 오류 역시 배제해야 한다. 간혹 AT/ET > 0.35이면 poor prognosis이기에 TAVR(SAVR)이 권유된다.

LF LG-AS with reduced EF

Dobutamine stress echo로 true 혹은 pseudo Severe AS 감별이 필요하고 측정 오류를 배제한다.

NF LG-AS with persevered EF

Severe AS의 25%에서 관찰되며 정상 SV/정상 EF의 severe AS에서는 ET이 길어져 TFR이 감소되어 LF LG-AS로 분류될 수 있다. 실제 정상 혈류량에서 MPG 40 mmHg의 경우 AVA는 1.0 cm^2보다 0.8 cm^2에 더 가깝다. 또한 고혈압(> 140 mmHg), 동맥 stiffness 증가 및 compliance 감소로 ET가 길어진다. 따라서 새로 재평가가 요구되며 예후는 moderate AS와 유사하기에 AV replacement는 보류하는 게 좋다.

Discordant HG AS

Vmax > 4 m/s의 환자 10% 정도에서 AVA > 1 cm^2 & MG ≥ 40 mmHg에 해당되며 특징적으로 young age, calcified bicuspid AV, high stroke volume, high LVEF 그리고 AR의 빈도가 많다는 점이며 예후는 moderate AS보다 나쁘고 concordant severe AS와 유사할 수 있다.

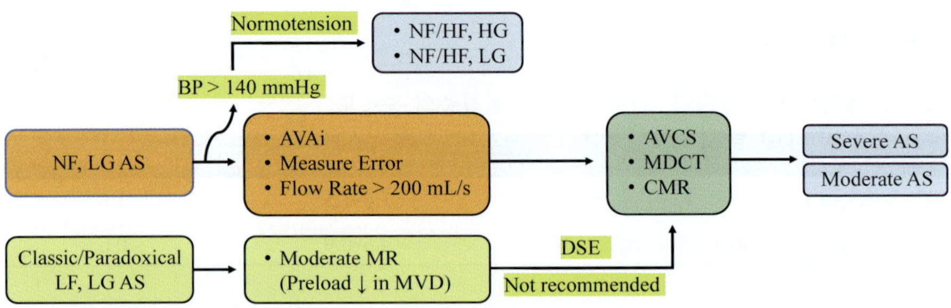

그림 8-5 NF LG-AS의 경우 감별점

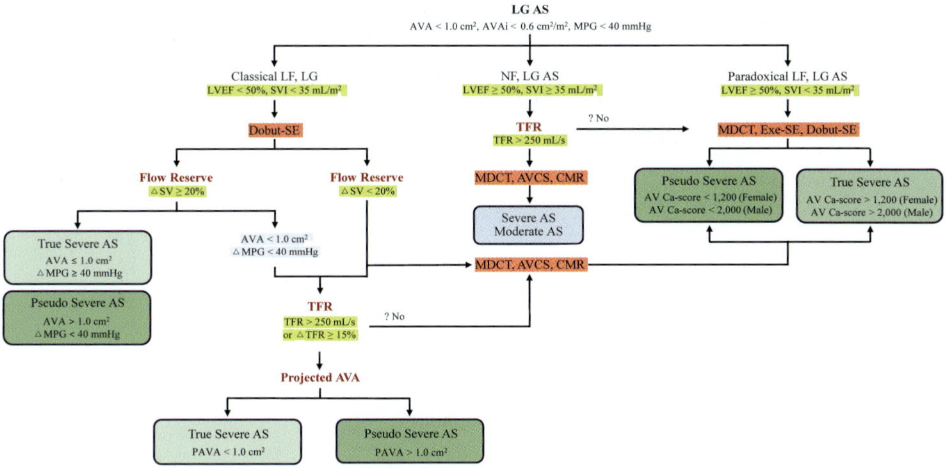

그림 8-6 대동맥판 협착증의 감별

6 저용량 도부타민 부하 심초음파

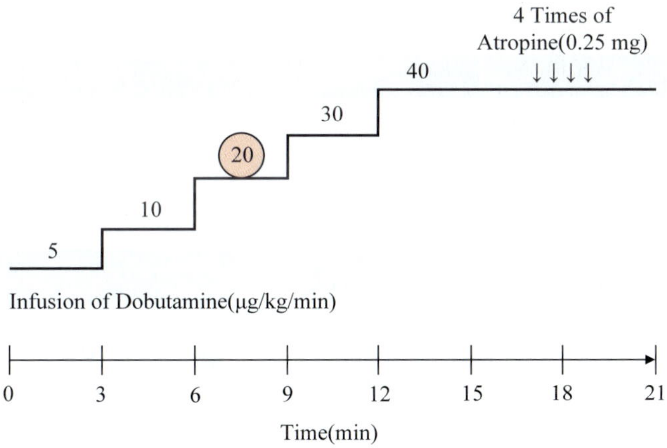

그림 8-7 도부타민 부하 심초음파의 약물 부하 방법

저용량 도부타민 투여 중단 기준

- 최대 용량에 도달한 경우(< 20 mcg/kg/min)
- 양성 결과가 나온 경우
- 안정시보다 분당 10-20회의 심박수 상승이 있거나 분당 100회 이상일 경우
- 저혈압, 중요한 부정맥 혹은 증상이 생길 경우

7 초저용량 도부타민 스트레스 심초음파

LF LG-AS에서 true 혹은 pseudo만을 구분할 목적으로 cardiac output 증가만을 위해서 very low dose dobutamine을 사용할 수 있다.

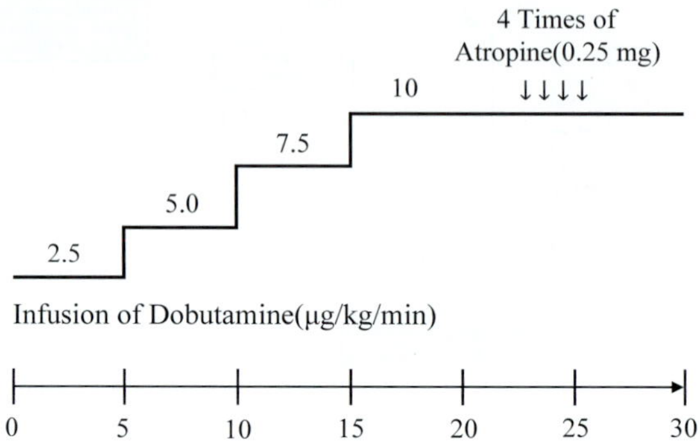

그림 8-8 Very low dose dobutamine stress echocardiography의 약물 부하 방법

8 True AS와 Pseudo AS의 감별

표 8-3 True AS와 Pseudo AS의 감별

	True Severe AS	Pseudo-Severe AS
Stroke Volume & LVOT Velocity	+	+
Transvalvular Pressure Gradient	+++	+
Aortic Valve Area	=/-	+

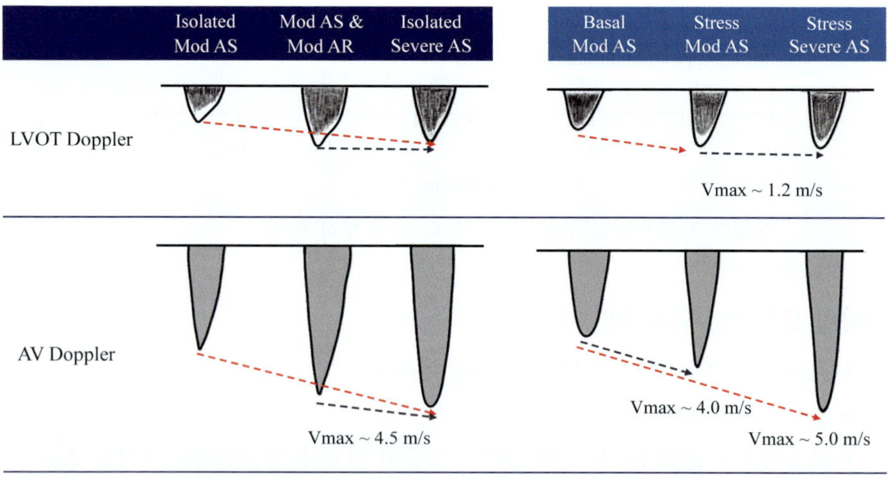

그림 8-9 중등증 이상의 대동맥판 협착증이 의심될 경우 감별점

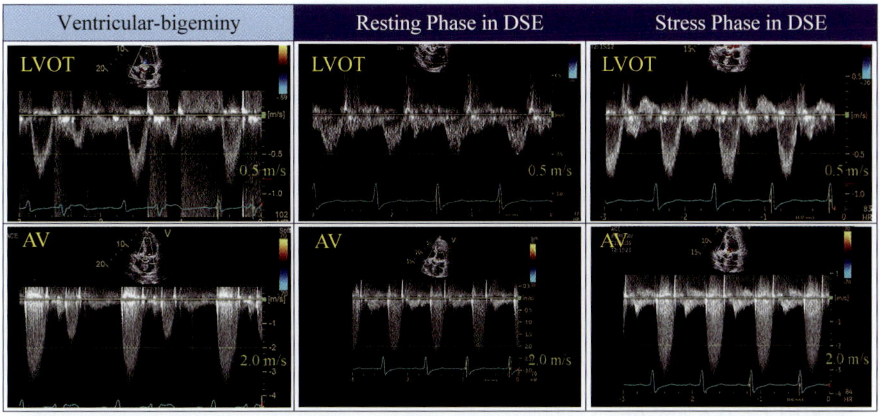

그림 8-10 PVC 도플러의 활용. True AS와 false AS 감별 시에 PVC 이후 Doppler는 stroke volume 증강 목적의 dobutamine stress echocardiography와 유사한 효과를 나타낼 수 있기에 PVC 전후 LVOT와 AV Doppler를 잘 이용하여 AS 감별을 할 수 있다.

- Transaortic Flow Rate (TFR) in Low Flow AS

  TFR = Stroke volume / LV ejection time

  - True severe AS in case of normal TFR (> 200 mL/s)
  - Pseudo-severe AS in case of low TFR (< 200 mL/s): DSE로 flow correction을 해 주는 것이 좋다.

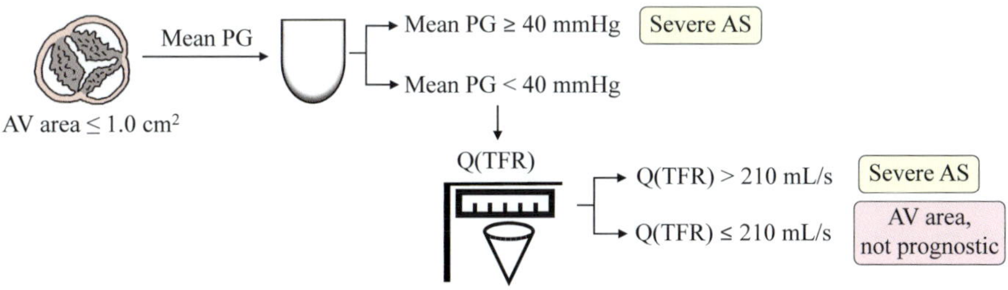

그림 8-11 Transaortic flow rate (TFR)를 이용한 대동맥판 협착증의 감별

- Projected Aortic Valve Area

  $AVA_{proj} = AVA_{rest} + (\Delta AVA/\Delta Q) \times (250 - Q_{rest})$

  ΔAVA: peak DSE AVA와 resting AVA의 차이

  ΔQ: peak DSE TFR과 resting TFR의 차이

  ┌ True severe AS: $\leq 1\ cm^2$
  └ Pseudo-severe AS: $> 1\ cm^2$

- Potentially True Severe AS in LF LG-AS
  - TFR > 200 mL/s
  - AT/ET > 0.35
  - ELI < $0.6\ cm^2/m^2$

9 대동맥판막 혈류 도플러 측정 시 주의점

- 대동맥판막의 최고 혈류속도는 right parasternal border의 경우 실제 50% 정도에서 left border보다 더 높이 나올 수 있다.
- 심방 세동의 경우 long pause 이후 첫 혈류는 피하고 2번째 혈류 혹은 직전 혈류를 이용하거나 두 가지 평균을 기록하는 것이 좋다.

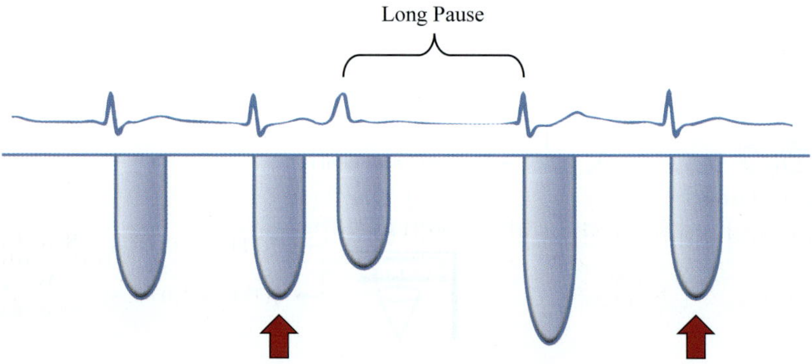

그림 8-12 Long pause 도플러가 보일 경우 직전 혹은 2번째 도플러(화살표)를 측정한다.

• 일반적인 apical window가 어렵거나 discrepancy가 생기면 반드시 right parasternal view를 이용하여 확인이 필요하다. 이 경우에는 LVOT에서 대동맥판막 이후까지는 도플러 beam과 평행하고 상행 대동맥부터 혈류 방향이 바뀌므로 이용 가능하다.

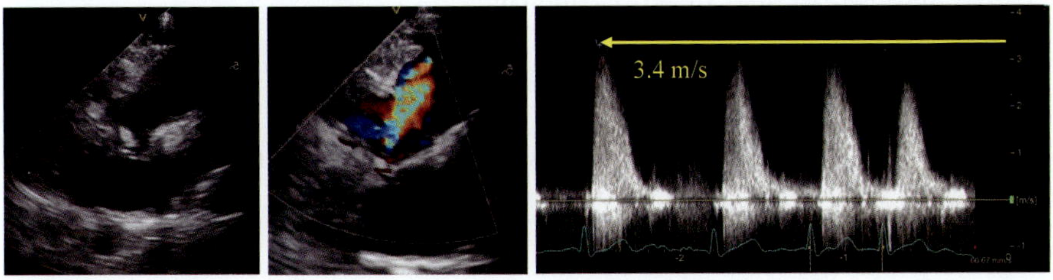

그림 8-13 Right parasternal view를 이용한 대동맥판막 혈류 측정 방법

• 대동맥판막 혈류 속도는 CW Doppler dispersion을 가능하면 없앤 상태에서 측정한다. 그리고 중등증 협착의 경우 early peaking 소견이 보이나 중증 협착으로 진행되면 mid peaking이 나타난다.

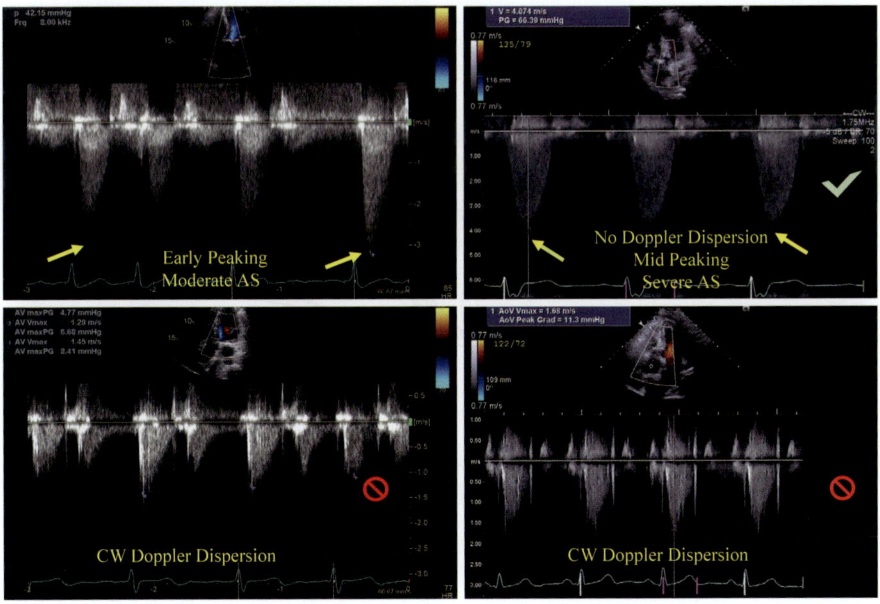

그림 8-14 CW Doppler의 대동맥판막 혈류 측정. 중증 협착이 진행될수록 parabolic shape의 mid peaking이 나타난다. 혈류 측정 시에 가능하면 Doppler dispersion이 생기지 않도록 조정해서 최고 속도를 측정한다.

Modified Bernoulli Equation

$\Delta P\ max = 4\ (V^2_{max} - V^2_{prox})$; Proximal velocity > 1.5 m/s의 경우에 사용한다.

Mean pressure gradient는 두 지점의 모든 속도 차이를 구하기 어렵기에 사용이 어렵다. 따라서 peak velocity와 peak pressure gradient를 이용하도록 한다.

• $\Delta P\ mean = (\Delta P\ max / 1.45) + 2$ mmHg

Gorlin area = TFR (mL/s) / (44.3 × √Mean PG); High flow (SVI > 58 mL/m^2)의 경우 continuity equation에서 area가 overestimation되기에 Gorlin area로 double check해 보는 것도 유용하다.

※ Very high flow rate: up to 350 mL/s of TFR

10 LVOT 도플러

- PW Doppler Sample Volume: 대동맥판막 가까이 5 mm 이내 위치에 둔다.
- LVOT 직경은 flow acceleration되기 전의 LVOT에서 측정할 수 있으나 zoomed PLX로 위치 변경 시에 동일한 곳을 찾기가 어려운 경우가 많다.
- 가능하면 석회화 침착이 된 곳이나 septal bulging 부분은 제외한다. 따라서 AV plane 쪽으로 가까이 측정하는 것도 좋은 방법이 될 수 있다.

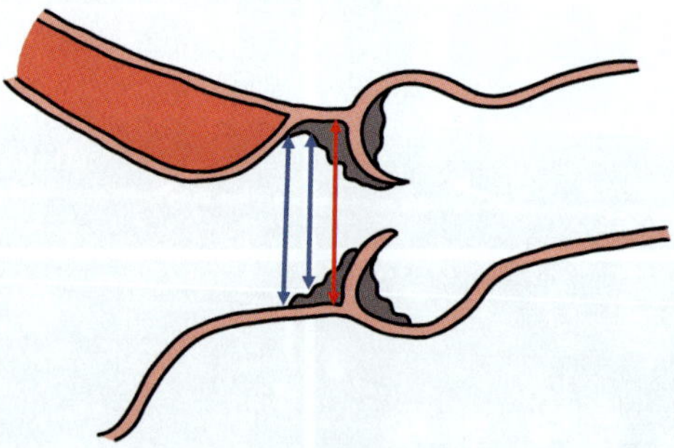

그림 8-15 좌심실 유출로의 측정. Septal bulging은 피해야 하며 특히 판막에 침착된 석회화 부분 역시 피해야 한다(파란색). 좌심실 유출로의 inner edge를 측정하도록 한다(붉은색).

측정 시 흔한 오류

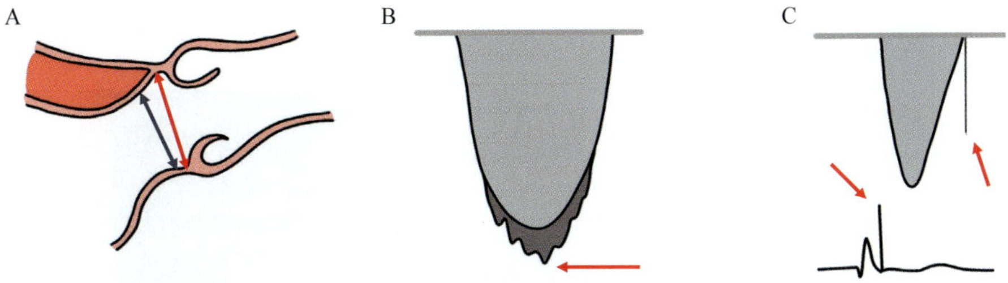

그림 8-16 좌심실 유출로 직경을 측정할 경우 대동맥 장축에 비스듬하지 않도록(A: 파란색 화살표) 수직을 유지하게 한다(A; 붉은색 화살표). 도플러 측정 시에는 도플러 밀도가 높은 부분을 측정하며 끝부분의 산재하게 퍼진 부분은 측정하지 않는다(B: 붉은색 화살표). 특히 좌심실 유출로의 PW 도플러 측정 시에는 판막의 opening과 closing click signal이 보이지 않도록 너무 대동맥판막 가까이에서 측정하지 않도록 한다(C: 붉은색 화살표).

11 대동맥판 협착증의 진행 정도

협착증의 진행 정도는 baseline severity에 비례적으로 진행이 빨라진다.

진행 정도는 MPG가 Vmax보다 재현성과 민감도에서 좋으며 single point measurement가 아니라서 더 용이하다.

표 8-4 중증도에 따른 대동맥판막 협착증의 진행 정도

	Mild	Mild to Moderate	Moderate to Severe	Severe
ΔVmax ↑ (m/s)	0.09	0.09-0.18	0.18-0.27	0.27
ΔPPG ↑ (mmHg)	6	6-8	8-10	10
ΔMPG ↑ (mmHg)	3	3-6		6
ΔAVA ↑ (cm^2)	0.07	0.07-0.08	0.08-0.09	0.09

12 대동맥판막하 협착증의 형태학적 분류

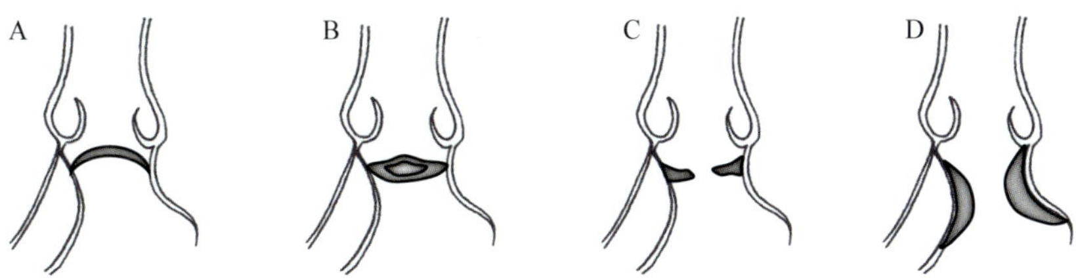

그림 8-17 대동맥판막하 협착증의 4가지 분류. (A) Thin fibrous membrane: 가장 흔함, (B) Thick funnel-shaped fibrotic ring, (C) Irregular fibromuscular tissue, (D) Long tunnel type

13 대동맥판 협착증의 치료 지침

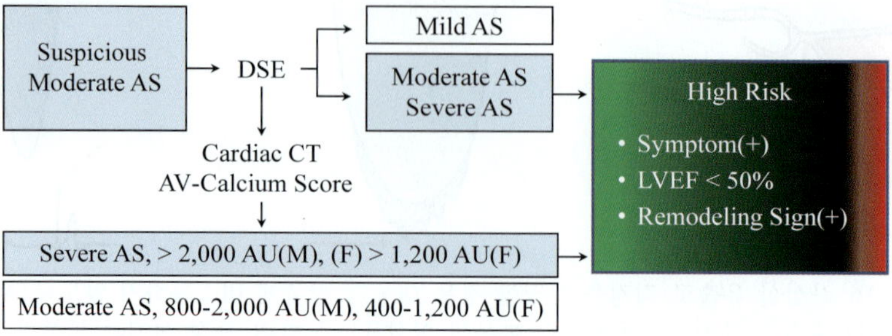

그림 8-18 중등증 대동맥판막의 검사 접근법

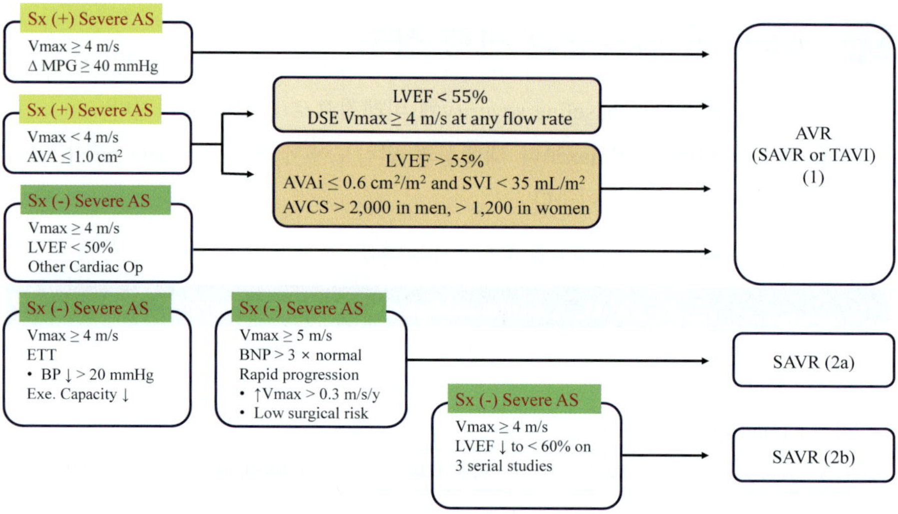

그림 8-19 대동맥판막의 수술 지침

좌심실 기능 부전은 LVEF로 정한다.

- LVEF < 50%, Class I
- LVEF < 55%, Class IIa (ESC)
- LVEF < 60%, Class IIb (AHA)

대동맥판 치환술에 있어서 심기능 회복 여부 판별 시 GLS가 도움 될 수 있다.

- Complete recover: GLS > -16%
- Partial recover: -12% < GLS < -16%
- Irreversibly failure: GLS < -12%

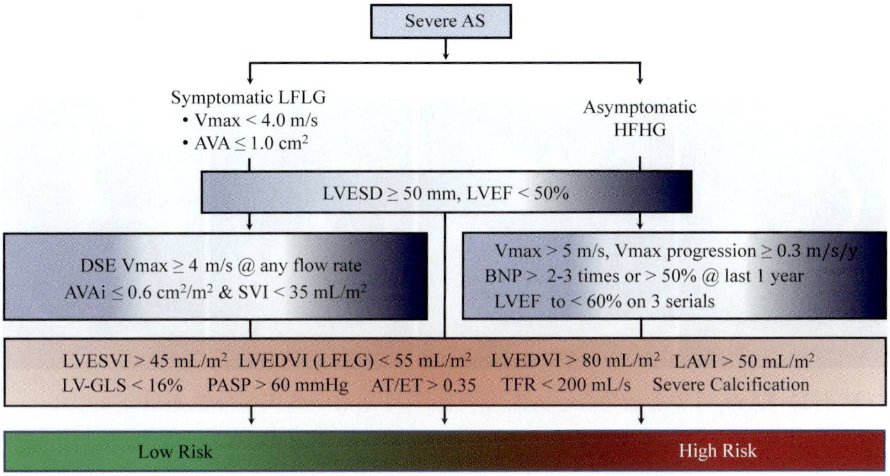

그림 8-20 중증 대동맥판막 협착의 수술 지침

14 TAVI Leakage

TAVI 판막주위 누출

- Transvalvular

  Leaflet의 손상이나 prosthesis overexpansion이 원인이다.

- Paravalvular

  심한 석회화 침착, PPM, under-expansion 혹은 malposition이 흔한 원인이다.

- Supra-skirtal

  낮은 위치로 삽입 시에 skirt가 덮여 있지 않은 frame 상부에서 누출이 발생하게 된다. 시술 기법의 발전으로 최근에는 거의 발생하지 않는다.

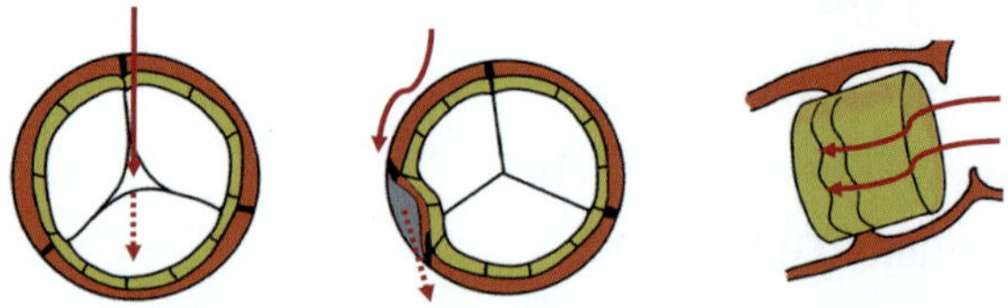

그림 8-21 TAVI 시술 후 발생하는 대동맥판 폐쇄부전의 종류

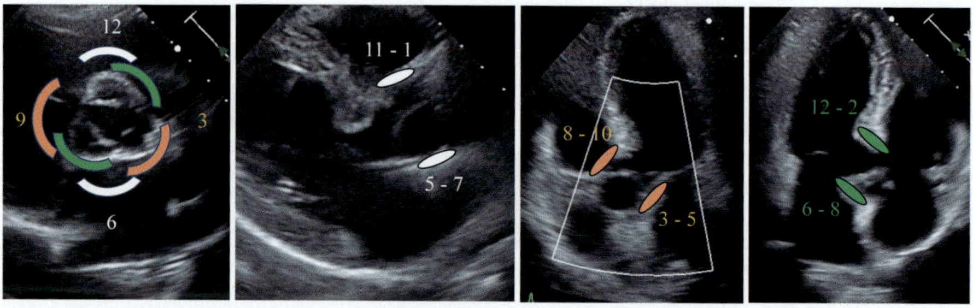

그림 8-22 TAVI 이후에 발생하는 AR. 위치는 시계 방향대로 기록하면 편리하다.

중증도의 분류(Circumferential Extent in Short Axis)

- Mild leakage < 10%
- Moderate leakage 10-29%
- Severe leakage > 30%

표 8-5 TAVI 시술 후 발생하는 대동맥판 폐쇄부전의 중증도

Parameters	Mild	Moderate	Severe
Jet Length and Width	Not Extensive	Extensive	Extensive
No. of Jets and Jet Origins	Multiple Jets possible	Multiple Jets often	Multiple Jets often
Circumferential Extent Jet	< 10%	10-29%	≥ 30%
Jet Width Ratio at LVOT	5-29%	30-59%	≥ 60%
Vena Contracta	< 3 mm	3-6 mm	> 6 mm
CW Signal	Faint/Variable	Dense	Dense
Pressure Half Time	> 500 ms	200-500 ms	< 200 ms
Regurgitant Volume	< 30 mL	30-59 mL	≥ 60 mL

TAVI 협착과의 감별점

표 8-6 TAVI 협착과 PPM의 감별진단

	Obstruction	High Flow	PPM	Pressure Recovery
Gradient	↑	↑	↑	↑
DVI	↓	Normal	Normal	↓
EOA	↓	Normal	Normal	↓
EOA index	↓	Normal	↓	↓
Δ in EOA/DVI	Yes	No	No	No
Abnormal Cusp Motion	Yes	No	No	No

Post-TAVI 심초음파

- TAVI hemodynamics
    - Normal TAV Gradient < 20 mmHg
    - Normal EOA > 1.1 cm^2
    - Normal DVI > 0.35
    - PPM: iEOA < 0.85 cm^2/m^2, Severe if < 0.65 cm^2/m^2
      (Obese patients, iEOA < 0.7 cm^2/m^2, Severe if < 0.55 cm^2/m^2)

Chapter 9

승모판 폐쇄부전

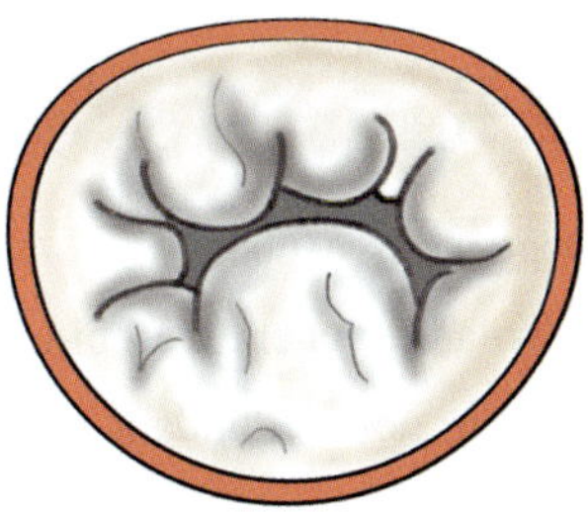

Chapter

9 승모판 폐쇄부전

폐쇄부전의 정도와 함께 그 원인이 일차성인지 이차성인지를 구분하도록 한다. 원인에 따른 치료 방향이 전혀 다르기 때문이다. 최근 연령 증가에 따른 심방 세동이 많기 때문에 점차 이차성 폐쇄부전의 진단이 늘어나고 있다. 이에 따라서 이차성 폐쇄부전의 기전 파악 역시 중요하다. 일차성의 경우 수술 전에 폐쇄부전의 위치를 파악하여 외과의사에게 정보를 주는 것이 많은 도움이 된다. 따라서 폐쇄부전의 혈류 방향과 위치 관계를 유의 있게 관찰하는 것이 도움 된다.

이차성의 경우에 atrial functional MR 혹은 ventricular functional MR로 구분하기도 하고 이와 함께 판막의 tethering 유무를 제시하는데, 이는 TEER에 도움을 주고자 하고 있다.

이 외에도 좌심방 및 좌심실 크기와 기능을 조사하고 우심실 기능과 폐동맥 수축기 압력 및 삼첨판 폐쇄부전을 확인하는 것이 가장 기본이다.

1 분류

- Degenerative (60%)
  - Isolated/generalized billowing/prolapse
  - Thin, non-redundant leaflet (fibroelastic deficiency)
  - Thick, excess leaflet tissue (Barlow's)
  - Calcific degeneration
- Secondary (20%): Ischemic, dilated, LA remodeling

- Rheumatic (15%): Shortened fused chordae, Thickend calcified leaflet
  Mostly spared annulus
- Mitral annular disjunction (MAD)

표 9-1 승모판 폐쇄부전의 종류

Mitral Regurgitation			
Primary, Organic MR		Secondary, Functional MR	
Due to Leaflet	Other Components	Due to LV	Due to LA
Mitral Valve Prolapse • Fibroelastic Deficiency • Barlow's Disease Calcified Deterioration Infective Endocarditis	Chordae or Papillary Muscle Rupture	Ischemic MR • Myocardial Infarction • Ischemic CM Non-ischemic CM	Severe Dilation of LA Atrial Tethering

2 용어

Mitral Regurgitation Description

- Perforation/Cleft/Flail (rupture)
- Scarred & shortened <u>leaflet</u> or calcified <u>annulus</u> (rheumatic origin)
- Thickened & shortened <u>chordae</u>, resulting in retracted & tethered leaflet (rheumatic origin)
- No apposition due to retracted papillary muscle
- Degeneration (floppy), resulting in leaflet billowing, lengthened chordae and annular dilation
- Marked annular dilation

Billowing (Exaggerated Bulging)

전엽(anterior leaflet)은 정상적으로 길기 때문에 mild billowing은 나타날 수 있다(physiologic bulging). 과도한 bulging의 경우에 billowing이라고 정의하고, PLX에서 2 mm 이내로 leaflet의 body 부분이 밀리는 경우로 국한되어 사용하며 후엽(posterior leaflet)은 정상적으로는 billowing은 나타나지 않는다(나타나는 경우 비정상적 billowing에 해당된다). 그리고 2 mm 이상의 경우는 좁은 의미로 통상적인 prolapse로 사용하는 경우가 많다(exaggerated billowing).

Prolapse

Exaggerated billowing(>2 mm)이지만 원칙적으로 leaflet coaptation(apposition) failure로 leaflet edge가 displacement되는 정도와 무관하게 좌심방으로 빠지는 모든 경우를 일컫는 용어이다.

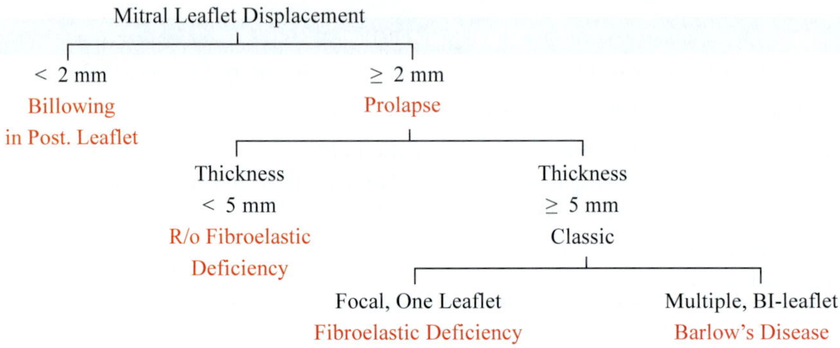

그림 9-1 Displacement 정도에 따른 통상적인 승모판 폐쇄부전의 구분

Barlow's Disease

여러 scallop을 침범하고 2 mm 이상 양측 leaflet prolapse가 관찰된다. 이때 leaflet은 redundancy, 5 mm 이상의 thickening, 심한 annular dilation, myxomatous change 소견 등 전반적인 판막 이상 소견을 보인다. 반면, fibroelastic deficiency는 특징적으로 chordae rupture나 leaflet prolapse/billowing이 국소적으로 나타난다.

표 9-2 Myxomatous Barlow's disease와 fibroelastic deficiency의 차이점

Characteristics	Fibroelastic Deficiency	Advanced FD	Barlow's Disease
	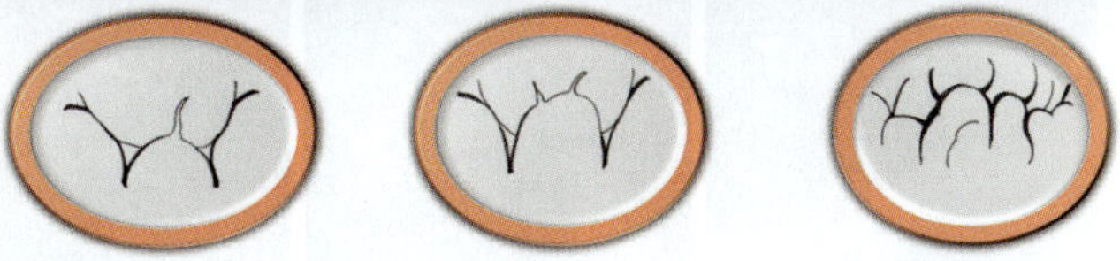		
Age	> 60 years	> 60 years	< 60 years
MR History	< 5 years	< 5 years	> 10 years
Leaflet Tissue	Normal / Translucent	Variable	Thickened
Ant. Leaflet	+	+	+++
Post. Leaflet	++	++	+++
Segments Affected	Single, P2	Single, P2	Multi-Segment
Chordae Tendinae	Thin and Ruptured	Thin and Ruptured	Thickened and Elongated
Annular Dilation	Normal or < 32 mm	Variable	Enlarged or > 36 mm
Calcification	None	+	+++

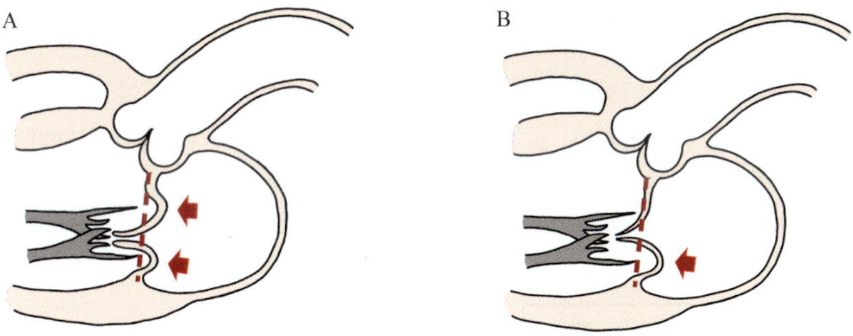

그림 9-2 Barlow's disease와 fibroelastic deficiency. Barlow's disease는 전반적인 leaflet thickness의 증가와 billowing 및 floppy leaflet을 나타내지만(A), fibroelastic deficiency (B)는 주로 국소적인 chordae rupture 혹은 flail leaflet이 특징적으로 나타난다.

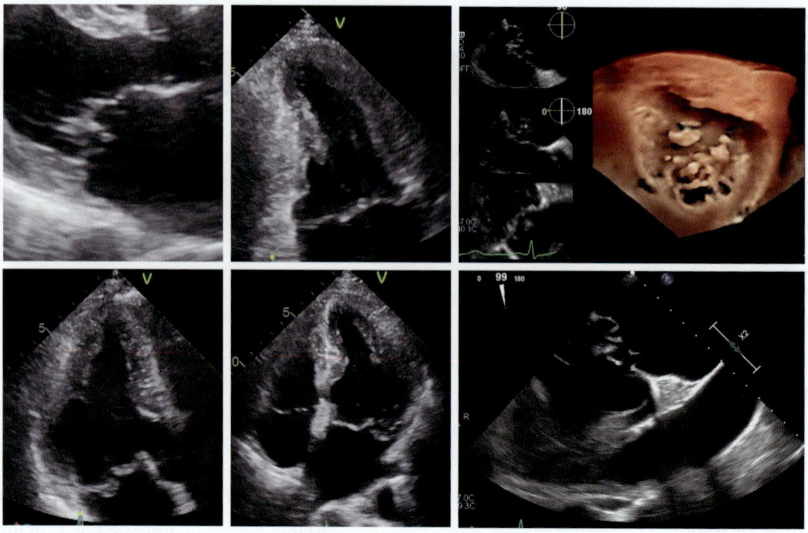

그림 9-3 Barlow's disease. 승모판엽 redundance 부분의 multi-segment prolapse 소견이 보인다. 특징적으로 양측 leaflets의 base 부분이 수축기에 좌심방 쪽으로 밀리는 소견이 관찰된다.

3 Mitral Leaflets & Chordae

A4C와 A2C 그리고 A3C 때의 판막엽의 위치를 잘 알고 있어야 하며 papillary muscle 혹은 좌심방이의 위치 관계를 파악하는 것이 중요하다. 이는 승모판 폐쇄부전 혈류 방향 파악에 중요한 역할을 한다.

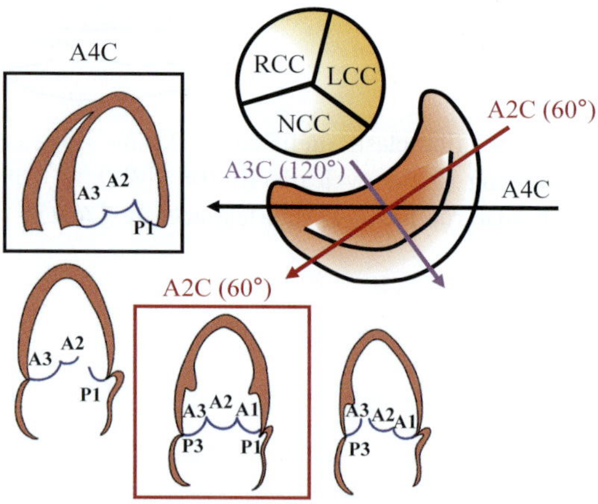

그림 9-4 승모판막엽의 위치. A4C에서 시작하여 A3C까지 시계 반대 방향으로 회전시킬 때 소엽의 위치를 알아야 한다.

Chordae는 판막에 붙은 위치에 따라서 구분을 할 수 있다.

- Primary (marginal) chordae: 판막 끝 가장자리에 붙는다.
- Secondary chordae: 판막 안쪽의 중간위치에 붙는다.
- Tertiary (basal) chordae: 판륜 근처 후엽에 붙는다.
- Strut chordae: 전엽 안쪽에 두꺼운 굵기로 지지대처럼 붙는다.
- Commissural chordae: Commissure에 붙는다.

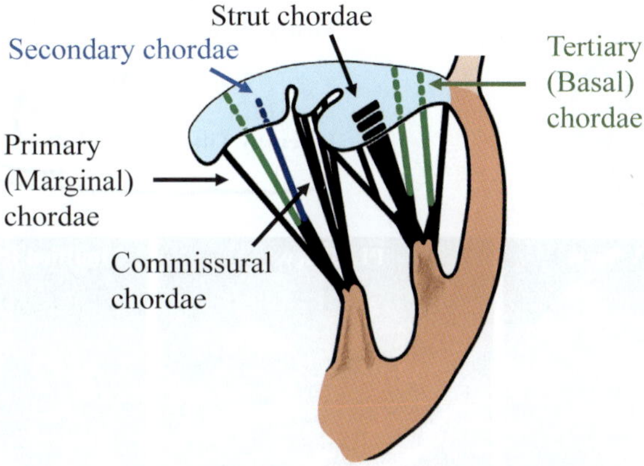

그림 9-5 Mitral chordae의 종류. Chordae가 판막에 붙는 위치에 따라 분류할 수 있다.

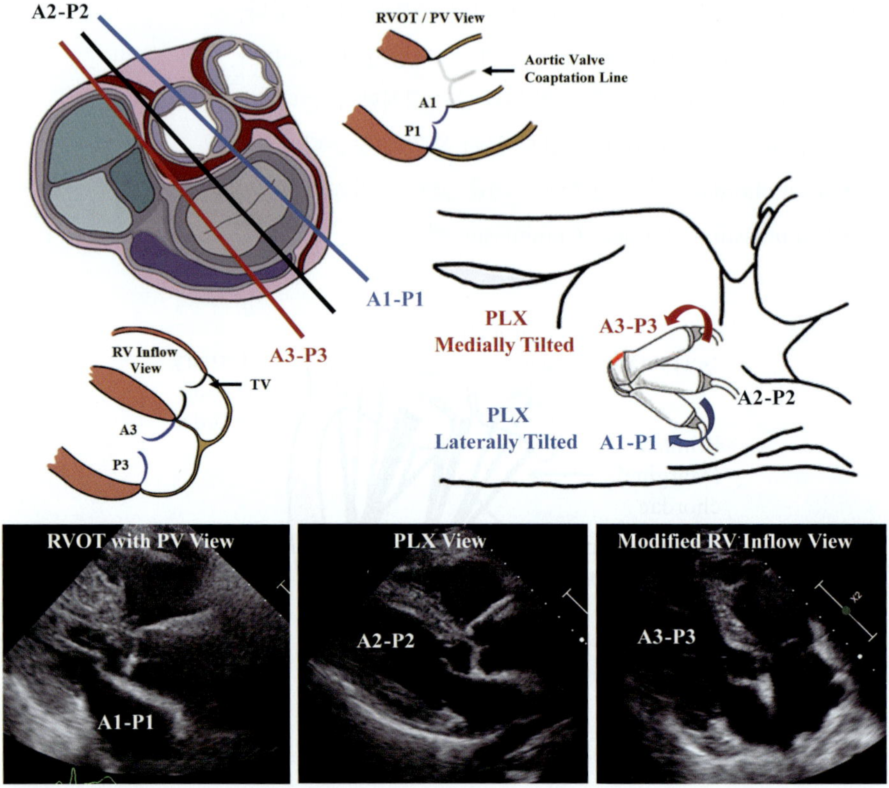

그림 9-6 PLX에서 승모판막엽 위치. PLX에서는 A2-P2가 보이며 probe를 아래로 tilting과 시계 반대 방향으로 돌려 RV inflow view 근처에서는 A3-P3(PLX medially tilted), 그리고 probe를 위로 tilting과 시계 방향으로 돌려 RVOT 혹은 PV 근처(LV apex가 foreshortening됨)에서는 A1-P1(PLX Laterally tilted)이 관찰된다.

4 승모판막 일탈(Mitral Valve Prolapse)

정의

PLX와 A3C(apical long axis)에서만 진단하고(A4C는 아님) 승모판막륜에서 2 mm 이상 좌심방으로 수축기 일탈과 myxomatous 변형으로 인하여 5 mm 이상의 두께를 보인다. 일반적으로 MVP는 양호하지만, 간혹 급사를 시사하는 위험 요소를 확인할 수 있어야 한다.

Coexistent MVP and Bicuspid AV

BAV/TAV에 무관하게 일반적으로는 PML-MVP가 잘 생기지만, BAV에서는 AML-MVP가 잘 생긴다. AML-MVP의 경우 large AML prolapse(diminutive PML)와 BAV-AR이 흔하다. Repair fail이 많다.

- Bileaflet MVP: Typical form(30%), ratio of length of AML/PML < 3
- Bileaflet MVP with large ant. mitral leaflet: 25%, ratio of length of AML/PML ≥ 3
- MVP with giant ant. mitral leaflet: 15%, ratio of length of AML/PML ≥ 3, diminutive PML, AML reaching post. Annulus in systole

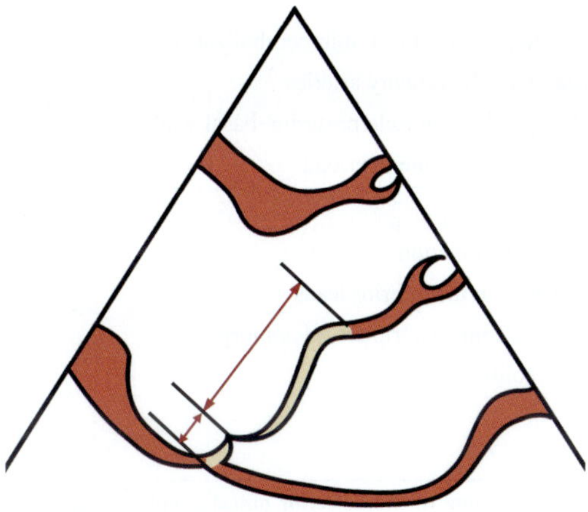

그림 9-7 MVP leaflet phenotype. Posterior leaflet이 diminution되어 coaptation point가 posterior annulus에 묻힐 정도로 이동할 수 있다.

표 9-3 급사와 관련되는 MVP 특징

MVP-Related Factors
Valve
Elongated mitral leaflet
Bi-leaflet MVP
Mitral annulus dilation
Mitral annulus disjunction (> 8.5 mm)
Mitral annulus hypermobility/curling*
≥Moderate MR
Spontaneous chordae rupture
Left Ventricle
Excessive papillary muscle traction by the prolapsing leaflets
Pickelhaube sign: Spiked configuration of lateral mitral annular velocity (≥16 cm/s)
Connective tissue myxoid changes
Myocardial ischemia due to platelets/fibrin microembolization
Fibromuscular dysplasia of small coronary arteries
LV fibrosis at the level of papillary muscle/posterior-basal wall
LV remodeling due to MR with volume overload
MVP-Unrelated Factors
Autonomic nervous system dysfunction
Biphasic or inverted T-waves in the inferior leads
Complex ventricular ectopy: couplets, triplets, pleiomorphic
Conduction system abnormalities
Long QT
Cardiomyopathy

*Curling: an unusual systolic curling of the posterior mitral annulus on the adjacent myocardium, such that the systolic movement of the annulus was primarily downward with little, if any, anterior motion

Arrhythmic MVP의 특징

심전도의 이상과 심초음파에서 MAD가 동반된 MVP가 관찰될 수 있다. 조직도플러 소견에서 mitral tissue Doppler의 수축기 spike 양상의 high velocity도 나타날 수 있다. 이와 유사하게 lateral annulus 혹은 myocardium의 Pickelhaube sign으로 leaflet의 강한 prolapse로 인한 myocardial systolic stretch가 나타난다(TDI-s′ > 16 cm/s). 혹은 평균 GLS보다 mid to basal lateral wall의 segmental GLS가 높게 나오거나 myocardial work index 증가 소견이 보인다. CMR에서는 myocardial 혹은 papillary scar 소견이 나타난다. 그리고 Holter에서 PVCs ≥ 5%가 보이며 이러한 경우 부정맥 관련 급사가 나타날 수 있음을 주의해야 한다.

Mitral Annular Disjunction (MAD)

True MAD: Seen during systole and diastole

Pseudo-MAD: Seen only during systole

- No displacement of leaflet insertion
- Gap performed by juxtaposition of leaflet tissue and atrial wall
- Due to billowing leaflet and systolic curling of LV wall

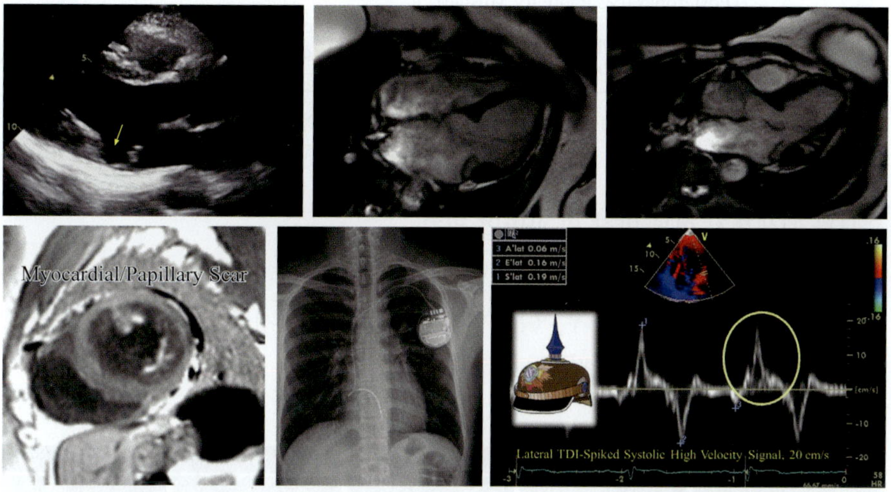

그림 9-8 Arrhythmic MVP의 소견 및 mitral annular disjunction(화살표)

표 9-4 Arrhythmic MVP의 위험 층화도

Risk Stratification of Arrhythmic MVP	
1. Personal history Female, Pre-syncope or Syncope	5. Echocardiography MAD or Curling
2. Physical Examination Meso-Systolic Click	6. CMR LGE on Inferobasal Segment LGE on Papillary Muscle
3. EKG T-Wave Inversion in Inferolateral Leads QTc Prolongation ST-Segment Abnormality	7. EP study Source of Arrhythmias PVC from Purkinje Fibers
4. Holter Polymorphic/RBBB Morphologic PVC Complex Ventricular Arrhythmias	

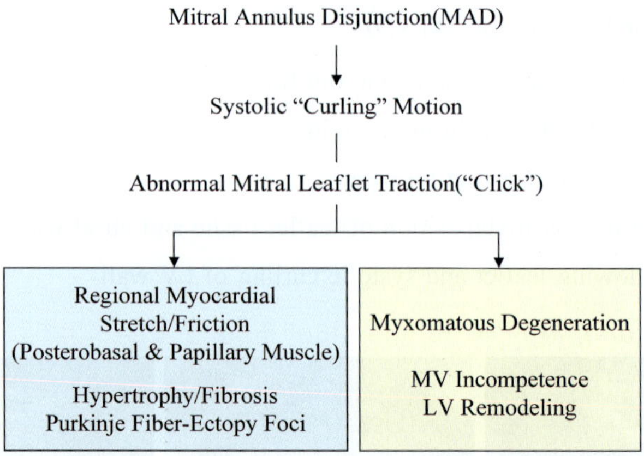

그림 9-9 MVP 환자에서 심실 부정맥 발생의 기전

승모판 폐쇄부전 혈류 방향 및 판막엽 위치

일반적으로 전엽의 일탈은 후방으로 혈류가 흐르고 후엽의 일탈은 전방으로 혈류가 흐른다. A2와 P2의 경우 혹은 여러 군데의 일탈은 서로 간섭 효과로 혈류 방향이 바뀔 수 있음을 유의한다.

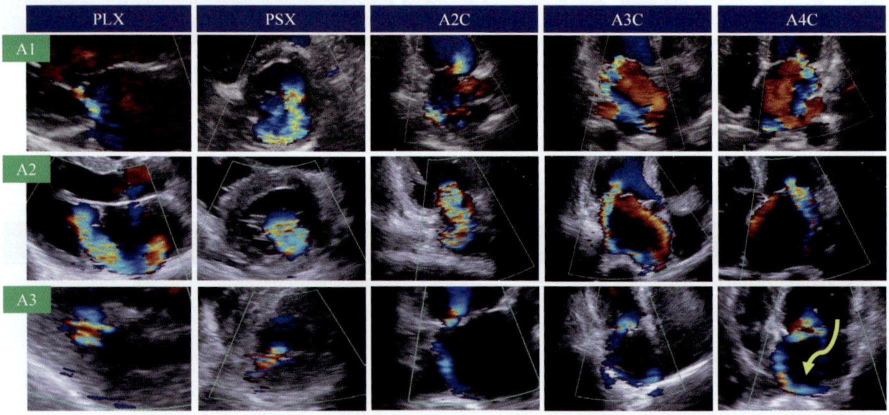

그림 9-10 승모판막 전엽 일탈의 혈류 방향

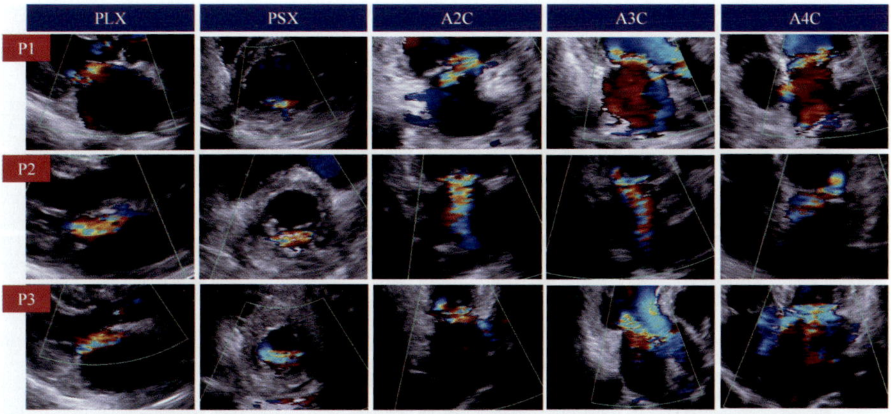

그림 9-11 승모판막 후엽 일탈의 혈류 방향

PSX에서 승모판막 ventricular surface에서 생기는 flow convergence 혹은 jet 방향 단면을 정확하게 스캔하지 않으면 폐쇄부전의 위치파악이 어려울 수 있다. 이때는 AV level 쪽으로 probe를 기울여서 LA 내부에서 관찰되는 jet 방향을 확인해 볼 수 있다.

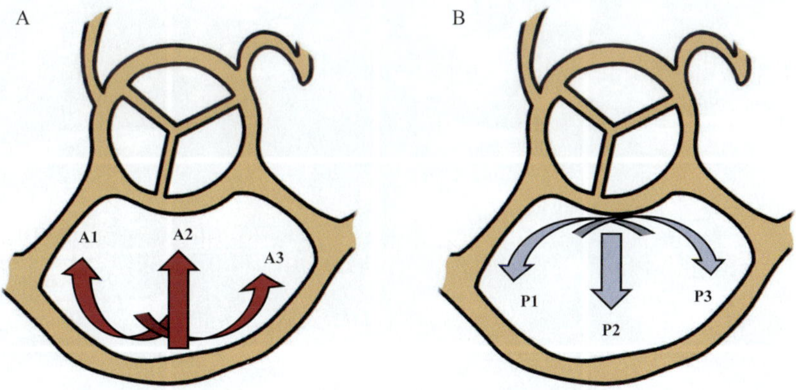

그림 9-12 승모판막 역류의 방향. AML의 경우 LA 후벽에서 AV로 올라가는 혈류방향을 갖게 되고(A) PML의 경우 AV에서 LA 후벽으로 내려오는 혈류방향을 보인다(B).

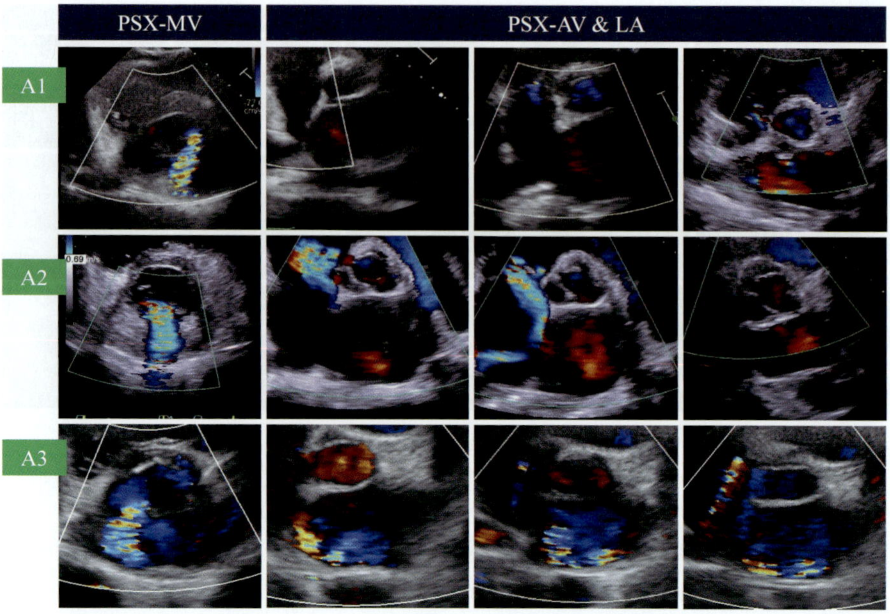

그림 9-13 승모판막 전엽 일탈의 PSX-AV & LA level 혈류 방향

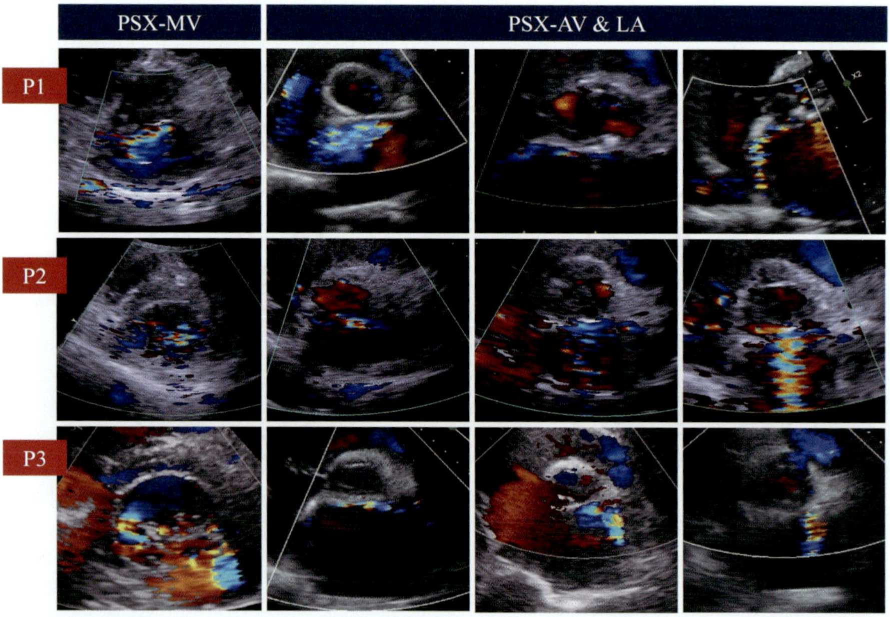

그림 9-14 승모판막 후엽 일탈의 PSX-AV & LA level 혈류 방향

5 Color Doppler Splay (CDS)

- CDS는 sever MR이 있는 경우 VC 근처의 역류가 강한 signal이 형성되기 때문에 side lobe artifact로 나타날 수 있다. 따라서 CDS는 severe MR과 연관되고 29 mm 이상의 width는 불량한 예후를 의미할 수 있다.
- Color gain이 높거나 frequency가 낮을수록 CDS가 잘 생기므로 TEE에서는 보이지 않는다. CDS의 경우 truncated eccentric jet과 혼동될 수 있는데, CDS의 arc 형태는 probe로부터 같은 거리에서 생기므로 구분할 수 있다.

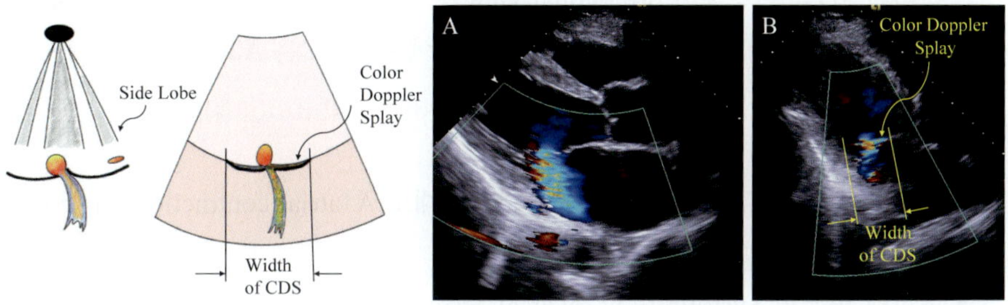

그림 9-15 Color Doppler splay. A4C (A)와 A2C (B)에서 MR VC 주변에 CDS가 생기고 probe로부터 같은 거리에서 나타난다.

6 Unilateral Right Pulmonary Edema

- 승모판막 폐쇄부전의 혈류 방향에 따라서 right pulmonary vein의 흐름을 방해하여 발생할 수 있다. 특히 심한 좌심실 수축기능 부전이 동반되면 orthopnea 혹은 paroxysmal nocturnal dyspnea가 쉽게 발생할 수 있다.

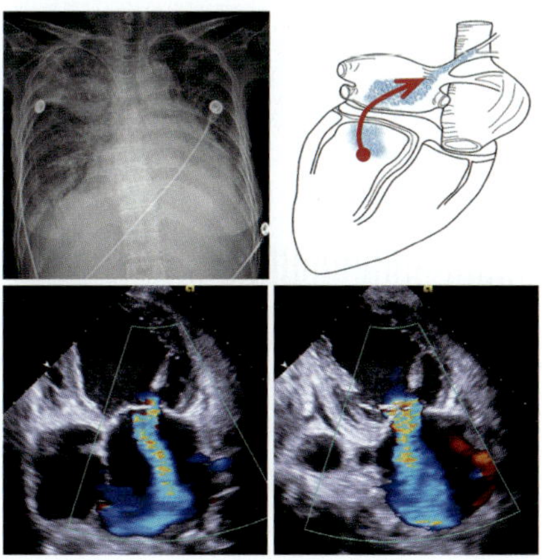

그림 9-16 Unilateral right pulmonary edema

7 승모판 폐쇄부전의 중증도

- Definite severe MR에서는 parameter 간 일치도가 높지만 mild에서 moderate to severe MR로 갈수록 불일치가 높아진다. PISA based-ERO/-RV, 그리고 VC의 3가지가 유용하며 VC와 PISA based-ERO가 moderate to severe의 경우 Reg. Fraction ≥ 50%이면 severe로 정하는 것이 좋다.
- VC 역시 좋은 parameter이며, color jet은 50-70 cm/s의 Nyquist를 설정해서 PLX와 A4C의 2군데를 확인하며, A4C가 A2C보다 좁게 보이기 때문에 가급적이면 3D를 이용해서 orthogonal view를 측정한다. AR과 마찬가지로 multi-jet의 VC 합계는 의미가 없다. 이차성 MR에서는 VC는 A2C와 A4C의 평균을 취하는 것이 좋다.
- PISA는 A4C에서 mid-systole 때 측정한다.
- E > 1.2 m/s 경우 severe 가능성 높고, 반대로 A (atrial contraction) > > E 경우 severe 가능성은 낮다.
- 폐정맥 혈류의 Systolic flow reversal은 severe MR에 특이적일 경우가 많다.
- GLS < -18%인 경우 subclinical LV dysfunction 가능성이 있다.

8 승모판 폐쇄부전의 역류량 측정

승모판 폐쇄부전의 역류량은 PISA를 이용하여 직접 측정할 수 있고 stroke volume을 이용하여 간접적으로 구할 수 있다. PISA가 잘 형성되지 않을 경우 오히려 stroke volume을 이용하는 법이 더 정확할 수 있으며, 이때는 2D 혹은 3D를 이용하면 보다 쉽게 측정할 수 있다.

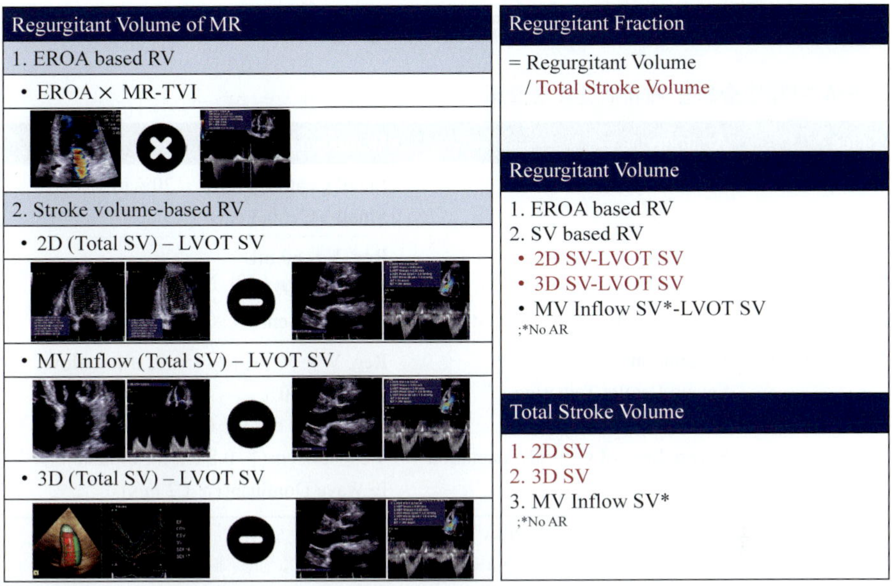

그림 9-17 승모판 폐쇄부전의 역류량 및 역류 분획 측정

9 일차성 승모판 폐쇄부전의 중증도

표 9-5 일차성 승모판 폐쇄부전의 중증도

<table>
<tr><th>Stage</th><th>Anatomy</th><th colspan="2">Hemodynamics</th></tr>
<tr><td>A
At Risk</td><td>Mild Prolapse/Thickening</td><td colspan="2">Central jet MR < 20% of LA
Small VC < 0.3 cm</td></tr>
<tr><td rowspan="2">B
Progressive</td><td rowspan="2">Moderate to Severe Prolapse
Leaflet Restriction
Loss of Central Coaptation</td><td colspan="2">Central Jet MR 20-40% or Late Systolic Eccentric Jet MR</td></tr>
<tr><td>VC < 0.7 cm
Reg. V < 60 mL
Reg. F < 50%
ERO < 0.4 cm^2</td><td>Mild to Moderate (or Moderate)
ERO 0.20-0.29 cm^2
Reg. V 30-44 mL
Moderate to Severe
ERO 0.30-0.39 cm^2
Reg. V 45-59 mL</td></tr>
<tr><td rowspan="2">C
ASx Severe</td><td rowspan="2">Severe Prolapse
Leaflet Restriction
Loss of Central Coaptation
Flail Leaflet</td><td rowspan="3">Central Jet MR > 50% of LA
Holosystolic Eccentric Jet MR
VC ≥ 0.7 cm (≥ 0.8 cm for biplane)
E-wave Dominant (> 1.2 m/s)
Reg. V ≥ 60 mL
Reg. F ≥ 50%
ERO ≥ 0.4 cm^2</td><td>C1
LVEF > 60%
LVESD < 40 mm</td></tr>
<tr><td>C2
LVEF ≤ 60%
LVESD ≥ 40 mm</td></tr>
<tr><td>D
Sx Severe</td><td></td><td>Moderate to Severe LA Enlargement
Pulmonary Hypertension</td></tr>
</table>

10 이차성 승모판 폐쇄부전의 중증도

표 9-6 이차성 승모판 폐쇄부전의 중증도

Stage	Anatomy	Hemodynamics
A At risk	Normal Apparatus	Small Central Jet MR < 20% of LA Small VC < 0.3 cm
B Progressive	Mild Leaflet Tethering Annular Dilation Mild Loss of Central Coaptation	Reg. V < 60 mL Reg. F < 50% ERO < 0.4 cm²
C ASx Severe	LV dilation Severe Leaflet Tethering Annular Dilation Severe Loss of Central Coaptation	Reg. V ≥ 60 mL (≥ 45 mL if low flow) Reg. F ≥ 50% ERO ≥ 0.4 cm² (≥ 0.3 cm² if elliptical) VC ≥ 0.7 cm (≥ 0.8 cm for biplane)
D Sx Severe		E-Wave Dominant (> 1.2 m/s)

이차성 승모판 폐쇄부전의 ERO는 부정확한 PISA 형태로 과소 측정될 수 있다.
*ESC/EACT, functional severe MR: ERO≥0.2 cm² & Reg. V≥30 mL; 임상 예후를 바탕으로 기초
*ASE, functional severe MR: ERO≥0.3 cm²; 측정 기법의 제한점을 바탕으로 기초

11 PISA 반경

- 정확한 PISA 반경을 측정하도록 노력한다.
- PISA 반경은 mid-systolic phase에서 최대 직경을 보이는 경우가 많으며 측정 위치에 따라서 4-5 mm 차이가 날 수 있다.
- Nyquist shift range는 30-40 cm/s(주로 40 cm/s에서) 설정한다(TR의 경우 15-40 cm/s, 주로 30 cm/s에서).
- 최소 50 cm/s에서 flow convergence가 형성되면 MR에 의미를 부여할 수 있다.

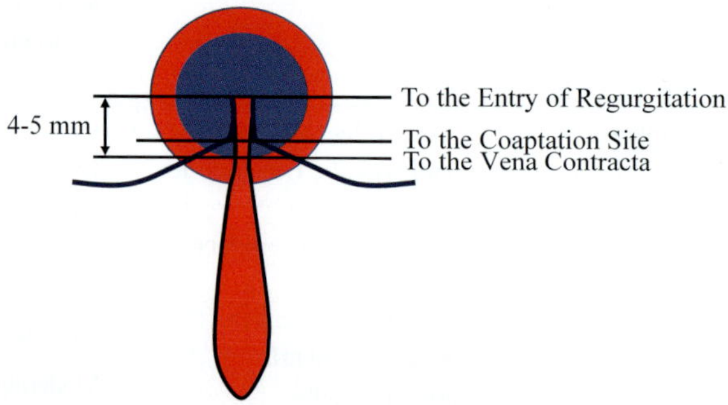

그림 9-18 PISA 반경 측정

12 이차성 승모판 폐쇄부전의 기전

이차성 승모판 폐쇄부전은 대개 LV dysfunction과 LV enlargement로 인한 tethering이 원인이 될 수 있으며 MV annular dilation은 원인 요소이기보다는 MR의 severity를 심하게 하는 인자로 작용할 수 있다. 즉, AF 단독의 경우 MV annular dilation 및 LA enlargement가 생기지만 MR이 moderate 이상이 생기는 경우가 드물다. 반면 장기간의 AF으로 인한 MV flattening 변성이 생기게 되면 MR이 발생한다. 따라서 MV annular dilation과 MV leaflet flattening의 개념 구분이 필요하다.

Atrial Functional MR

- LA/MV annular dilation으로 생기며 LV 크기와 기능은 유지되고 mitral flattening이 관찰된다.
- LAVI $\geq$ 40 mL/m^2, Normal LVEDVI < 85 mL/m^2 (< 75 mL/m^2, female), LVEF $\geq$ 50%
- Dilated MV annulus (Systolic AP diameter > 35 mm)

Ventricular Functional MR

- LV 기능 감소와 확장으로 생기며 mitral tethering이 관찰된다. DFMR로 진행될 수 있다.
- Normal LAVI < 40 mL/m^2, LVEDVI $\geq$ 85 mL/m^2 ($\geq$ 75 mL/m^2, female), LVEF < 50%

Dual Functional MR

- 두 가지 특징을 모두 가지며 VFMR로부터 진행되며 예후가 좋지 않다.
- LAVI $\geq$ 40 mL/m^2, Normal LVEDVI $\geq$ 85 mL/m^2 ($\geq$ 75 mL/m^2, female), LVEF < 50%

Mitral Tethering

정상적으로는 coaptation length는 최소 5 mm 이상이 된다. 흔히 anterior leaflet의 billowing 혹은 prolapse로 혼동할 수 있는 'over-riding anterior leaflet'을 주의한다.

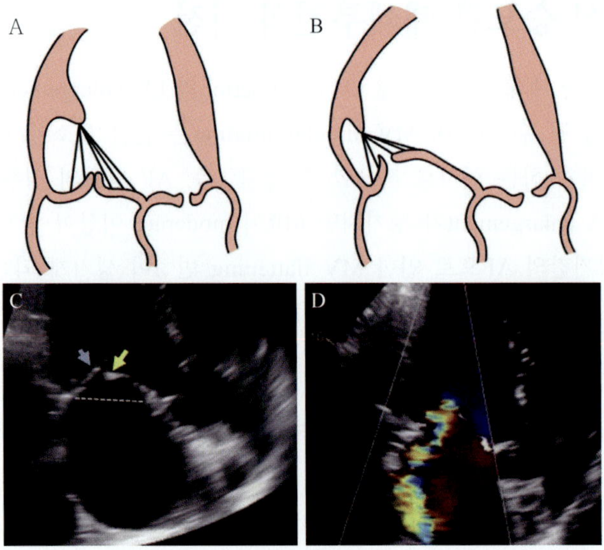

그림 9-19 Tethering의 기전. 정상적인 경우(A)보다 좌심실 확대가 되면 반대쪽 leaflet은 hockey stick처럼 편평해지고 동일한 쪽의 leaflet은 확대된 심근 쪽으로 굽어진다(B). 그리고 종종 posterior leaflet을 over-riding하는 anterior leaflet을 관찰할 수 있다(C, D).

Atrial Functional MR과 Ventricular Functional MR

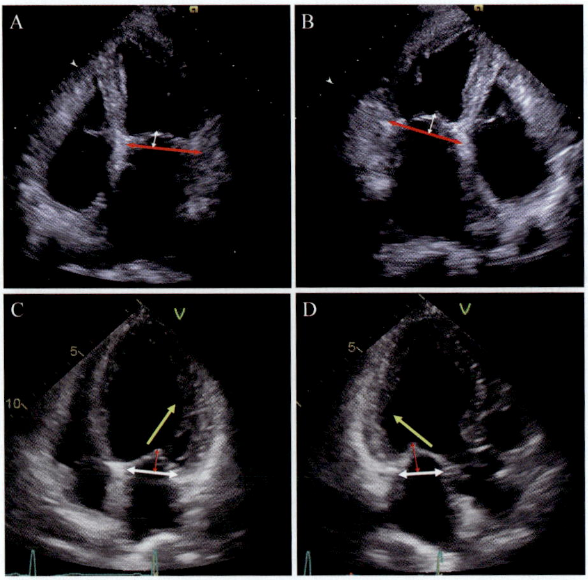

그림 9-20 승모판막륜 확대로 인한 MR의 기전. (A, B) 심실 확장으로 인한 tethering(흰색 화살표)보다 판막륜 확대(붉은색 화살표)가 더 큰 원인이 될 수 있다(atrial functional MR). (C, D) 반대로 판막륜 확대보다(흰색 화살표) tenting height(붉은 화살표)와 방향(노란색 화살표)이 더욱 중요한 기전일 수 있다(ventricular functional MR).

Posterior Mitral Bending

Basal posterior wall이 hamstring으로 작용하여 PML 쪽 좌심실 내부로 굽어지는 현상으로 주로 심방 세동이 동반되는 AFMR에서 주로 잘 나타난다.

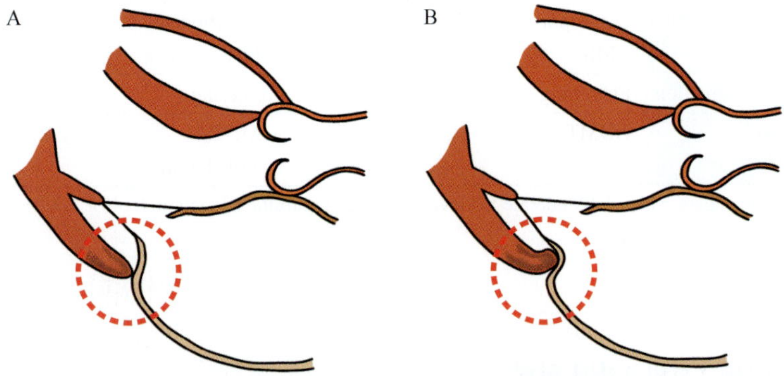

그림 9-21 Posterior mitral bending. 정상적인 판막륜과 심실근의 모양(A)에 비해서 AFMR의 경우에 좌심실 basal posterior wall이 PML 아래로 굽어 들어갈 수 있다(B).

Proportionate MR vs. Disproportionate MR

Moderate 이상의 MR에 비해서 LV 확장이 작은 경우 disproportionate MR이라고 하며 EROA/LVEDV > 0.14 mm^2/mL 혹은 (regurgitant volume/LVEDV) $\times 100 > 20\%$로 정의한다.

LA 기준에서 MR/LA volume ratio > 0.67인 경우에도 disproportionate MR에 해당되어 예후가 좋지 않다.

Small, proportionate, excessive, extreme LV dilation

MR 대신에 LV 기준에서 분류하며 예후 예측에 보다 더 유리하다.

Predominant LA remodeling

LA/LV volume > 0.56 경우에 예후가 불량하다.

표 9-7 이차성 승모판 폐쇄부전에서 형태학적 소견과 치료적 상관관계

Morphologic Pattern of LV*				
LV dilation	Small LV	Proportionate LV	Excessive LV	Extreme LV
EROA/LVEDV	> 0.14	> 0.14	< 0.14	
LVEDVI, mL/m^2	< 82	82-140	82-140	> 140
MR, Proportionality	Disproportionate MR	Disproportionate MR	Proportionate MR	Proportionate MR
Dominant Coaptation	Flattening	Fattening	Tethering	Tethering
Tx Option	GDMT	GMDT, TEER-favor	GMDT, TEER-unfavor	MV Repair

* Chronic secondary MR, ≥ Moderate to Severe Grade, Regurgitant Fraction ≥ 40%, LVEF 20-50%, HF Symptom(+)

승모판 폐쇄부전의 3가지 형태

표 9-8 승모판 폐쇄부전의 형태 및 감별

	MR Pattern		
	Primary, Degenerative	Ventricular Functional MR	Atrial Functional MR
Echo Findings	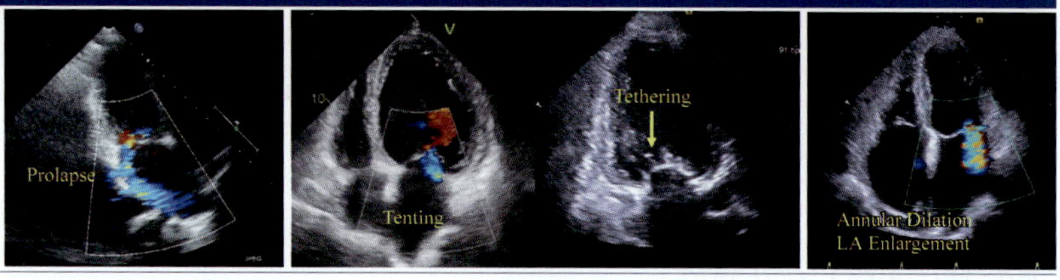		
LV Size	↑	↑↑↑	→ / ↑
LVEF	↑	↓↓↓	→ / ↓
LA Size	↑	↑	↑↑↑

13 승모판 폐쇄부전의 치료

일차성 승모판 폐쇄부전의 치료

2025년 ESC에 의하면 정상 좌심실 기능이라도 심방 세동, 폐고혈압(> 50 mmHg), LAVI ≥ 60 mL/m^2(혹은 LAD ≥ 55 mm), 그리고 moderate 이상의 TR 중 최소 3가지가 있으면 수술을 권유하고 있다.

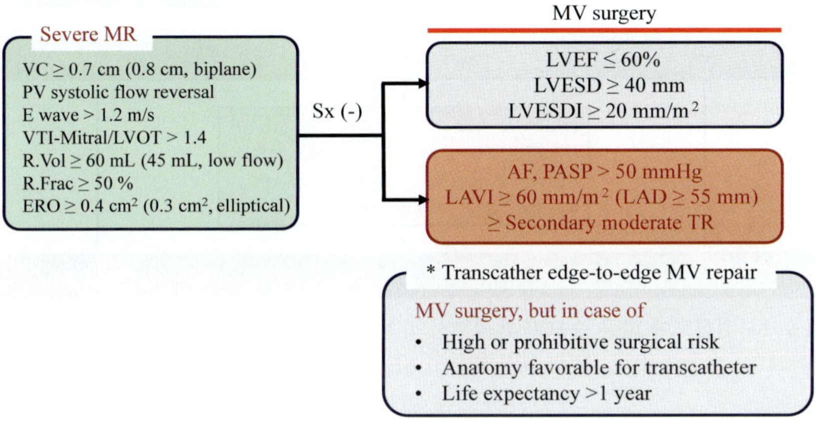

그림 9-22 일차성 승모판 폐쇄부전의 치료 지침표

이차성 승모판 폐쇄부전의 치료

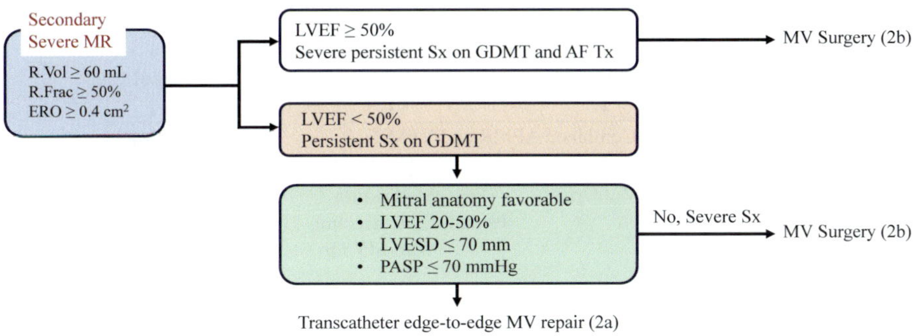

그림 9-23 이차성 승모판 폐쇄부전의 치료 지침표

승모판 폐쇄부전의 위험도에 따른 치료 방향

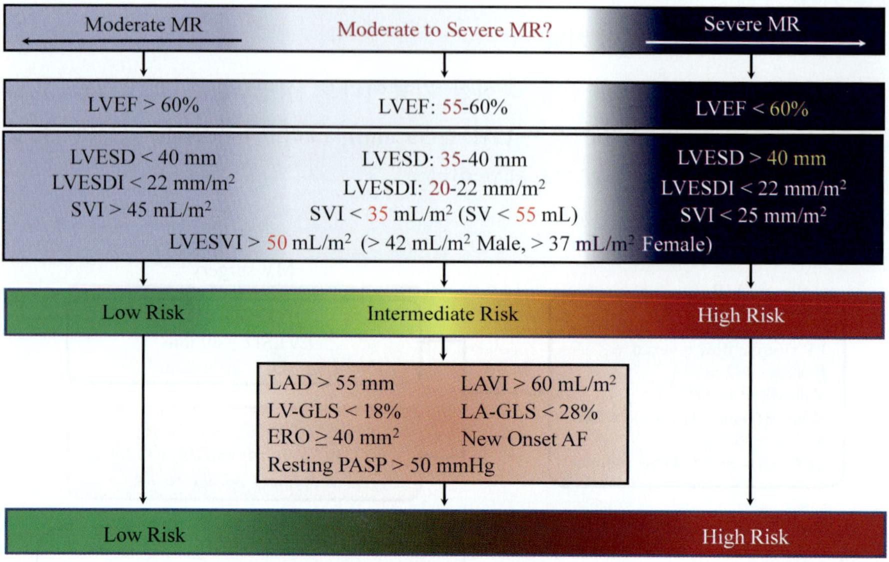

그림 9-24 위험도에 따른 승모판 폐쇄부전의 치료 방향

14 AFMR과 VFMR의 치료 기준

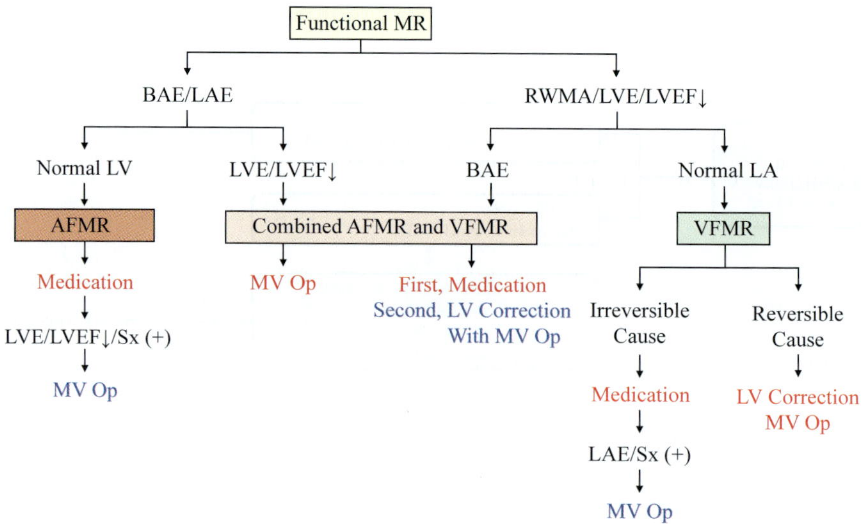

그림 9-25 AFMR과 VFMR의 치료 선택 방향

15 Transcatheter Edge-to-Edge MV Repair (TEER)

승모판 폐쇄부전의 치료가 필요한 경우 일차성 치료는 수술적 치료가 권고되나, 2011년 발표된 EVEREST trial에 근거하여 수술적 치료의 위험성이 높은 환자에서는 경피적 승모판막 성형술(transcatheter edge-to-edge MV repair, TEER) 시행을 고려할 수 있다. 이차성 치료에서도 가이드라인에 따른 약물치료를 시행했음에도 불구하고 심부전 증상이 지속되는 경우에 2018년 발표된 COAPT trial에 근거하여 TEER를 시행할 수 있다.

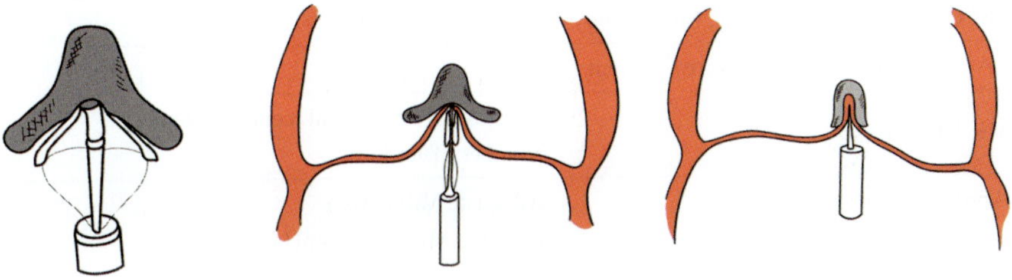

그림 9-26 TEER device. 현재 국내에서는 Abbott사의 MitraClip system만 이용 가능하다.

심초음파 기준

TEER는 모든 환자에서 시행 가능한 것은 아니고 주로 central jet, 석회화되지 않은 valve leaflet, mitral valve area가 4 cm^2보다 크고 posterior leaflet의 size가 10 mm 이상, tenting height나 flail gap이 너무 크지 않은 경우에 TEER 시행이 적합하다.

Secondary MR with TEER

Secondary MR에서 MITRA-FR trial은 TEER의 이점을 증명하지 못했으나, 이후 COAPT trial에서는 TEER 시행군에서 보존적 치료군에 비해 2년 심부전 입원율과 모든 원인에 의한 사망률 감소를 보였다. 이에 MITRA-FR 연구와 COAPT 연구의 대상 환자군 차이에 초점을 맞추게 되었다.

COAPT-like Profile

- LVEF 20-50%
- LVESD ≤ 70 mm
- SPAP ≤ 70 mmHg

- Absence of moderate or severe RV dysfunction (TAPSE ≥ 15 mm and/or RV-TDI-s′ ≥ 8 cm/s)
- Absence of severe (4+) TR
- Absence of hemodynamic instability or stage-D heart failure
- Absence of coronary, aortic or tricuspid valve disease requiring surgery

TEER 시행 전 심초음파

표 9-9 Edge-to-edge MV repair 시행 전 기본 심초음파

Transthoracic Echocardiography	
MR Quantification, Etiology, Morphology	
LA/LV Chamber Size, Pressure Gradient	
MR Jet Flow	Location of Jet (medial / central / lateral) Number of Jet Flow
Appropriateness	Adequate Valve Area Baseline MPG (< 5 mmHg) Severe Calcification
Others	Other Valvular Disorders TEE-needs
Transesophageal Echocardiography	
Repair Feasibility	
Jet Flow	Location, Numbers
Mitral Valve	Area (2D, 3D), Calcification (Leaflet, Subvalve)
Leaflet	Posterior Leaflet Length, Tenting Height Flail Gap, Flail Length Coaptation Length, Coaptation Gap Septal Height (in 0-degree, 135-degree)
Others	PFO, ASD, Interatrial Septal Aneurysm (Hypermobile)

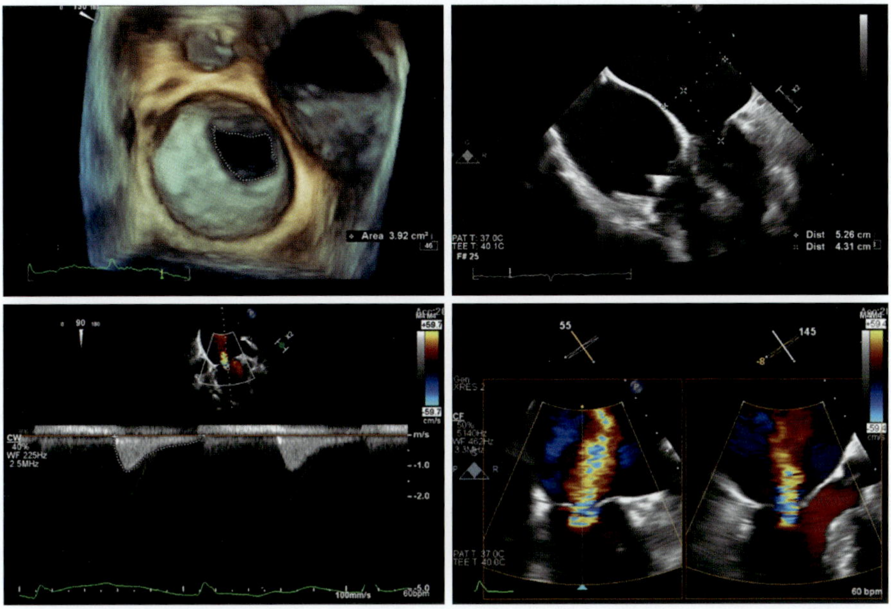

그림 9-27 순차적으로 TEE에서의 MV area, septal height, transmitral MDPG, MR jet location 및 number 평가를 나타내고 있다.

Successful TEER의 정의

- Technical success: Successful device deployment, No procedural mortality, No emergency surgery
- Device success: Proper device placement, No procedural mortality, Reduction in post-procedural MR by ≥ 1 grade from baseline and to an absolute level of ≤ moderate MR
- Significant MR reduction: Reduction in post-procedural MR by ≥ 1 grade from baseline

TEER 시행 후 심초음파

- Stability of TEER device
    - Single leaflet detachment 발생 시 significant MR이 함께 동반된다.
    - LV/LA 평가: LV/LA size, LVEF, Spontaneous echo contrast 유무
- Severity of residual MR: TEER 후 residual MR의 양이 많을수록 시간이 지남에 따라 MR grading이 증가하는 경우가 많고, significant MR이 동반된 경우 생존율 감소가 관찰된다.

- Color doppler jet profile by CWD
- Vena contracta width: ≥ 0.7 cm specific for severe MR
- Vena contract area (3D planimetry)
- Mitral inflow pattern: Mitral E velocity 및 VTI 감소가 MR severity의 감소를 시사함
- LVOT pulse wave doppler: LVOT velocity 및 VTI 증가가 MR severity의 감소를 시사함
- Pulmonary vein systolic flow reversal의 소실
- Post TEER 상태에서 PISA method를 바탕으로 한 EROA, regurgitant volume 평가는 신뢰도가 낮다.
- Transmitral MDPG

- RV evaluation: TAPSE, FAC, TR velocity, RVSP
- Pericardial effusion

Edge-to-edge MV repair 시술의 합병증

표 9-10 Edge-to-edge MV repair 시술 합병증

Partial Leaflet Detachment	Thrombus formation
Partial Clip or Complete Embolization	Stroke
Bleeding Requiring Transfusion	Vascular Injury
Pericardial Effusion/Cardiac Tamponade	Gastrointestinal Injury
Entrapment of MitraClip in Chordae Tendineae or Chordal Injury	

결과 보고서

S/P TEER

- TEER device position: Well positioned TEER device at the central portion of MV (A2-P2)
- MR severity: Decreased to mild MR
- MDPG: Without significant elevated PG (MDPG: OO mmHg)
- Presence of systolic flow reversal at PV
- Chamber size
- LV/RV systolic function
- Other valves, AV/TV
- Intracardiac thrombus or SEC

Chapter 10

승모판 협착증

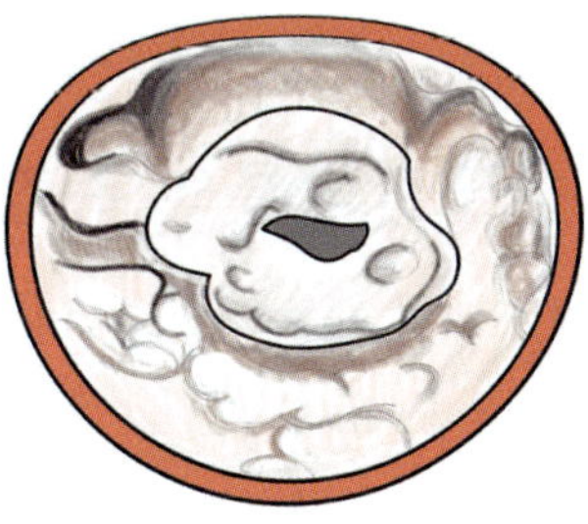

Chapter

10 승모판 협착증

판막질환 중에서 업데이트가 가장 늦은 질환이 승모판 협착증일 수 있다. 중증의 경우 1.5 cm^2 이하로 올라선 이유로는 아마도 PMV의 역할이 중요할 것으로 생각된다. 그리고 기존의 파라미터인 pressure gradient는 단지 참고 사항으로 물러나게 되었다. 이는 여러 가지 변수에 영향을 많이 받기 때문에 해부학적인 중증도를 반영하지 못한다.

아직까지 rheumatic MS에 대한 기준이나 자료는 많이 있으나 degenerative MS에 대한 명확한 기준은 없는 실정이다. 따라서 rheumatic MS의 기준을 degenerative MS에 같이 적용시킬지는 논란의 여지가 있으나 증상에 따른 치료적 방향을 결정함을 고려한다면 큰 무리는 없을 것으로 판단된다.

참고로 순수한 MS의 경우에는 좌심실 수축기 기능은 잘 보존될 수 있으나 중증도가 심해짐에 따라서 preload 감소 및 심근 섬유화 그리고 이완기 장애 등의 이유로 수축기 기능이 감소하게 된다.

1 승모판막륜의 측정

현재 일치된 기준은 없지만 정상 승모판륜의 크기는 다음과 같다.

- < 3.5 cm in PLX
- < 3.4 cm in A4C

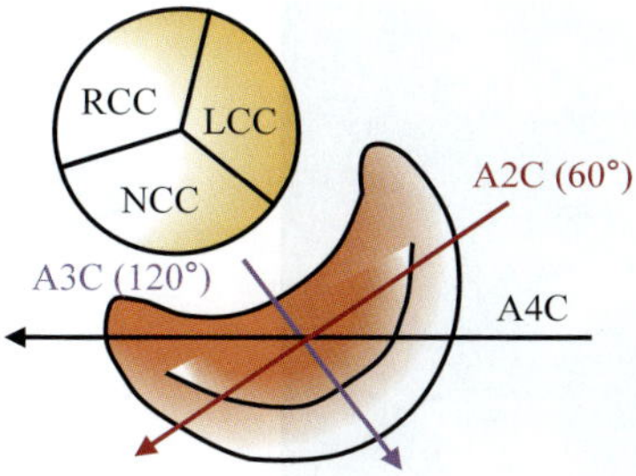

그림 10-1 승모판막과 심초음파 윈도우의 방향

2 승모판막구 면적의 측정

Pressure Half Time (PHT)

- MVA (cm^2) = 220/PHT (ms)
- 퇴행성의 경우 좌심방/좌심실 유순도의 감소로 E가 빠르고 급속히 감소되어 류마티스성보다 PHT가 짧아지게 된다.
- AR은 좌심실 이완기 압력이 빨리 상승되어 PHT가 짧아져 면적이 크게 계산된다.
- 좌심실 이완이 비정상적인 LVH, IHD, Cardiomyopathy는 PHT가 길어져 면적이 작게 나온다. 이때는 E파가 보통 1 m/s 미만으로 낮게 측정된다.

Continuity Equation

- MR 혹은 AR이 없거나 mild 이하인 경우에 적용하는 것이 좋다.
- 다른 측정 방법 사용이 어려울 때 고려할 수 있다.

Planimetry

혈역류학적 요인에 영향을 받지 않는 직접적인 방법이다.

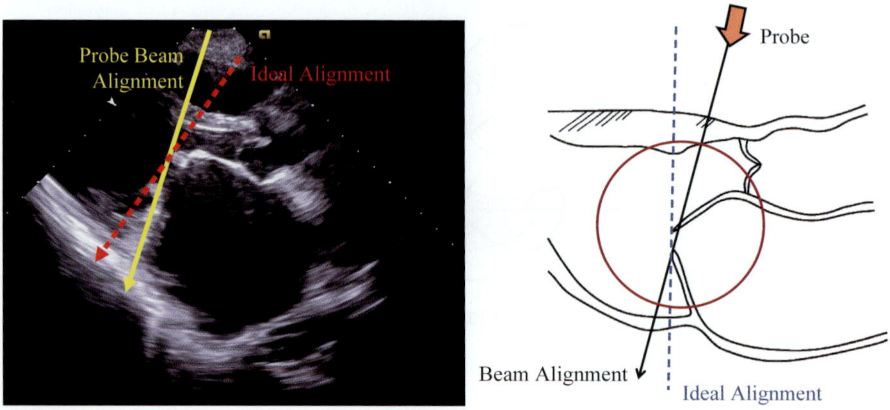

그림 10-2 2D 영상에서 정확한 단면(ideal alignment)을 구하는 것이 좋지만 현실적으로 어렵다.

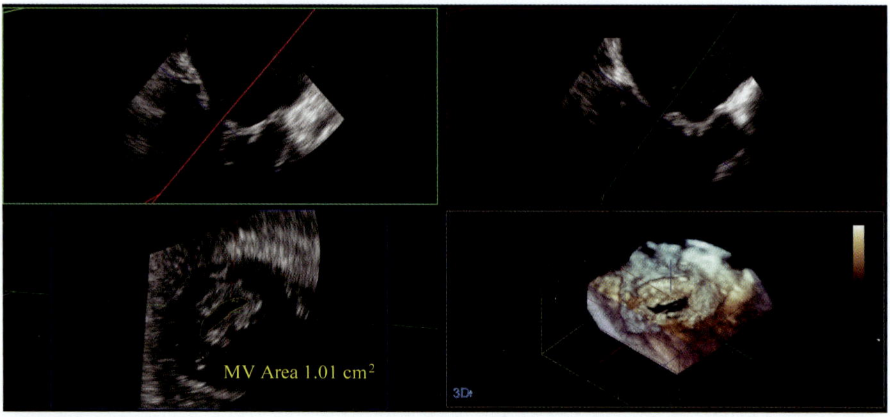

그림 10-3 정확한 면적을 구하기 위해서는 3D 경흉부/경식도 심초음파를 이용해서 측정하도록 한다.

Mean Pressure Gradient (MPG)

- 류마티스성보다 퇴행성에서 MPG에 따른 면적은 더 크게 나올 수 있다.
- 심박출량이 적거나 서맥의 경우 판막을 지나는 혈류량 감소로 MPG가 낮게 측정된다.
- 심박출량의 증가, 이완기 시간의 단축, 빈맥, 운동, 발열, 빈혈, 임신, 승모판 역류는 혈류량 증가로 MPG가 높게 측정된다.

- 고령의 경우 좌심방 유순도가 감소되어 있어서 기본적으로 MPG가 높은 상태를 보인다.

Dimensionless Index (DVI)

- DVI = TVI_{LVOT}/TVI_{MV}
- 퇴행성 협착증에 사용: MVA < 1.5 cm^2의 경우 0.35-0.50, MVA < 1.0 cm^2는 < 0.35이다.

3 퇴행성, 비류마티스성 승모판 협착증

- 퇴행성 변화로 고령, 여성, 심혈관질환의 위험 요소 및 관상동맥질환과 연관성이 있다.
- Mitral annular calcification이 대표적인 형태로 나타날 수 있다.
  - 신부전
  - 칼슘-인산 대사성 질환
  - 동맥경화증
- Posterior leaflet과 LV wall 사이에 칼슘 침착이 먼저 일어나지만 류마티스성의 경우는 대개 leaflet tip에서 시작된다. 칼슘이 많아지면 leaflet의 hinge point가 생겨서 MR이 잘 생기게 된다.
- MPG에 따른 면적은 류마티스성보다 더 크게 나올 수 있다. 즉, 같은 면적이라도 퇴행성에서 MPG가 적게 나올 수 있다.

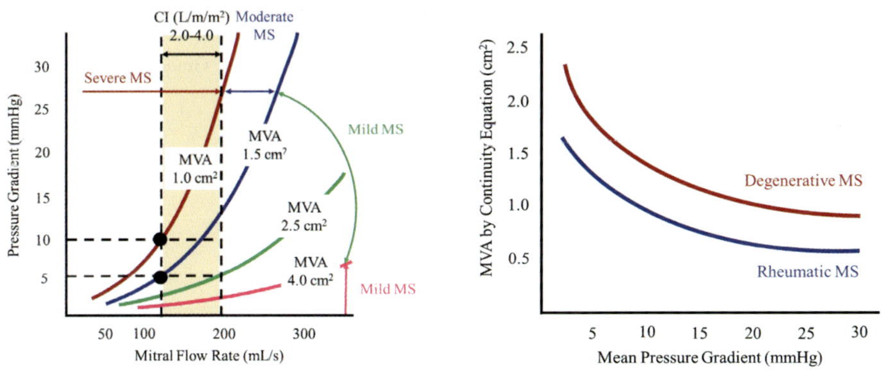

그림 10-4 류마티성 및 퇴행성 승모판 협착증에서 평균압력차이와 면적/혈류량의 비교

4 Mitral Annular Calcification

전체 mitral annular circumference의 1/4 이하(<90°)의 석회화가 보일 경우 grade 1(mild), 1/4-1/2 경우(90-180°) grade 2(moderate), 1/2-3/4(180-270°) 경우 grade 3(severe), 3/4-circumferential 경우는 grade 4(very severe)로 정의한다.

- Severe MS in MAC: Severe MS(MVA ≤ 1.5 cm^2)가 의심되면 우선 continuity equation($TVI_{LVOT}/TVI_{MVInflow}$)으로 double checkup을 하고 LVEF ≤ 50%, PASP ≥ 50 mmHg인 경우 고위험군에 해당된다.
  - MVA ≤ 1.5 cm^2
  - MPG ≥ 8 mmHg
  - MR ≥ Moderate
  - New onset AF

MAC의 동반은 MV pressure gradient가 낮게 측정될 수 있으므로 주의해야 한다. 주로 여성에서 흔하며 10년 경과 시 10%에서 mitral valvular disease가 발생하고 2%에서 severe MS가 생길 수 있다.

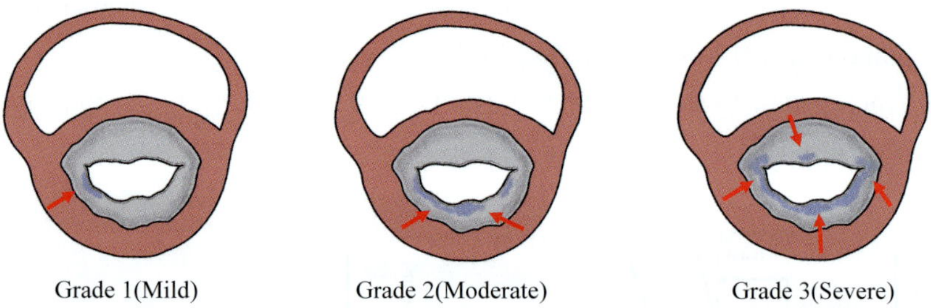

그림 10-5 Mitral Annular Calcification의 중증도 분류

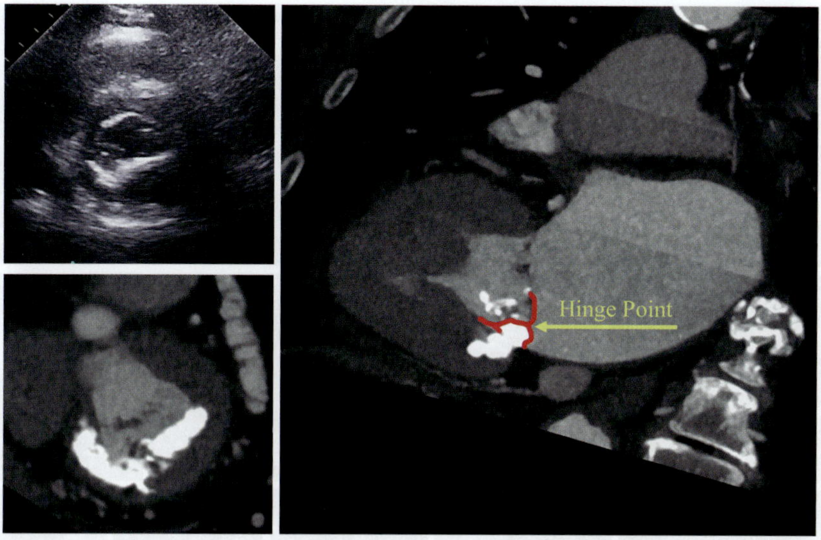

그림 10-6 Mitral annular calcification

표 10-1 류마티스성 협착증과 퇴행성 협착증의 차이점

Parameter	Rheumatic MS	Degenerative MS
Leaflet Mobility	Reduced Typically at the Tips Decreased Basal Leaflet Motion Later Stages	Restricted Mobility, usually Body of Leaflet Sparing the Tips from Calcification-with Preserved Mobility
Calcification	Calcification is late Involves Valvular and Sub-Valvular Areas	Involves Annulus Extends to Leaflets, Myocardium, and Epicardium
Valve Commissures	Fused	Rarely Fused
2D Planimetry	Useful	Not Useful
Pressure Half Time	Rcliable	Not Reliable
Pressure Gradient	Reliable	Useful

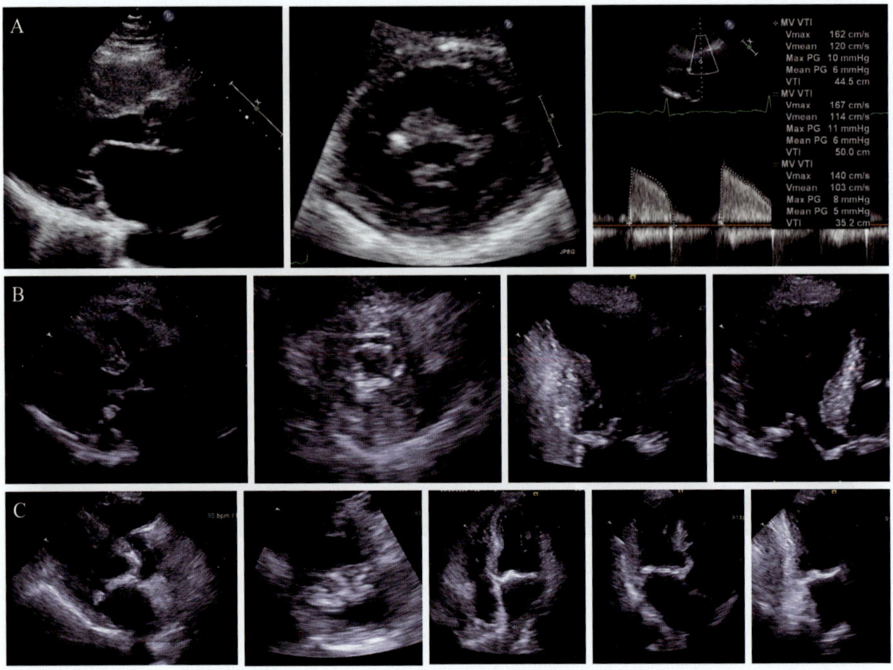

그림 10-7 류마티스성 협착증(A), 퇴행성 협착증(B) 그리고 방사선 유도 협착증(C)의 심초음파 차이

5 Low Gradient Severe MS

표 10-2 Low Flow, Low Gradient 승모판 협착증의 특징

Low Flow, Low Gradient Severe MS
• Higher Arterial Afterload
• Greater Prevalence of Atrial Fibrillation
• More Sub-Valvular Thickening
• Decreased LV Compliance
• Relatively Low LVEF

- Severe MS의 일부 경우에서 low flow, low gradient 특징을 보일 수 있다. 이는 LV compliance가 낮을 경우에 잘 생긴다.
- Low gradient MS 환자들은 증상이 심하지 않은 편이라서 40%에서는 판막 교정에도 증상 호전이 크지 않다.

- Normal flow, low gradient에서는 비교적 MV area가 큰 편이며 예후가 좋은 편에 해당된다.
- 증상 호전 유무는 MV area보다 오히려 pressure gradient가 중요할 것으로 판단된다.

6 승모판 협착증의 중증도

표 10-3 승모판 협착증의 중증도(2023년 한국심초음파 가이드라인 수정)

Grade		Valve Morphology	Hemodynamics
A At risk		Mild sclerotic/doming	
B Progressive		Rheumatic changes Commissural fusion Doming	
	Mild	MVA > 2.5 cm^2	PHT < 100 ms, MPG < 3 mmHg
	Moderate	MVA 1.6-2.5 cm^2	PHT 100-150 ms, MPG 3-5 mmHg
C ASx	Severe	Rheumatic changes Commissural fusion Doming MVA ≤ 1.5 cm^2	PHT ≥ 150 ms PASP > 50 mmHg MPG ≥ 5 mmHg(MVA ≤ 1.5 cm^2) MPG ≥ 10 mmHg(MVA ≤ 1.0 cm^2)
D Sx	Severe		

Degenerative MS의 경우 MV-DVI가 MS 평가에 가장 유효한 parameter가 될 수 있다.

표 10-4 퇴행성 승모판 협착증의 LVOT/MV-DVI 의미

	Normal	Borderline	Hemodynamics
DVI(LVOT/MV)	> 0.45	0.40-0.45	< 0.4(0.35)

DVI: severe<0.4(5)(1.5 cm^2), very severe<0.35(1.0 cm^2)

7 승모판 협착증과 좌심실 수축기 기능

- 승모판 협착증의 25%에서 수축기 기능 감소가 보이며, 특히 posterior wall 수축력이 감소한다.
- 좌심실 박출률은 경증으로 감소할 수 있다.
- 원인은 주로 preload(LV filling) 감소로 인한 Starling 기전의 수축력 저하로

생긴다. 그 외 chordae의 섬유화 및 shortening으로 인한 좌심실 확장을 방해할 수 있다.

- 좌심실 유순도가 4 mmHg/mL의 경우에는 성공적인 풍선 시술을 하더라도 증상 개선이 어려울 수 있다. 따라서 좌심실 유순도는 증상 호전 유무 및 치료 반응 평가에도 중요한 변수가 된다.

8 MS Score 체계

Wilkins 점수

전체 16점 중 8점을 기준으로 풍선 성형술 결정을 참고하게 된다.

표 10-5 승모판 협착증의 Wilkins 점수

Grade	Mobility	Subvalvular Thickening	Leaflet Thickening	Calcification
1	Only tip, restricted	Minimal Thickening, just below Leaflets	Near Normal (4-5 mm)	Single Area
2	Mid & base, normal movement	Thickening extending up to 1/3 of Chordae	Normal Mid Leaflet Thickening Margin (5-8 mm)	Scattered, Confined Margin
3	Move forward, mainly from base	Thickening extending to 2/3 of Chordae	Thickening Entire (5-8 mm)	Extending to Mid-portion
4	No or minimal forward movement	Extensive Thickening Shortening of all Chordae Extending to Papillary Muscle	Thickening Entire (≥8-10 mm)	Extensive Through-out much of Leaflet

9 승모판 협착증의 치료 지침

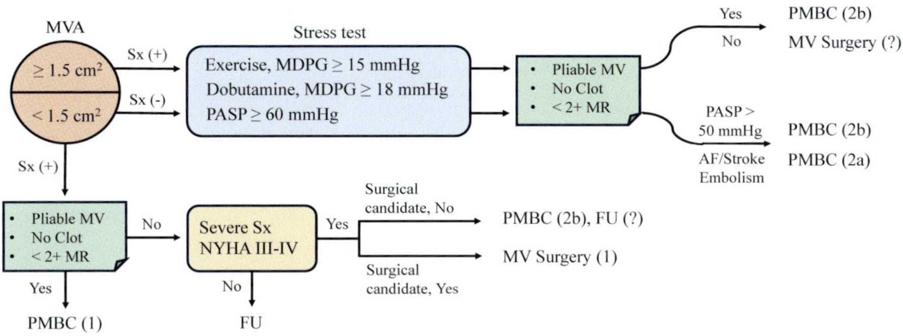

그림 10-8 승모판 협착증의 치료 지침표

혈역류학적 악화 혹은 전신 색전증 가능성 소견이 있다면 1.5 cm^2(혹은 1.3 cm^2, BSA < 1.5 m^2) 이상이라도 교정 치료를 고려해 볼 수 있다.

- 폐동맥 수축기 압력 > 50 mmHg
- 진한 SEC
- 뇌졸중 혹은 전신 색전증 과거력
- 심방 세동(새로 생기거나, 일과성 혹은 만성에 구분 없이)
- NT-ProBNP 상승
- 좌심방 직경 > 55 mm without significant MR
- LVESD > 40 mm(LVESDI > 20 mm/m^2)

Chapter 11

삼첨판 폐쇄부전 및 협착증

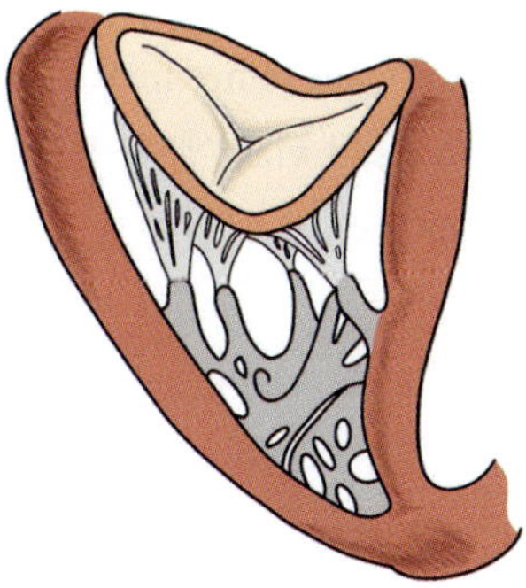

Chapter 11 삼첨판 폐쇄부전 및 협착증

과거에는 관심이 없었던 삼첨판막이었으나 최근에는 이차성 폐쇄부전의 진단이 폭발적으로 늘어나고 있다. 즉, 여러 가지 많은 변수에 따라서 쉽게 잘 생기기 때문이며, 치료 방법이 마땅하지 않기 때문에 계속적인 추적관찰이 중요할 수밖에 없다. 특히 심방 세동 관련의 단독 삼첨판 폐쇄부전에 대한 인식이 중요하다. 자칫 수술적 교정 시기를 놓칠 수 있으며 가슴 흉부 사진에서 심비대 원인의 가장 큰 소견에 해당된다. 하지만 협착증의 경우는 거의 볼 기회가 없을 것으로 판단된다.

1 삼첨판막 및 삼첨판막륜의 구조

정상적인 TV leaflet의 두께는 1 mm 미만이며 coaptation length는 최소 5 mm 이상(5-10 mm)을 보인다. Tethering height > 8 mm와 tenting area > 1.6 cm^2인 경우에 significant tethering으로 여긴다.

RV focused view에서 정상 크기는 < 3.5 cm이고 ≥ 4.0 cm (21 mm/m^2)부터 확장의 임상적 의미가 있다.

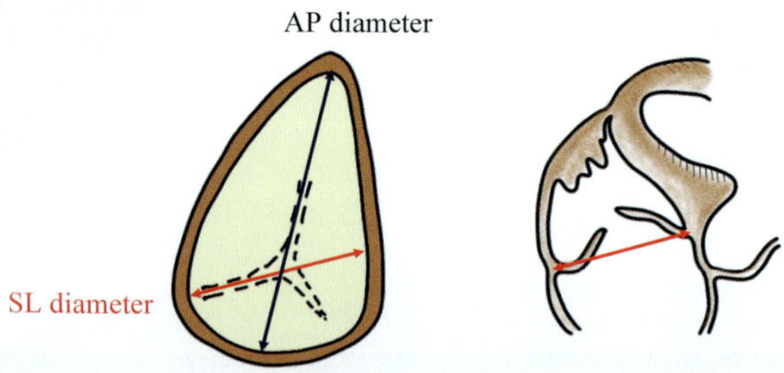

그림 11-1 삼첨판막륜의 직경 측정

2 삼첨판 폐쇄부전의 교정 수술 시 고려할 직경

표 11-1 삼첨판막 수술 시 고려할 직경

Severe TR	TV Repair
Mild to moderate TR	
Prior known severe TR	TV Repair
No Prior severe TR	
• TV Annulus dimension ≥ 40 mm	TV Repair
• TV Annulus dimension 35-39 mm	
PASP > 50 mmHg	TV Repair
• TV Annulus dimension < 35 mm	No need for repair

Secondary TR의 경우 PVR > 2 WU이면 수술 고려할 수 있다.

PVR = 10 × [(TR-Vmax, m/s)/(RVOT-TVI, cm)] + 0.16

3 심초음파에서 삼첨판막엽의 위치

RVOT Inflow View

Coronary sinus가 보이는 위쪽은 septal leaflet에 해당된다.

Parasternal Short Axis View

- Aortic valve 수준에서는 대개 anterior leaflet이거나 간혹 posterior leaflet이 보일 수 있다.
- LVOT (aortic valve 하방) 수준에서는 septal leaflet을 볼 수 있다.

Apical View

A4C view에서는 anterior leaflet이 주로 보이나 약간 후방 면에서는 posterior leaflet도 보일 수 있다. 따라서 LVOT가 보이는 A5C view의 경우에는 anterior leaflet이 보이며, coronary sinus가 보이도록 후방 tilting인 경우에는 posterior leaflet이 관찰된다.

Subcostal En Face View

Subcostal view에서 probe를 반시계 90도로 돌리고 앞으로 기울여 TV를 확인할 수 있다.

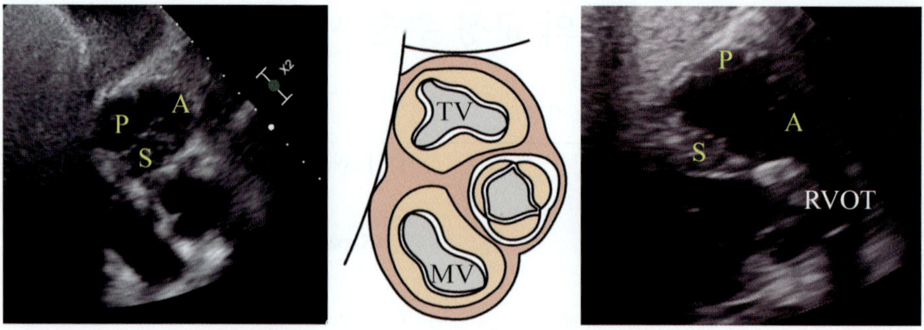

그림 11-2 Subcostal En Face View. TV 위치에 따라서 RVOT가 보여질 수 있다.

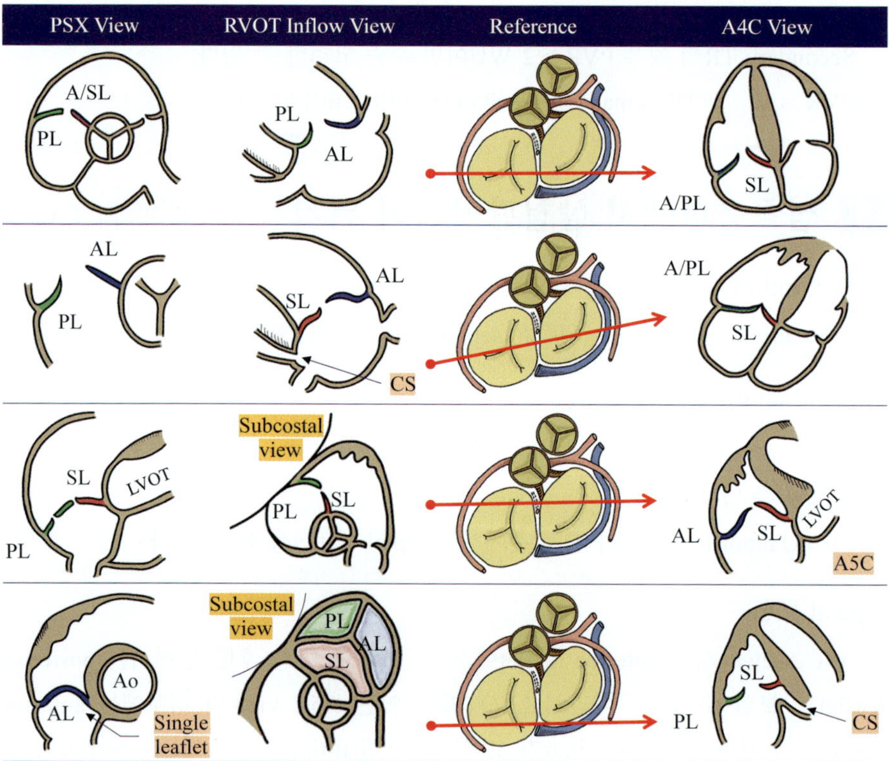

그림 11-3 초음파 단면에 따른 삼첨판막의 3가지 leaflet 위치 관계

4 삼첨판 폐쇄부전의 분류

일차성과 이차성 폐쇄부전으로 크게 나누고, 이차성 폐쇄부전은 심방성과 심실성 폐쇄부전으로 나눌 수 있다. 심방성 폐쇄부전은 단독 폐쇄부전과 혼용되어 사용되고 있다.

일차성 및 이차성 삼첨판 폐쇄부전

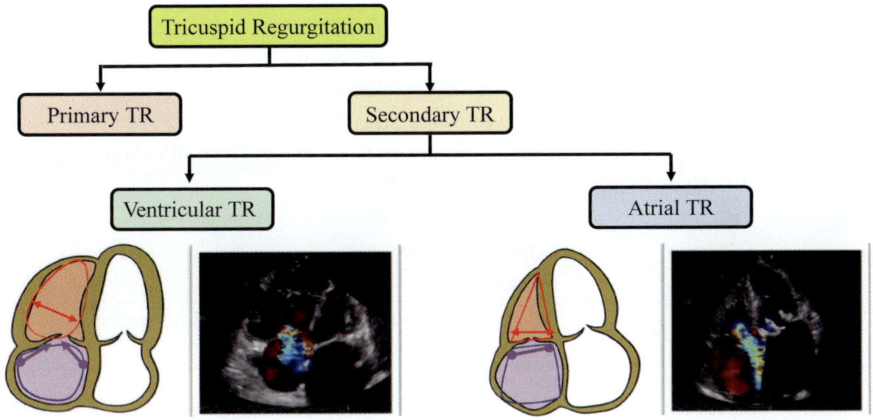

- RV Dysfunction
- Prominently Dilated RV Chamber
- "Elliptic Shape (Increased Mid-Cavity)"
- Tethering TV Leaflets
- Prominently Dilated RV than RA

- Normal / Mildly Reduced Function
- Normal / Mild Dilated RV Chamber
- "Preserved Triangle (Increased Base)"
- Flattening TV Leaflets / Dilated TVA
- Prominently Dilated RA than RV

그림 11-4 삼첨판 폐쇄부전의 분류

표 11-2 삼첨판 폐쇄부전의 원인

Classification		Etiology
Primary	Congenital	Ebstein anomaly
	Acquired	Degenerative (Prolapse, Flail) Myxomatous Rheumatic Endocarditis, Carcinoid Traumatic, Toxic, Radiation
Secondary	Tethering	Left ventricular dysfunction Chronic pulmonary disease Pulmonary thromboembolism Right ventricular volume overload Right ventricular ischemia Right ventricular cardiomyopathy (ARVC, RV chronic pacing)
	Annular dilation	Atrial fibrillation HF with preserved EF Left to right shunt Isolated TR
	Iatrogenic	Device leads (impingement, adherence, leaflet perforation) Endomyocardial biopsy

단독 삼첨판 폐쇄부전
(Isolated Tricuspid Regurgitation with/without Atrial Fibrillation)

최근 삼첨판 폐쇄부전의 관심 증가로 독립된 심질환 양상으로 보고되고 있다. 동반되는 폐고혈압이나 좌측 심질환이 없어야 하고 삼첨판 폐쇄부전의 특이적인 원인 인자가 없는 경우이다. 기존 연구를 종합해 보면 환자들의 특징은 고령 및 30-40% 정도의 심방 세동 유병률을 보이는 것으로 알려져 있으며 다음과 같은 기준으로 정의되었다.

- 삼첨판의 모양은 잘 유지되고 판막의 기질적 원인 질환은 없다.
- 좌측 판막성 심질환은 삼첨판 폐쇄부전에 영향을 주지 않을 정도이다(no more than mild).
- 개심술 과거력은 없어야 하고 선천성 혹은 심막성 심질환은 배제된다.
- 정상적인 좌심실 박출률과 폐동맥 수축기 압력(< 50 mmHg)을 보인다.
- 우심실의 수직 직경은 거의 정상이지만 기저부(base)의 확장으로 원추형(cone) 모습을 보인다.
- 우심방은 역시 확장되어 있으며 삼첨판막륜은 약간 확장이 동반되어 있다.

5 구조에 따른 삼첨판 폐쇄부전의 분류

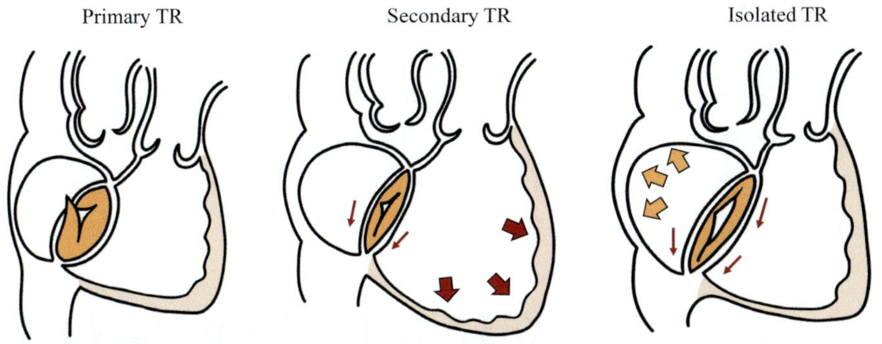

그림 11-5 삼첨판 폐쇄부전에 따른 우심실 및 우심방의 크기 관계

표 11-3 삼첨판 폐쇄부전 종류에 따른 특징

	Morphologic Types		
	Primary TR	Secondary TR	Isolated TR
Leaflet/Subvalvular pathology	+++	−	−
Annular dilation	−	++	+++
Leaflet tethering	+	+++	+
RV remodeling	−	+++ (Elliptical/spherical)	+ (Conical)
RV regional dysplasia	−	++ (ARVC)	−
RA remodeling	−	+	+++

6 이차성 삼첨판 폐쇄부전의 기전

Atrial TR

정상/경도의 우심실 확장이 가능하지만, 심방 세동 및 우심방/삼첨판막륜의 확장이 심하다.

- Tenting-height (4C) ≤ 9 mm, /-area (4C) < 2.1 cm^2, /-volume < 2.5 mL
- RVD-mid ≤ 38 mm, iRVD-mid < 21 mm, RVEDVI < 80 mL/m^2, RVESVI < 21 mL/m^2
- TAPSE > 17 mm, FAC ≥ 35%, RVFWS ≥ 20%, TDI-s′ ≥ 9 cm/s, RVEF-3D ≥ 50%, LVEF ≥ 50%

Ventricular TR

우심실 재형성과 기능부전으로 papillary muscle의 편측 및 심실 쪽 이동이 있다.

Device-related TR

심박동기 lead로 생기며 baseline RV dysfunction, RV dilation > 42 mm, pre-existing TR이 있을 경우 one grade 이상의 TR 악화가 생길 수 있다. 이 경우 lead-related TR, pacing-induced RV failure 혹은 TV annular dilation due to other mechanism인지 구분하는 것이 중요하다.

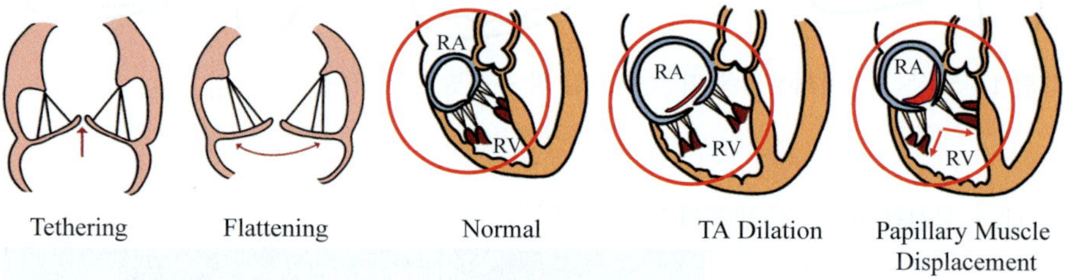

그림 11-6 삼첨판 폐쇄부전에 따른 papillary muscle/chordae tethering과 leaflet tenting과의 관계. Leaflet의 형태와 함께 chordae와 papillary muscle이 당겨지는 방향 등에서도 차이가 나타난다.

7 Tricuspid Valve Prolapse

SX(A4C) > 2 mm 혹은 RV inflow view > 4 mm로 후방으로 밀리며, PSX가 좀 더 정확하다.

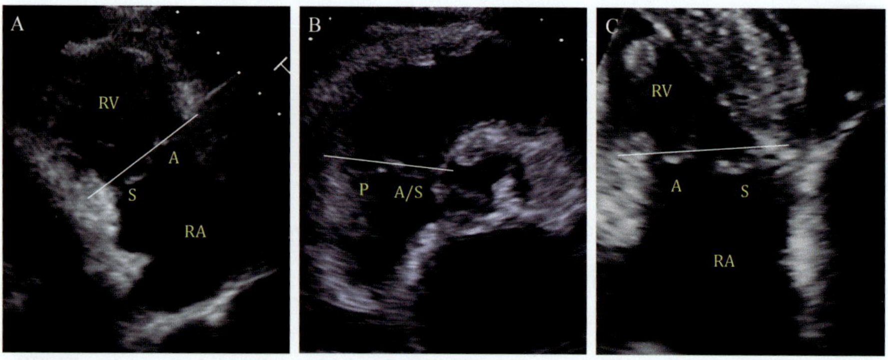

그림 11-7 Tricuspid valve prolapse. RV inflow(A), PSX(B), A4C(C)에서 측정한다.

8 삼첨판 폐쇄부전의 중증도 분류

표 11-4 삼첨판 폐쇄부전의 중증도 분류표

Parameters	Mild	Moderate	Severe	Massive	Torrential
Qualitative					
TV Morphology			←	Flail, Large coaptation failure	→
Color TR Jet	Small	Intermediate	←	Very large central jet or eccentric wall impinging jet	→
CW Signal	Faint	Dense	Dense, triangular, early peak	← TR Vmax < 2 m/s	→
Semiquantitative					
VC width, mm	< 3	3-7	7-14	14-20	≥ 21
PISA radius, mm	≤ 5	6-9	> 9		
Hepatic vein flow	Systolic dominance	Systolic blunting	Systolic flow reversal		
Tricuspid inflow	Normal	Normal	E dominant ≥ 1 m/s		
Quantitative					
PISA EROA, mm^2	< 20	20-40	40-60	60-80	≥ 80
3D EROA, mm^2	-	-	75-94	95-114	≥ 115
PISA Reg. Vol., mL	< 30	30-45	45-60	60-75	≥ 75

Representative image

Moderate TR

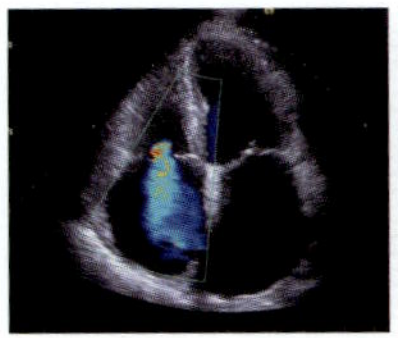

Severe TR

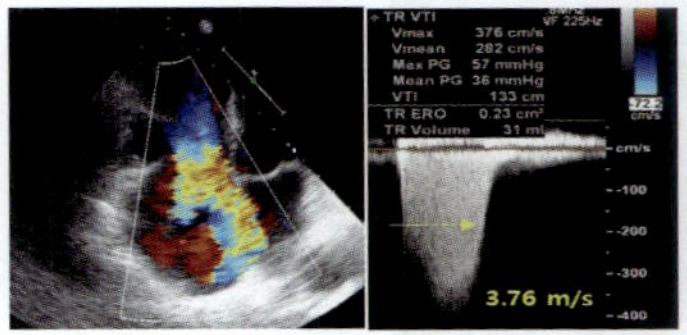

Massive TR

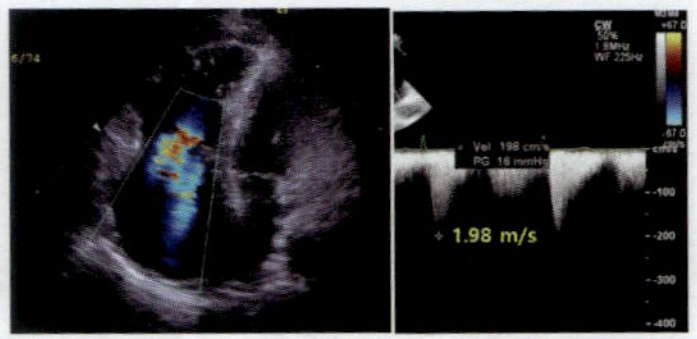

Torrential TR

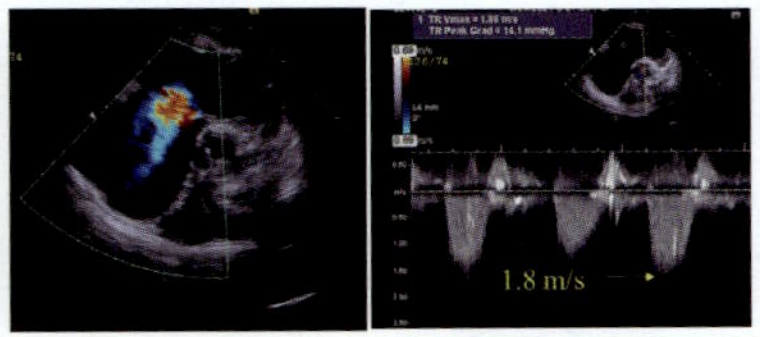

- TR orifice의 crescent 형태로 인해서 VC폭은 가급적이면 3D의 두 가지 orthogonal views의 평균값을 취한다.
- TV inflow의 E > 1 m/s 경우 severe TR 가능성이 많다.
- PISA는 mid-systole 때, Nyquist shift range는 15-40 cm/s(주로 28-30 cm/s)로 조절하여 large flow convergence가 보이면 의미 있는 TR이며, EROA는 3D나 Doppler 방정식으로 구한 EROA보다 작게 나올 수 있다.
- Massive TR: Severe이면서 TR jet < 2 m/s이기에 우심실/우심방 압력과 거의 같아지는 경우이다.
- Torrential TR: Severe이면서 낮은 laminar flow를 보이기에 color Doppler 측정이 어렵게 된다.

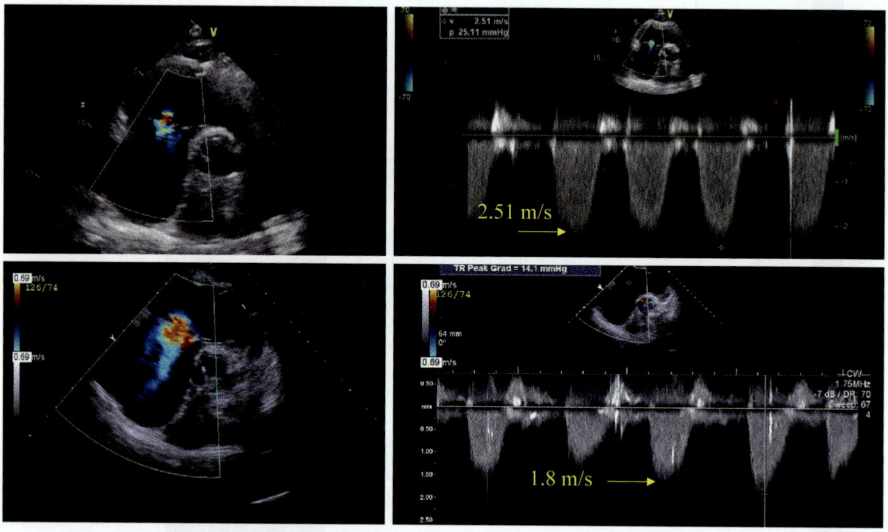

그림 11-8 삼첨판 폐쇄부전으로 moderate TR에서 수년 후에 torrential TR로 심해진 경우

9 삼첨판 폐쇄부전 중증도에 따른 CW Doppler의 특징

표 11-5 도플러 모양에 따른 삼첨판 폐쇄부전의 중증도 분류표

Parameters	Moderate	Severe	Massive
CW Density	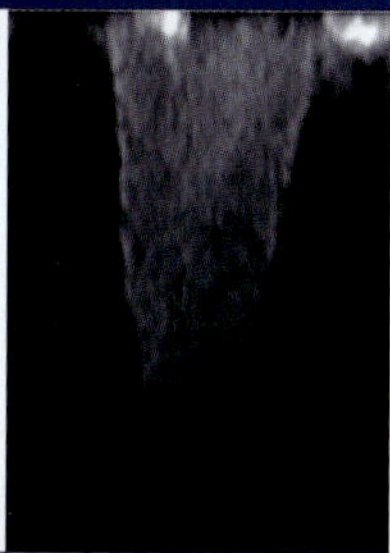	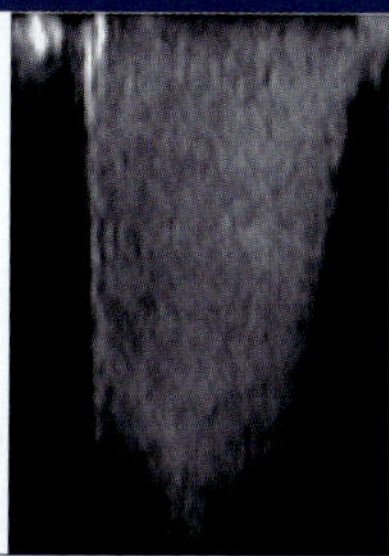	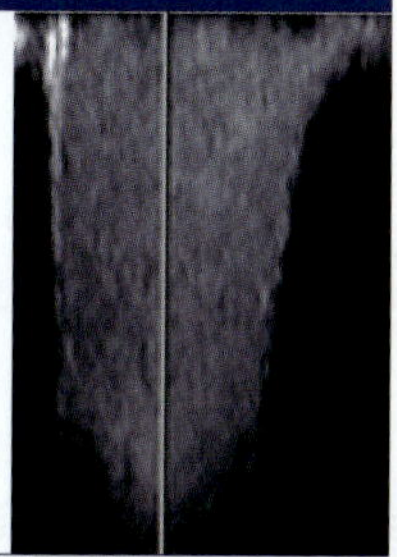
CW Shape	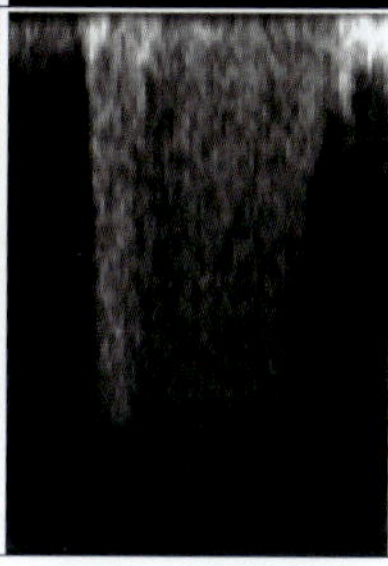	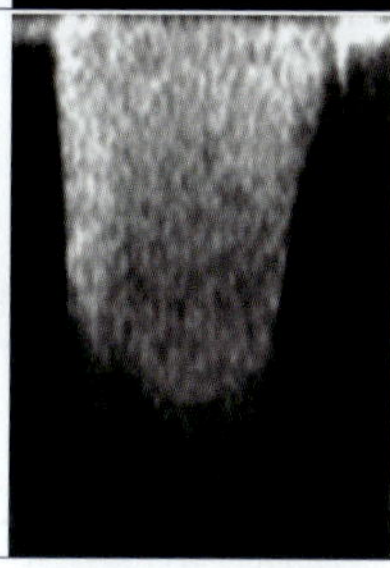	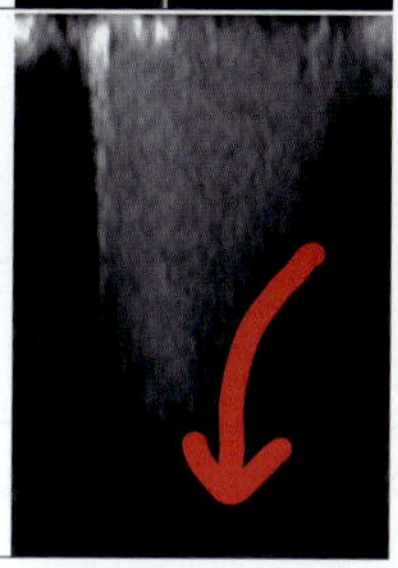
Hepatic Vein Systolic Flow Reversal	Normal 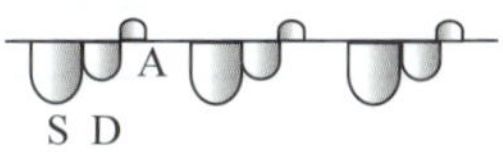	Severe TR 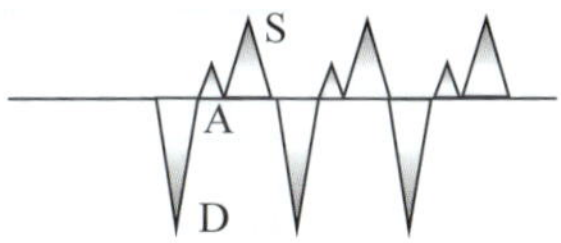	

Moderate TR

Parabolic Doppler 전체가 아닌 반 정도를 채우기 때문에 CW density는 균일하지 않게 보인다.

Severe TR

- Holosystolic TR Doppler를 모두 채우는 bright high density가 균일하게 나타난다.
- Early peaking TR의 삼각형 형태의 Doppler가 나타날 수 있다.
- Hepatic vein flow의 systolic flow reversal(역전)이 나타날 수 있다.

폐동맥 수축기 압력 측정의 흔한 오류

- 과소 측정: RV dysfunction, Triangular Doppler(significant TR), Insufficient TR signal
- 과대 측정: High output/hyperkinetic RV, Over-gaining TR signal, AF(after long pause), PS

10 삼첨판 폐쇄부전의 치료 지침

최근에는 mild TR인 경우라도 AF, pulmonary hypertension 혹은 left heart disease의 위험 요소가 있다면 TR이 없는 경우와 moderate TR의 중간 정도 예후를 보여준다. 따라서, 위험 요소 동반 여부 파악이 중요하다.

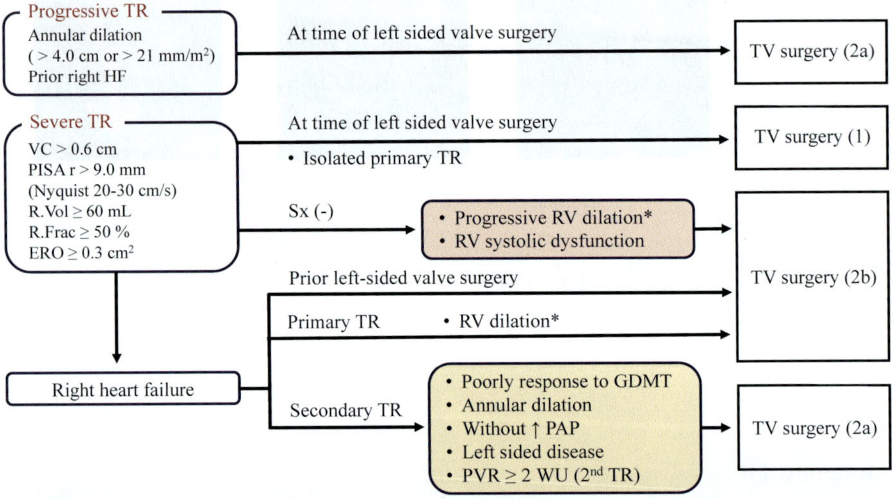

* RV dilation

Basal diameter index	Mid diameter index	Tricuspid annulus index	RVEDV index	RVESV index
> 24 mm/m²	> 21 mm/m²	> 21 mm/m²	> 95 mL/m²	> 37 mL/m²

그림 11-9 삼첨판 폐쇄부전의 치료 지침표

11 삼첨판 협착증

원인은 대부분 rheumatic origin으로 승모판막질환과 동반되며 그 외 carcinoid syndrome, systemic disease(SLE, antiphospholipid antibody syndrome), device 관련이다.

정상 삼첨판막 면적 >4.0 cm^2

삼첨판 협착증의 정도

- Severe TS, TV are < 1.0 cm^2
- Severe TS, mean PG ≥ 5 mmHg
- Significant, trans-tricuspid peak inflow velocity > 1 m/s
- Significant, trans-tricuspid inflow TVI > 60 cm

Chapter 12

폐동맥판 폐쇄부전 및 협착증

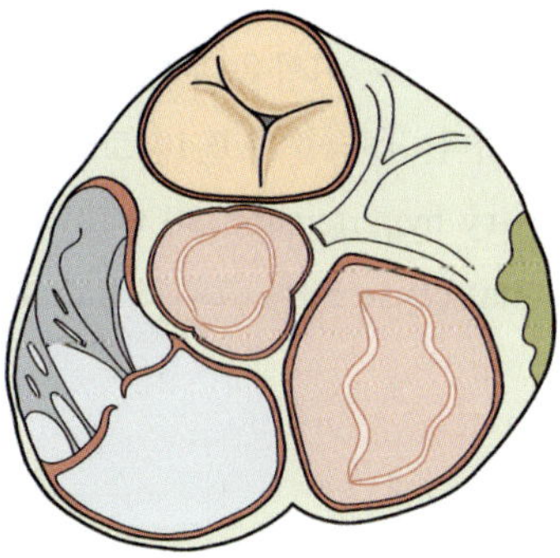

Chapter 12 폐동맥판 폐쇄부전 및 협착증

폐동맥판 폐쇄부전은 주로 선천성 심질환 수술 이후에 잘 발생하기 때문에 성인이 되어서도 추적 관찰이 필요한 질환이다. 가끔 원인이 명확하지 않은 폐동맥류를 볼 수 있으나 반드시 폐고혈압 원인 조사가 선행되어야 한다. 협착증의 경우는 거의 선천성인 경우이므로 협착증 외에 다른 심혈관 기형의 동반 유무를 확인해야 한다. 따라서 심초음파뿐만 아니라 다른 심장 영상 검사가 필요한 경우가 많이 있다.

폐동맥판 폐쇄부전이 있을 경우에는 폐동맥 확장 및 폐동맥류가 진행될 수 있지만 폐동맥 혈류 압력차가 심하지 않아서 증상이 없는 경우가 대부분이다. 따라서 정기적으로 추적 관찰하는 것이 중요하다.

1 폐동맥판 폐쇄부전의 원인

Moderate PR 이상을 보이는 환자 평균 연령은 77세 정도이며 남녀 비슷한 분포를 나타낸다. 유병률은 0.1%로 알려져 있다(TR은 0.7% 정도). Moderate PR에서 pulmonary hypertension 80% 그리고 congenital cause 10%이나 severe TR의 경우 congenital cause 50% 그리고 pulmonary hypertension 40%를 차지하고 있다.

표 12-1 폐동맥판 폐쇄부전의 원인

Mechanism	Diseases
Pulmonary Hypertension	PAH, Left Heart Disorders Lung Disorders: COPD, ILD Pulmonary Thromboembolism Pulmonary Vasculature: Sarcoidosis
Pulmonary Valve	Congenital, Iatrogenic, Carcinoid, Endocarditis Leaflet bowing, Rheumatic restricted mobility, Myxomatous degeneration
Annular Enlargement	Idiopathic Dilation, Marfan Syndrome

2 색도플러에 따른 폐동맥판 폐쇄부전의 중증도

Mild PR

폐동맥판 폐쇄부전의 이완기 혈류가 주 폐동맥으로부터 관찰된다.

Trivial 혹은 mild PR은 건강인에서도 흔히 볼 수 있는 소견이다.

Moderate PR

폐동맥판 폐쇄부전의 이완기 혈류가 폐동맥 분지부로부터 관찰된다.

Severe PR

폐동맥판 폐쇄부전의 이완기 혈류가 양측 원위 폐동맥으로부터 관찰되고, 이는 그나마 믿을 만한 지표로 간주된다.

3 CW 도플러에 따른 폐동맥판 폐쇄부전의 중증도

PR Jet Width (to RVOT)

- Mild PR: < 0.2
- Moderate PR: 0.2-0.5
- Severe PR: > 0.5 (또는 jet width/annulus > 65%)

Severe PR Doppler Pattern

- Triangular shape
- PHT < 100 ms

- Long end–diastolic no–flow time > 80 ms: early termination of CW PR flow
- Diastolic flow reversal in PA branches

Significant Severe PR

PR index (PR duration/diastolic duration) < 0.77

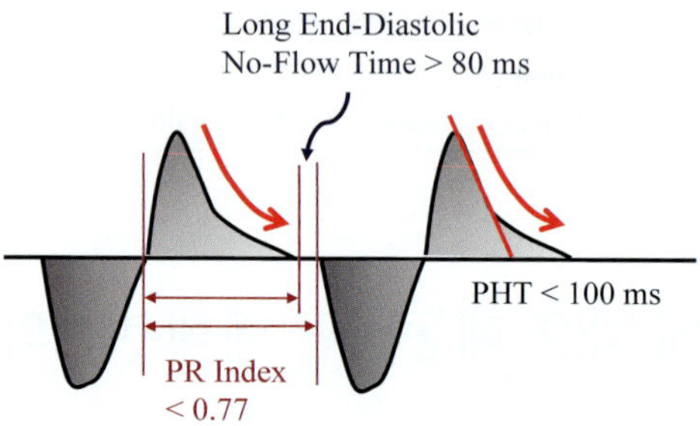

그림 12-1 중증 폐동맥 폐쇄부전의 도플러 소견

4 기존 수술한 TOF에서 폐동맥판 치환수술 적응증

TOF에서 PVR-Redo를 고려할 경우

- RVOT dysfunction (+): PR Fraction ≥ 25% or RVOT PG ≥ 60 mmHg (PS), or Mixed Moderate PS & PR
- Residual lesion: Qp/Qs ≥ 1.3, TR Fraction ≥ 20%, AR Fraction ≥ 20%, Branch PA stenosis with < 30% flow
- TR requiring surgical intervention or sustained ventricular arrhythmias
- Risk criteria ≥ 2: Mild to moderate RVD (RVEF < 45%)
  Mild to moderate LVD (LVEF < 50%)
  Predicted peak VO_2 < 70%
  RVSP > 2/3 of sBP for ACC/AHA (> 80 mmHg for ESC)

5 중증 폐동맥 폐쇄부전의 수술적 적응증

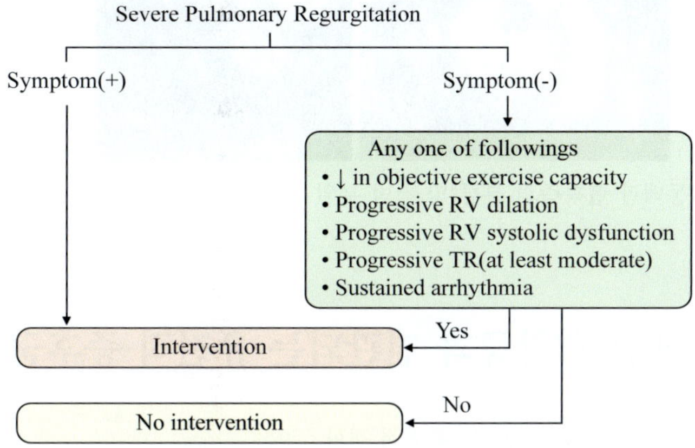

그림 12-2 중증 폐동맥판 폐쇄부전의 수술적 치료 적응증

6 폐동맥판 협착증의 분류

Valvular, subvalvular(infundibular) 그리고 supravalvular PS로 나누고 대부분 valvular PS에 해당된다.

Valvular PS

Dome-like shape, narrow central opening, rudimentary raphe 그리고 dysplastic valve 소견을 보인다.

Subvalvular PS

- 주로 TOF와 동반되고 가끔 double chambered RV에서는 sub-infundibular PS 형태를 보인다.
- Double chambered RV: High pressure inlet part와 low pressure outlet part가 anomalous muscle bundle로 나뉘어지며 small VSD가 동반되기도 한다.

Supravalvular PS

선천성 질환과 잘 동반된다.

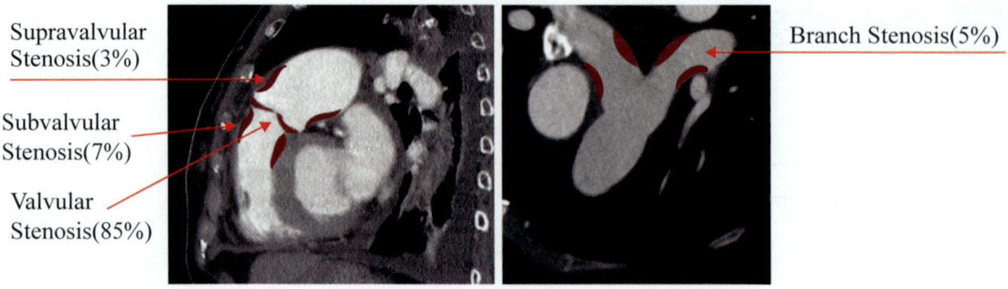

그림 12-3 폐동맥판 협착증의 분류 및 침범 부위

7 폐동맥판 협착증과 연관되는 유전적 증후군

표 12-2 폐동맥 협착증을 동반하는 유전적 질환

Syndrome	Cardiac Feature	Non-Cardiac Feature
Noonan	Dysplastic PV Stenosis Supravalvular PS HCM	Short Stature, Hypertelorism, Downward Eye Slant, Low Set Ears
Williams	Supravalvular PS Supravalvular AS	Elfin Face, Short Stature, Endocrine Disorders Impaired Cognition, Genitourinary Abnormality
Leopard	EKG Abnormality Supravalvular or Valvular PS	Lentigines, Ocular Hypertelorism, Deafness Abnormal Genitalia, Growth Retardation

8 폐동맥판 협착증의 중증도

표 12-3 폐동맥판 협착증의 중증도

	Mild	Moderate	Severe
Peak velocity, m/s	< 3	3-4	> 4
Peak gradient, mmHg	< 36	36-64	> 64
Mean pressure gradient, mmHg			> 35
RV systolic pr./LV systolic pr.	< 50%	50-74%	≥ 75%

9 폐동맥판 협착증의 풍선 성형술 적응증

표 12-4 폐동맥판 협착증의 풍선 성형술 적응증

Level of Evidence	Recommendations
Class I	≥ Moderate PS + Unexplained HF Symptoms + Cyanosis from Shunt + Exercise Intolerance
Class IIa	Asymptomatic + Severe PS

10 중증 폐동맥판 협착증의 수술 적응증

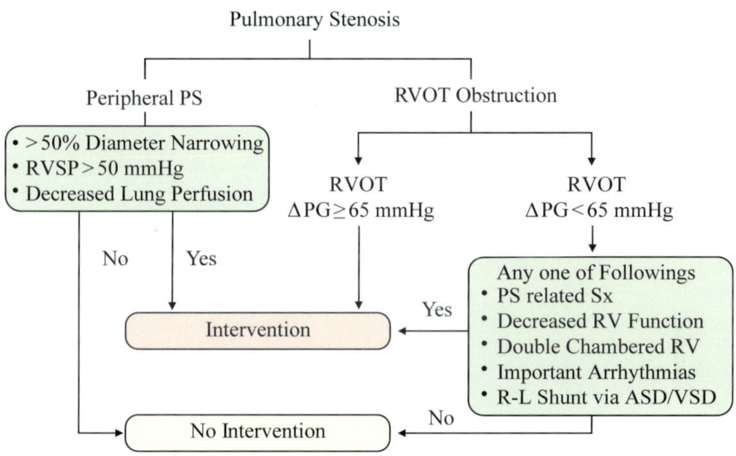

그림 12-4 중증 폐동맥판 협착증의 수술적 치료 적응증

Chapter 13

인공판막

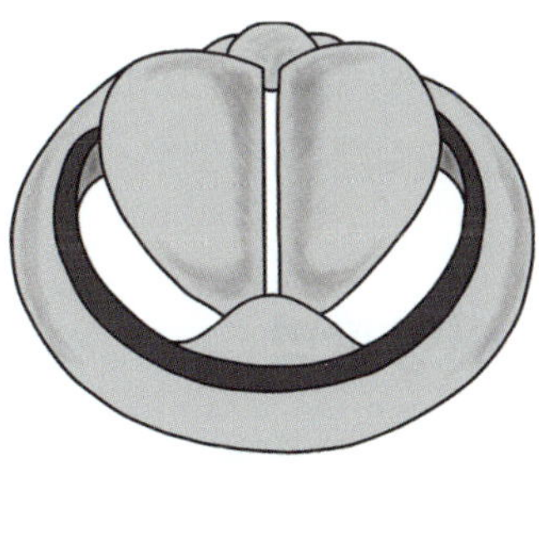

Chapter

13 인공판막

실제 자연판막보다 혈류역학적 정도가 조금 더 심하게 나타날 수 있으며 수술 후 결과와 비교 분석하는 습관을 들여야 한다. 그리고 기계 회사에서 제시한 혈류역학적 결과를 대조하는 것도 중요하다. 기계판막의 경우 영상의 허상이 잘 생기고 경흉부 심초음파의 접근이 어렵기 때문에 정확한 진단이 어려울 경우에는 경식도 심초음파를 활용하는 것이 원칙이다. 그리고 오래된 판막의 경우 반드시 pannus와 thrombus를 감별해야 하고 필요시 청진기로 mechanical click과 fluoroscopy를 활용할 수 있어야 한다. 추적 관찰은 수술 후 퇴원 전에, 그리고 수술 후 6개월에 심초음파로 재평가하는 것이 중요하다.

인공판막 검사 전 필요한 지식은 다음과 같다.

- 판막의 종류 및 크기, 제조 회사
- 수술 시기
- 키, 몸무게, BSA, BMI
- 혈압, 심박동수

1 인공판막

Mechanical 혹은 biological로 분류하고 TAVI에는 intra-annular valve(SAPIEN, Navitor)와 supra-annular valve(Evolut)가 있다. Mechanical valve의 opening angle은 75-90도 정도이다(사잇각은 15도 이하). 흔히 mechanical valve에서 microbubble과 strand가 관찰될 수 있다. Strand는 1 mm 이하 굵기 그리고 2-30 mm

의 다양한 길이로 fibrin과 collagen으로 구성된 filamentous, thin, mildly echogenic structure이다. Strand는 MV는 심방 쪽, AV는 심실 쪽에서 보이며 임상적으로 색전과의 연관성은 불분명하다.

대부분 판막의 혈류역학적 소견은 정상 판막보다는 좋지 않으며, 판막 전후 압력차는 low flow state 혹은 혈압이 높아지는 경우에 작게 나올 수 있다. 따라서 poor LV function 혹은 고혈압이 조절되지 않은 경우에는 severe AS라도 high pressure gradient가 생성되지 않는다. LVOT의 속도 측정 시에 sample volume은 sewing ring보다 5 mm 앞에 둔다. Labelled valve size는 환자의 tissue annulus diameter에 해당되고 실제 혈류가 통과되는 직경은 minimum internal diameter가 되며 labelled valve는 external stent diameter이다. 따라서 판막 라벨의 크기를 LVOT 직경에 사용해서는 안 된다.

Biological valve의 경우 2 m/s 이하의 낮은 속도이므로 베르누이 공식을 그대로 적용하면 압력차가 과대평가될 수 있다. 반대로, 비교적 빠른 속도를 보이는 mechanical valve나 협착이 있는 경우에는 큰 문제가 없지만 mechanical AV에서 high cardiac output 혹은 LVOT가 좁은 경우, LVOT 속도가 1.5 m/s 이상인 경우에는 역시 과대평가될 수 있다. 이러한 경우에는 $4 \times (V_{AV}^2 - V_{LVOT}^2)$의 공식을 이용함이 원칙이다.

- EOA: GOA보다 10-30% 작으며 혈류 속도나 압력차보다 혈류역학에 영향을 작게 받는 중요 변수이다. 따라서 gradient보다 EOA가 판막 기능을 더 잘 반영한다(Vmax보다는 VTI를 이용한다). LVOT SV를 이용한 continuity equation으로 구한다(PHT는 EOA에 사용하지 않으며 대신 많이 늘어나거나 serial follow-up의 경우에 의미를 둘 수 있다).
- DVI: 판막 크기에 영향을 받지 않는다(정상 prosthetic AV-DVI > 0.30-0.35, MV-DVI < 2.2).
- Mechanical prosthetic AV의 경우 pressure recovery를 보정한 면적을 구하고 이때, CSA_{Ao}는 ST junction 1 cm 아래에서 측정한다.
  - Energy Loss Coefficient ($AVA_{press, recov}$) = $(EOA \times CSA_{Ao}) / (CSA_{Ao} - EOA)$
  - Energy Loss Index (ELI) = $[(EOA \times CSA_{Ao}) / (CSA_{Ao} - EOA)] / BSA$
- AV size: Small size (19, 21 mm), medium size (23 mm), large size (25, 27 mm)
- LVOT 직경: 평균 측정값이 아니고 가장 크게 측정된 값을 사용한다. SAVR은 valve 직전에서 측정하고 SAPIEN은 LVOT stent 끝부분에서 outer-to-outer

diameter를 측정하고 Evolut는 stent 끝부분이 LV까지 내려가지 않는다면 SAPIEN과 동일하게 끝부분에서 outer-to-outer로 측정할 수 있으나 SAPIEN보다 LV까지 위치할 수 있기 때문에 cusp 바로 앞부분에서 inner-to-inner diameter를 측정한다. Sample volume은 SAPIEN은 stent 끝부분에 Evolut은 stent 내부 cusp에 위치시켜준다. 만약 LVOT flow acceleration이 있으면 Simpson 방법으로 stroke volume을 구할 수 있으나 underestimation에 주의한다.

2 인공판막 혈류 도플러 파형

인공판막의 개폐에 따른 click artefact가 나타난다. Opening click은 도플러 방향이 original click이며 반대쪽은 reflected artefact에 해당된다. 혈류 움직임과 함께 opening click이 보이지만 closing click은 혈류가 멈추고 생기므로 AV flow의 ejection time이나 acceleration time을 측정할 적에는 opening click에서 leading에서 시작하고 closing click leading 직전까지 측정한다.

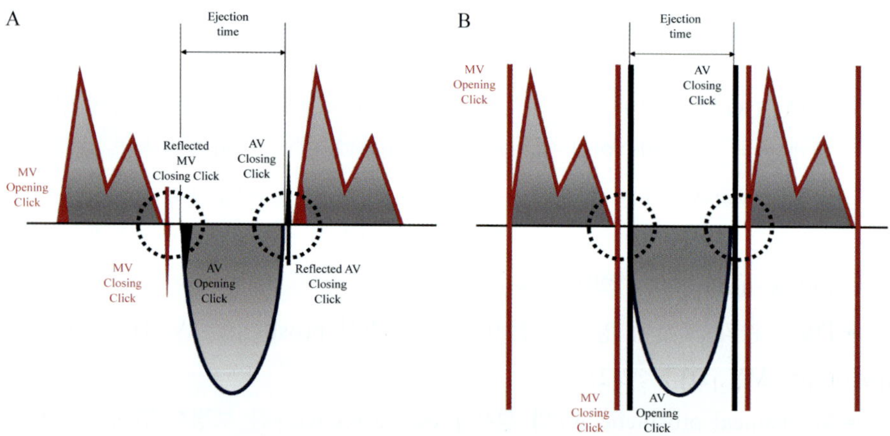

그림 13-1 판막에 따른 click artefact. 정상판막(A)에서는 개폐에 따른 click과 reflected click이 구분되나 인공판막(B)에서는 구분되지 않는다. 특히 click에 따른 혈류 포함 및 불포함 여부(점선 원)를 확인하면서 flow time을 측정해야 한다.

3 Prosthetic Valve Gradients

인공 대동맥판 협착증

정상 prosthetic AV는 Vmax < 2 m/s, AT < 80 ms 그리고 triangular shape을 나타낸다. AT > 100 ms 그리고 AT/ET > 0.37이면 협착을 의심하고 심기능 감소 시 스트레스 심초음파로 Vmax > 3 m/s, MPG > 20 mmHg이면 협착 진단 가능하다. 또한 추적 관찰에서 MPG 증가 > 10 mmHg, EOA 감소 < 25% 경우에도 진단이 가능하다. 최종적으로는 혈류에 가장 영향을 적게 받는 EOA와 DVI를 시행하고 EOA < 0.8 cm^2 그리고 DVI < 0.25이면 협착 가능성이 높다. 그 외에 high pressure gradient를 보일 경우 PPM, high flow state(수술 후, 빈혈, 패혈증), MR, AR, rapid pressure recovery를 감별해야 한다.

- AT ≥ 100 ms: 86% 민감도
- DVI ≤ 0.27
- Effective valve area ≤ 0.75

인공 승모판 협착증

- Peak E velocity ≥ 1.9 m/s
- $VTI_{MV}/VTI_{LVO} \geq 2.2$
- PHT ≥ 130 ms

인공 삼첨판 협착증

조직 판막의 수명은 평균 12년이며 TV repair의 경우 5년부터 significant TR이 발생할 수 있다. 조직 판막의 MPG < 6-10 mmHg(< 5 mmHg, 기계 판막)은 정상적으로 간주하지만, MPG > 10 mmHg(> 6 mmHg, 기계 판막)의 경우, 특히 조직 판막의 TV-E velocity ≥ 2.1 m/s(≥ 1.9 m/s, 기계 판막)의 TS를 의심하게 된다. 조직 판막의 TV DVI(TV/LVOT) < 2.4-3.6(2.3-2.8, 기계 판막)은 정상으로 간주한다.

기계 판막의 중증 협착증 의심 소견

표 13-1 기계 판막의 중증 협착증 소견

	AV Replacement	MV Replacement	TV Replacement	PV replacement
Change in Measurements	> 25% on serial studies	> 25% on serial studies		Increase in Peak Vmax on Serial Studies
Peak Vmax	≥ 4.0 m/s	≥ 2.5 m/s	≥ 1.6 m/s	≥ 2.5 m/s (Homograft) ≥ 3.2 m/s (Other type)
MPG	≥ 35 mmHg		≥ 6 mmHg	≥ 15 mmHg (Homograft) ≥ 20 mmHg (Other type)
EOA	< 0.8 cm^2	< 1.0 cm^2 Difference from normal > 0.35 cm^2		
AT	> 100 ms			
PAP		Increase		
VTI_{MV}/VTI_{LVOT}		> 2.5		
PHT		> 200 ms	> 230 ms	
Others				Impaired RV Function

4 인공 대동맥판 협착증 의심 소견

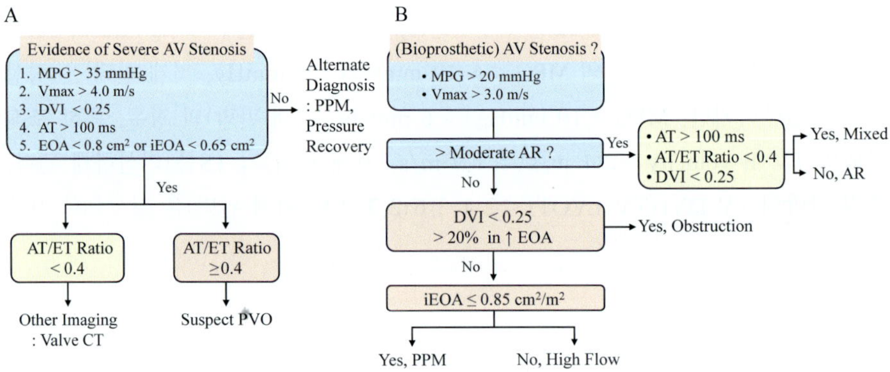

그림 13-2 기계(A) 및 조직 대동맥판(B) 협착증 의심 소견

- 대동맥판 혈류 속도는 좌심실 내의 preload 혹은 stroke volume에 영향을 받게 된다. 따라서 최고 속도가 3 m/s 이상 혹은 평균 압력 차이가 20 mmHg 이상의 중증도 협착이 관찰되면 먼저 대동맥판 폐쇄부전이 있는지 확인한다. 이후에 AT, DVI, iEOA의 파라미터를 이용하여 감별진단을 할 수 있다.
- DVI 0.25-0.29 의미는 정상과 협착 구분이 어려운 단계로 AS with small LVOT, improper position of LVOT PW Doppler 그리고 jet Doppler velocity의 underestimation을 생각해 볼 수 있다.
- 대동맥판 폐쇄부전 및 high flow
  AV velocity는 증가되더라도 일반적으로 AT, AT/ET가 증가가 없으며, iEOA와 DVI 역시 감소가 잘 나타나지 않는다. 물론 color Doppler에서 쉽게 진단이 가능하다. 그럼에도 불구하고 20% 정도에서는 AR이 존재하게 되는 경우 인공 대동맥판 협착증의 Doppler 소견이 나타날 수 있다.

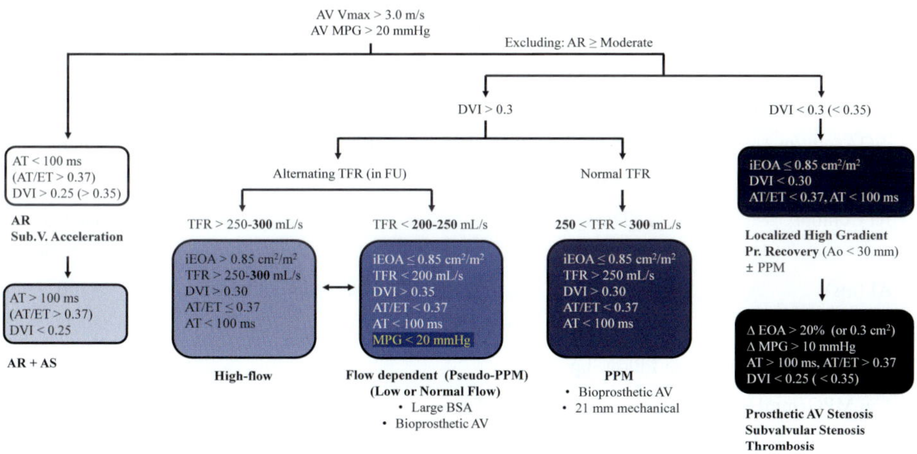

그림 13-3 인공 대동맥판막 협착증의 감별 진단

5 인공 대동맥판 협착증 및 PPM의 비교

회사에서 제공하는 projected iEOA보다 measured iEOA에서 더 좁은 혈류역학 소견을 보이며 임상에서 PPM 등의 판막 협착 중증도와의 상관관계는 더 좋은 것으로 여겨진다. Mild 혹은 moderate PPM은 흔히 볼 수 있는 소견이나 severe PPM이 되면 임상적 예후에 영향을 미칠 수 있는 것으로 판단된다.

표 13-2 대동맥판 협착증 및 PPM의 비교

	Normal	Moderate PPM	Severe PPM	Mild/Moderate Stenosis	Severe Stenosis
Doppler					
Vmax (m/s)	< 3	3-3.5	≥ 3.5	3-4	≥ 4
MPG (mmHg)	< 20	20-30	≥ 30	20-35	≥ 35
Δ MPG ↑ at DSE	< 10			10-19	≥ 20
DVI	≥ 0.35	≥ 0.30	≥ 0.30	0.25-0.35	< 0.25
EOA (cm^2)	> 1.0	> 1.0	> 1.0	Variable	< 0.80
Ref-measured EOA	$> \pm 1SD$			$< \pm 1SD$	$< \pm 2SD$
Ref.-measured EOA (cm^2)	< 0.25			0.25-0.34	> 0.35
iEOA (cm^2/m^2)	> 0.85	0.66-0.85	≤ 0.65	0.66-0.85	≤ 0.65
(if obese)	> 0.70	0.56-0.70	≤ 0.55	0.56-0.70	≤ 0.55
Jet Contour	Triangle Early peak				Rounded Symmetric
AT (ms)	< 80	< 80	< 80	80-100	> 100
AT/ET	< 0.32	< 0.32	< 0.32	0.32-0.37	> 0.37
Change of Doppler during follow-up					
↑ in MPG (mmHg)	< 10	< 10	< 10	10-19	≥ 20
Change of ↓ in EOA (cm^2)	< 0.30	< 0.30	< 0.30	0.30-0.60	> 0.60
% ↓ in EOA (%)	< 25	< 25	< 25	25-49	≥ 50
Change of ↓ in DVI	< 0.1			0.1-0.2	> 0.2
% ↓ in DVI (%)	< 20	< 20	< 20	20-39	≥ 40

표 13-3 대동맥판 협착의 감별진단

Imaging for Differential Diagnosis				
Normal Function		PPM or High Flow		Prosthetic Valve Stenosis
Normal structure/motion		Normal structure/motion	↔	Abnormal structure/motion
Vmax < 3 m/s, ΔMPG < 20 mmHg	↔	Vmax ≥ 3 m/s, ΔMPG ≥ 20 mmHg		Vmax ≥ 3 m/s, ΔMPG ≥ 20 mmHg
EOA > 1.0 cm^2, DVI ≥ 0.35		EOA > 1.0 cm^2, DVI 0.25-0.34	↔	EOA variable , DVI < 0.25
EOA within normal range		EOA withing normal range	↔	EOA below normal
iEOA > 0.85 cm^2/m^2 > 0.70 cm^2/m^2 if obese	↔	iEOA ≤ 0.85 cm^2/m^2 ≤ 0.70 cm^2/m^2 if obese		iEOA ≤ 0.85 cm^2/m^2 ≤ 0.70 cm^2/m^2 if obese
↑ in ΔMPG < 10 mmHg during FU		↑ in ΔMPG < 10 mmHg during FU	↔	↑ in ΔMPG ≥ 10 mmHg during FU
↓ in EOA < 0.3 cm^2 during FU		↓ in EOA < 0.3 cm^2 during FU	↔	↓ in EOA ≥ 0.3 cm^2 during FU
AT < 80 ms, AT/ET < 0.32		AT < 80 ms, AT/ET < 0.32	↔	AT ≥ 80 ms, AT/ET ≥ 0.32

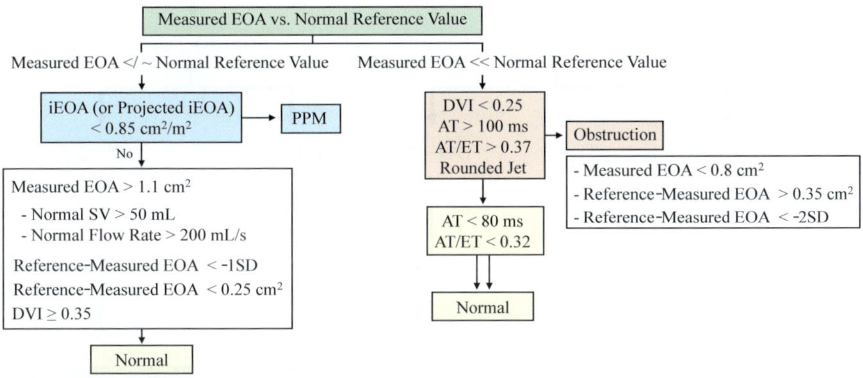

그림 13-4 인공 대동맥판막 협착증의 double check-up

6 인공 승모판 협착증

Mechanical MV의 EOA는 2-3 cm^2, MPG는 2-3 mmHg이며 작은 MV는 5-6 mmHg으로 약간 높다. Tissue MV의 EOA는 2.2-3.5 cm^2이며 MPG는 3-5 mmHg를 보인다.

먼저 인공 승모판막 혈류의 peak E velocity ≥ 1.9 m/s인 경우에 평가를 진행한다. 정상적으로 MPG < 5-6 mmHg, E-velocity < 1.9 m/s이지만 small mismatched prosthesis의 경우 2.4 m/s까지 가능하기에 E-velocity > 2.5 m/s, MPG ≥ 10 mmHg, 혹은 스트레스 심초음파에서 MPG ≥ 12 mmHg 또는 추적 관찰 검사에서 Δmean PG > 5 mmHg 증가 소견일 때 severe obstruction으로 진단한다. EOA < 1.0 cm^2, DVI > 2.5일 경우에도 obstruction 진단이 된다. 그 외에 high pressure gradient (> 6 mmHg)를 보일 경우에는 hyperdynamic state (수술 후, 빈혈, 패혈증), 빈맥, PPM, 역류 등의 감별이 필요하고 압력차가 높고 PHT < 130 ms (up to 200 ms)의 경우라도 정상 판막이라면 high flow state라고 판단할 수 있다. 최종적으로는 EOA와 DVI를 확인하여 iEOA ≤ 1.2 cm^2/m^2인 경우 PPM을, iEOA > 1.2 cm^2/m^2 그리고 DVI < 2.2인 경우에는 역류 혹은 high flow를 의심할 수 있다. 그리고 DVI > 2.2, PHT > 130 ms 경우 폐쇄를 의심할 수 있다.

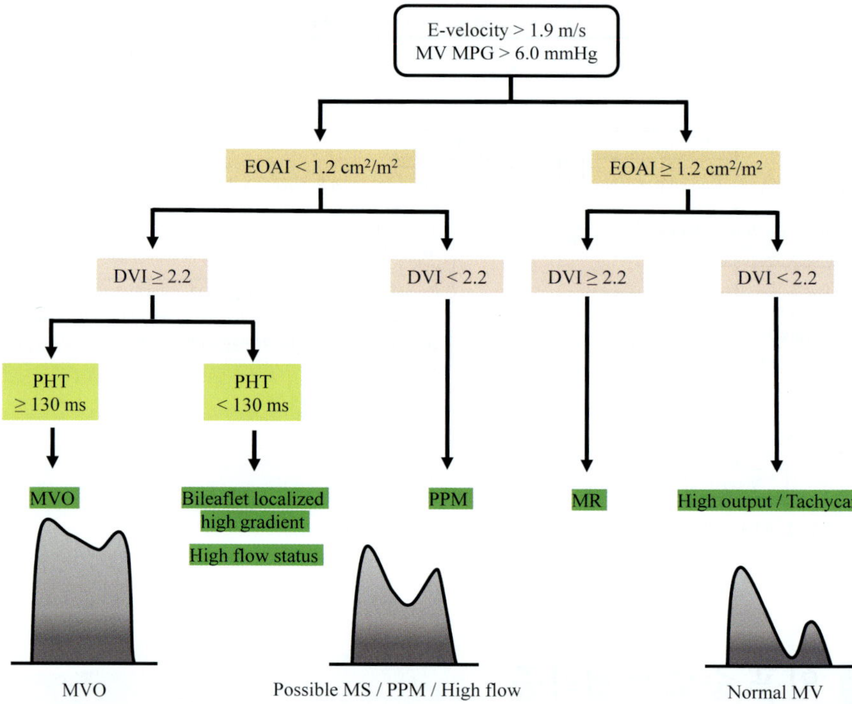

그림 13-5 인공 승모판 협착증의 의심 소견

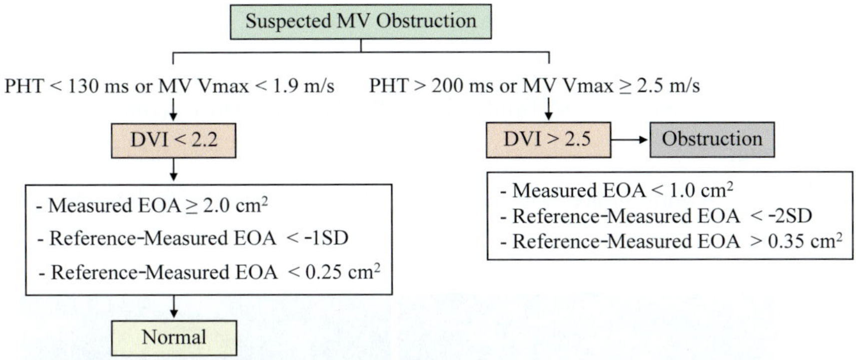

그림 13-6 인공 승모판 협착증의 double check-up

MV-DVI가 MS 평가에 가장 유효한 parameter이며 EOA는 MV-TVI를 이용해서 구한다.

표 13-4 인공 승모판 협착증 감별 진단

	Normal	Mild/Moderate MS	Severe MS
PHT (ms)	< 130	130-200	≥ 200
E-velocity (m/s)	< 1.9	1.9-2.5	≥ 2.5
DVI	< 2.2	2.2-2.5	> 2.5
MPG (mmHg)	≤ 5	6-10	≥ 10
↑ ⊿MPG in Stress Echo	< 5	5-12	> 12
↑ ⊿MPG in FU	< 3	3-5	> 5
EOA (cm^2)	≥ 2	1-2	< 1
Ref.-measured EOA (cm^2)	< 0.25	0.25-0.35	> 0.35

7 Pannus와 Thrombus의 특징

혈전의 심초음파 소견

- Mobile, globular, soft echo density (similar to myocardium)
- Large soft tissue mass at the site of obstruction (valve occluder, sewing ring)
- Leaflet restriction
- Mass project away from valve disc

Pannus의 심초음파 소견

- Normal leaflet motion
- Small, less dense mass, firmly fixed, bright echo density(similar to valve housing)
- Growing within suture line, along the plane of valve(valve housing, pivot guards)

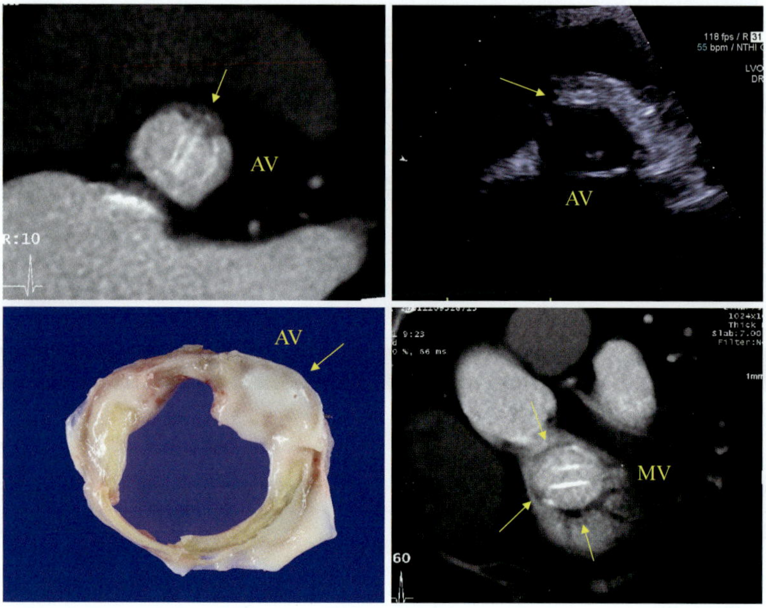

그림 13-7 인공 대동맥판막의 pannus 소견

Bioprosthetic Valve Thrombus

Structural deterioration과 valve thrombosis 구분이 어렵지만 그나마 thrombus를 시사하는 소견은 다음과 같다.

- > 50% increase in mean Doppler gradient compared with baseline
- Increased cusp thickness
- Abnormal cusp mobility

Thrombus와 Pannus 그리고 PPM의 차이점

간혹 심내막염은 기계 판막의 경우 거의 대부분 sewing ring에서부터 시작되어 주변으로 퍼지고 조직 판막의 경우는 leaflet cusp에서 시작되어 sewing ring과 paravalvular region으로 퍼진다.

Stentless valve는 3-6개월 이내에 aortic root hematoma나 edema로 thickening이 보일 수 있으므로 abscess formation과 구분이 어려워 술중 혹은 술후 imaging 확인이 필요하다.

표 13-5 혈전, pannus 그리고 PPM의 비교

	Thrombus	Pannus	PPM
Non-Imaging Criteria	Mitral/right-sided PHV Low INR Acute presentation	All PHV Adequate INR Non-acute presentation	All PHV Adequate INR Non-acute presentation
Leaflet Restriction	100%	83%	-
No Leaflet Restriction	0%	17%	-
TEE Mass(+)	96%	33%	-
Fluoroscopy	Leaflet restriction : Opening angle = 45°	Common but may be absent : Opening angle = 45°	No restriction : Normal angle ≤ 15°
Echocardiography	Sudden increase in MPG Mass(+) by TEE In case of mass, large (> 2.0 cm) with low density	Gradual increase in MPG Small or absent mass In case of mass, small with high density	High baseline MPG Low baseline EOA (-) increase of MPG Mass(-)
CTA	Irregular shape mass Mass attached to leaflet/hinge point Sub-/supravalvular mass location Leaflet restriction	Semi or circular mass curved along ring Mass attached to ring/hinge point Leaflet restriction common but may be absent	Absent mass No leaflet restriction

8 Patient-Prosthesis Mismatch

판막 전후 압력차가 20 mmHg 이상일 경우 의심하며 AV의 경우 moderate PPM 10%, severe PPM 8%이며, MV의 경우 severe PPM은 2-10%로 발생할 수 있다. 대부분의 PPM은 80%에서 index hospitalization에서부터 계속 지속된다. 판막 수술 후 압력차가 높은 원인 중 가장 흔한 원인에 해당되지만, low flow 상태에서도 EOA가 감소하는 PPM이 생길 수 있고 필요시 스트레스 심초음파를 시행할 수 있다.

Late-onset PPM이 20%에서 생기며 hemodynamics에 따른 PPM-like 혹은 pseudo-PPM으로 판단된다. Valve-in-valve, structural valve deterioration, LVH development에서 가능하다. 실제 판막 협착의 경우 EOA 감소는 아주 심하게 측정되고 PPM을 시사하는 소견으로는 정상 EOA보다 1 SD 이내로 작거나 0.25 cm^2 이내 범위에서 작은 경우이다. 한국인 비만은 BMI 30 kg/m^2은 25 kg/m^2으로 낮추어 적용하는 것이 적당할 수 있다. PPM은 임상적으로 mortality, valve thrombosis 그리고 structural valve deterioration을 증가시킬 수 있다.

PPM 위험 요소

- Vulnerability factors: Young active patients, LF LG-AS, Severe LVH, ↓ EF, Concomitant MR
- Independent factors
  - Small BSA, Small AV annulus, Small LVOT, Small prosthetic AV (< 23 mm)
  - Low SVI (< 35 mL/m^2), Low TFR (< 200 mL/s)
  - Balloon-expandible valve, Valve-in-valve TAVR

인공 대동맥판 PPM의 정의

- Moderate PPM, iEOA 0.66-0.85 cm^2/m^2 (if obese, 0.56-0.7 cm^2/m^2)
- Severe PPM, iEOA ≤ 0.65 cm^2/m^2 (if obese, ≤ 0.55 cm^2/m^2)
- Difference (reference EOA-measured EOA) (cm^2) < 0.25

인공 승모판 PPM의 정의

- Moderate PPM, iEOA 0.91-1.2 cm^2/m^2 (if obese, 0.76-1.0 cm^2/m^2)
- Severe PPM, iEOA ≤ 0.90 cm^2/m^2 (if obese, ≤ 0.75 cm^2/m^2)
- Difference (reference EOA-measured EOA) (cm^2) < 0.25

AV의 PPM의 경우 iEOA < 0.8-0.9 cm^2/m^2가 되면 PG가 기대 이상으로 증가되어 일반적으로 high transvalvular PG를 일으키지만 low flow가 있으면 정상 PG를 보이게 된다.

MV의 PPM의 경우 iEOA와 PG의 상관관계는 AV의 PPM만큼 밀접하지는 않다.

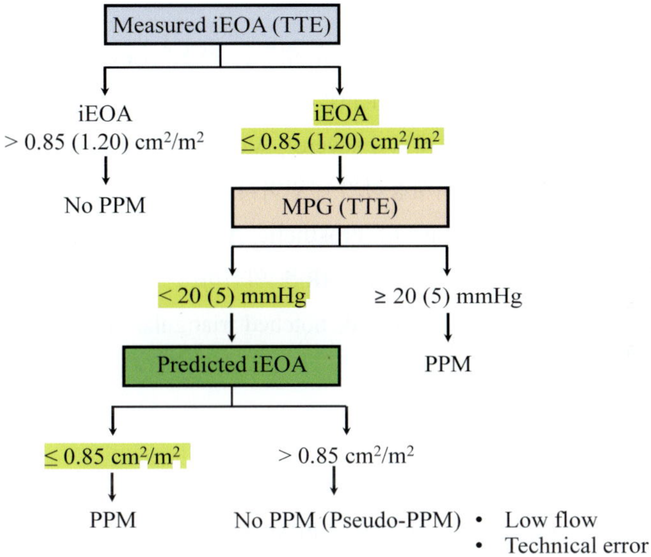

그림 13-8 Low flow (gradient) PPM 진단

표 13-6 Mismatch/discordance between EOA and MPG in small EOA of AV replacement

	MPG < 20 mmHg	MPG > 20 mmHg
DVI < 0.35	Possible AS	Possible AS
	R/o Pseudo-AS with LF	R/o LVOT measurement error
DVI > 0.35		
iEOA < 0.85 cm^2/m^2	Normal with LF pseudo-PPM	Normal with large BSA (NF) pseudo-PPM
iEOA > 0.85 cm^2/m^2	Normal with small LVOT in small BSA	Normal with HF

9 인공판막의 혈류 누출(Leakage)

수술 후 거의 모든 판막에서 trivial regurgitation은 보이나 임상적 의미는 거의 없다. Pathologic regurgitation은 biological valve의 경우 commissure 부근에서 early tearing, 그리고 mechanical valve는 pannus, thrombus, vegetation을 반드시 생각해야 한다.

- Prosthetic AV regurgitation 판막 역류 정도는 PSX의 sewing ring 레벨에서 jet neck color의 circumferential extent(%)로 표시해 주는 것이 좋다(mild < 10%, 10% < moderate < 29%, 30% ≤ severe). VC의 경우 shadowing으로 인해 영상이 잘 나오지 않을 경우 사용하기 곤란하다.
- Prosthetic MV Regurgitation: Prosthetic AV regurgitation과 동일하며 E-velocity > 1.5 m/s의 경우 severe MR을 의심하고, 이때 MR Doppler는 좌심방 압력 상승으로 인해서 truncated, notched triangular shape 혹은 early peaking blunted shape을 나타낸다.

Prosthetic MV leakage의 중증도

Significant MR은 결국 MV inflow 증가를 보여주므로 MS 기준을 이용할 수 있다.

- Mitral Inflow Vmax > 1.9 m/s(R/o PPM, High flow)
- DVI(MV/LVOT) > 2.5(AF인 경우 cardiac cycle unmatching으로 error가 많다)
- MPG ≥ 5 mmHg(R/o PPM, High flow)
- TR Vmax > 3 m/s(low-sensitivity/-specificity)

표 13-7 인공 승모판 폐쇄부전의 중증도 분류

Variables	Mild	Moderate	Severe
Color Jet Area	Small, central < 4 cm^2 or < 20% of LA	Variable 4-8 cm^2 or 20-40% of LA	Large, central < 8 cm^2 or < 40% of LA
MPG	Normal	Increased	≥ 5 mmHg
VC Width(mm)	< 3	3.0-6.9	≥ 7
Circumferential Extent of PVL	< 10%(small)	10-29%(moderate)	≥ 30%(large)

Prosthetic MV leakage 모양

Crescentic(or multi-fenestrated), slit-like, oval/round, slope tunnel로 기술한다.

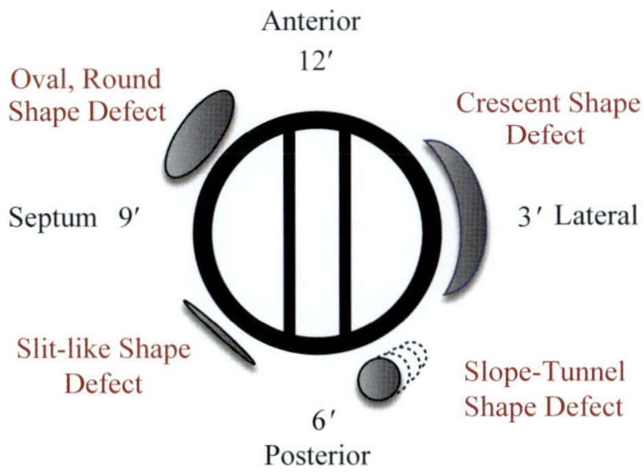

그림 13-9 Leakage 표현 방법

10 승모판막 치환술 후 LVOT 협착이 예상되는 심초음파 소견

- Short distance between coaptation point and septum < 25 mm
- Malposition (narrow aorto-mitral angle < 120°)
- Preservation of AML chordae
- Tall PML length > 15 mm
- AML/PML ≤ 1.3
- Basal septal thickness > 15 mm
- Hyperdynamic LV contractility
- Small LV cavity (LVEDD < 4.5 cm)

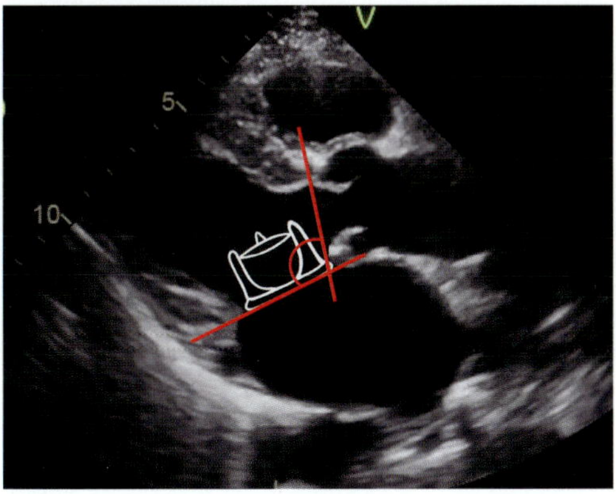

그림 13-10 Aorto-mitral angle

Chapter 14

다중 및 복합 판막질환

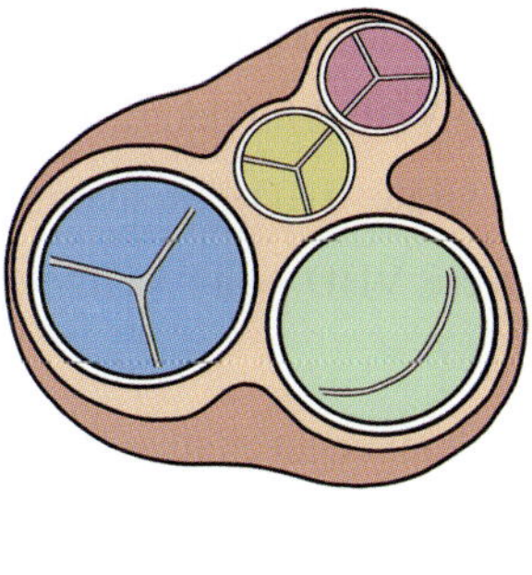

Chapter

14 다중 및 복합 판막질환

대부분 임상에서는 단일 판막질환보다 다중(multiple) 혹은 복합(mixed) 판막질환을 많이 경험하게 된다. 이들의 경우 low flow, low gradient stenosis 양상이 흔하며, 복합 판막질환의 경우 antegrade flow/gradient 증가가 생기고, 모든 종류의 중증 판막질환은 upstream secondary mitral(tricuspid) regurgitation을 만들거나 증가시킨다. 그리고 continuity equation은 부적절한 경우가 많으며 LV compliance/relaxation 변형 혹은 filling 장애로 인하여 승모판막의 pressure half time 측정 역시 부적절할 수 있다.

1 복합 판막질환의 특징

동일한 판막에서 협착과 역류가 동반되는 경우를 일컫는다.

- Mild stenosis + mild regurgitation → mild mixed VHD
- Mild VHD + moderate VHD → Mild to moderate mixed VHD
- Moderate VHD + moderate VHD → possibly severe mixed VHD
- Severe VHD + any VHD → severe mixed VHD

Significant regurgitation은 transvalvular flow를 증가시킨다.

- Early compensated MVD: Discordant HG stenosis with regurgitation-induced flow
- Late decompensated MVD: Normal/low transvalvular flow, velocity, and PG

- Mitral-/Tricuspid MVD: Chronic volume overload with LV dilated
- Aortic-/Pulmonary MVD: Chronic pressure overload with LV hypertrophy, limiting volume-related dilation, LV compliance and clinical tolerance

Possibly severe mixed VHD에서 intervention을 고려해야 할 조건
1) Severe overall mixed VHD, 2) High transvalvular velocity, 3) LV dysfunction, 4) HF / pulmonary hypertension, 5) Significant changes of chamber geometry

2 복합 대동맥판 질환

AS는 planimetry 혹은 continuity equation의 AV area와 DVI를 이용하고 AR로 인한 SV 증가로 Vmax, MPG, continuity equation은 AS가 과대평가된다. AR은 reg. fraction을 이용하고 AS로 인한 SV 감소로 ERO와 reg. volume은 AR을 과소평가하게 만든다. 반면 단독 AR인 경우보다 SV감소가 더 생겨서 LV 직경과 용적 확장은 작은 편에 해당된다.

- AS + AR은 LV afterload 증가가 key issue이며 LV hypertrophy가 심하게 진행된다.
    - Discordant HG AS (AVA > 1.0 cm^2, MPG ≥ 40 mmHg)
      흔한 특징이며 concordant severe AS와 예후가 유사하다.
    - Poorly compliant LVH: LV compliance 제한, steeper LV filling 초래
    - 배제 질환: anemia, hyperthyroidism, AV fistula
    - Limiting LV enlargement
      Severe AR이라도 LVE가 제한적이므로 LV dimension은 severity 평가에 제한적이다. Non-/mildly dilated LV에서 regurgitant volume (moderate range)과 fraction (severe range) 사이에 discordance가 생길 수 있으며 LVESD > 50 mm 이전에 pressure overload로 좌심실 비대, 유순도 감소, 이완기 압력 상승이 예상보다 진행되어 증상이 생겨 intervention cut-off 적용보다 빠를 수 있다.
- AF은 atrial kick 소실로 moderate aortic mixed VD에서도 증상이 심해질 수 있다.
  Poor prognosis: LVEF < 50% + Vmax < 2.8 m/s

- 초기 high flow pseudo-moderate AS에서 후기 normal flow LG AS (true severe AS)로 진행
  High flow, AVA > 1.0 cm^2이지만 normal flow가 되면 AVA < 1.0 cm^2로 되므로 poor prognosis가 예상된다. 따라서 true severe AS임에도 LVEF ≤ 50%와 AV Vmax < 2.8 m/s가 생기면 high risk로 해당할 수 있다.
- LVOT 속도가 빠르므로 베르누이 공식 적용은 PG를 과대 평가할 수 있고, 참고로 very high flow rate (TFR)는 up to > 350 mL/s에 해당된다.
- SV 증가로 AVA > 1.0 cm^2인 경우에도 pressure overloading이 생길 수 있기에 AVA, ERO, Reg.vol 모두 hemodynamics 반영이 적절치 않을 수 있다. 따라서, AS와 AR가 모두 증가할수록 transvalvular flow 상승으로 Vmax와 MPG는 같이 증가되기 때문에 AV overall severity 판단에 이들 두 가지가 도움된다.
- 결국 moderate AS/AR이라도 Vmax > 4 m/s 혹은 MPG > 40 mmHg가 조기에 생겨서 교정이 필요할 수 있다.

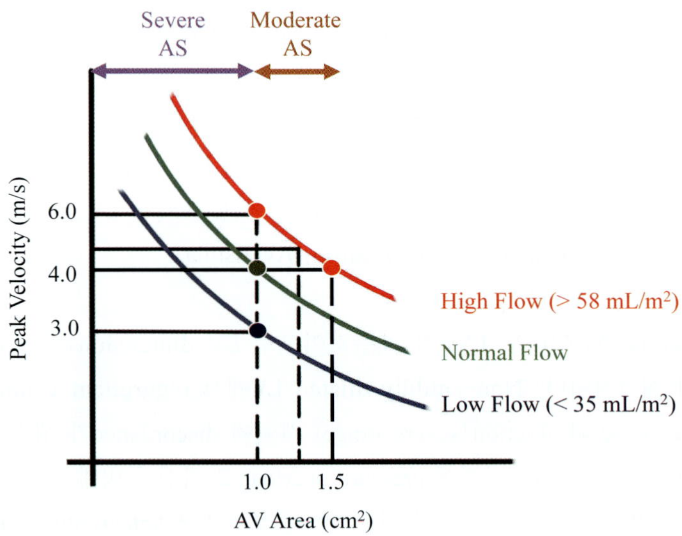

그림 14-1 혈류량에 따른 대동맥판 면적과 최고 속도 상관 관계

3 복합 승모판 질환

Moderate MS/MR인 경우라도 volume overloading으로 인해서 좌심방 압력 상승이 심해져(flow dependent) 증상이 조기에 생길 수 있다.

- Discordant HG MS

  Mixed AVD와 같이 MPG > 10 mmHg, MVA > 1.5 cm^2의 discordant HG MS가 흔하다. MPG가 3-5 mmHg까지는 MR이 risk factor이지만 그 이상의 MPG에서는 MS가 더 중요한 영향을 미치게 되며 MPG ≥ 6 mmHg가 되면 예후가 좋지 않다.

- Severity

  MR 때문에 continuity equation은 맞지 않으며 AS/AR처럼 transmitral peak velocity, MPG, mitral VTI가 MV overall severity 판단에 도움되며, 특히 DVI(TVI-MV/LVOT)를 권장하며 2.5 이상이면 prosthetic MV처럼 severe MS에 해당한다. PHT는 MR이 동반되면 좌심실(심방) 유순도 변화가 생겨서 PHT의 MVA 값은 부정확하고, continuity equation으로 구한 MVA는 MR로 인한 transvalvular flow 증가로 MS severity가 과대 평가된다.

표 14-1 복합 판막질환의 평가

Measurements	Main VHD	
	MS+MR	AS+AR
Stenosis	Gorlin (UD) Cont. Eq. (IA; MVA, UD) PHT (IA) MPG (A, OV; Poor Px > 5 mmHg) Mitral E-velocity (A) DVI (A; Severe, TVI_{MV}/TVI_{LVOT} > 2.5) Planimetry (A)	Vmax/PG (OV; LVOT Vmax > 1.2 m/s) Planimetry (A): Most reliable DVI (A) Gorlin (A) Cont. Eq. (A)
Regurgitation	VC (A) with PISA: Most reliable EROA (UD) RV/RF (UD)	LV size/volume (IA: delayed LV enlargement) Jet/LVOT width (A): helpful PHT (IA) VC/PISA (A), ERO/Req.volume (UD) Reg.fraction (UD)
Cardiac Function	MPG DVI LA volume PASP	MPG (A) Vmax (A) LV remodeling NT-ProBNP

UD, underestimated; OV, overestimated; IA, inappropriate; A, appropriate

4 대동맥판 협착과 승모판 폐쇄부전

Pressure/volume 증가로 LV remodeling이 심하며 contractility가 과대평가될 수 있으며, AS severity가 masking되면서 동반되는 좌심실 기능 저하의 조기 발견이 안될 수 있다.

- LF, LG-AS가 흔하다(LVEF > 50% 경우라도 최소 moderate MR이 동반되면 AVA 0.8-1.0 cm^2의 이하에서 가능하다). 이는 LVEF가 낮을수록 더욱 LF, LG가 생기게 된다.
- Classic or paradoxical LF, LG-AS에서는 DSE보다 AV-calcium score가 더 좋을 수 있다.
- AS와 MR을 동시에 수술적 교정을 하게 되면 LVEF가 증가될 수 있고, AS를 교정하면 primary (one-stop-shop)보다 secondary MR (two-step-shop)이 70%에서 호전될 수 있다.
- Severity

  AS가 있는 경우 MR flow는 증가되어 MR-ERO가 커질 수 있다. MV inflow를 이용한 volume 측정은 RVOT보다 어려울 수 있고, PISA법은 RCC prolapse AR에서 PLX에만 사용하고 그 외는 PISA를 이용한 volume은 부정확한 경우가 많다.

5 대동맥판 협착과 승모판 협착

두 판막 모두 협착의 경우 예상보다 cardiac output 감소가 심해서 low flow 상태가 생겨 low gradient가 일어난다. 따라서 LF, LG-AS/-MS로 모두 과소 평가되어 진단이 늦어질 수 있다. Severe AS가 있으면 true (severe), pseudo (moderate), mild MS의 구분이 중요하다.

- True severe MS는 severe AS로 인해서 underestimate 되므로 MVA가 약간 크게 측정될 수 있다. 따라서 MVA > 2.0 cm^2의 true severe MS는 AVR을 하면 MVA는 약간 작아지거나 그대로 유지된다.
- MVA < 1.9 cm^2 (specifically, < 1.5 cm^2)에서는 true severe MS가 대부분이며 MVA > 2.0 cm^2의 moderate MS에서 pseudo MS가 존재할 수 있다.
- MVA > 2.0 cm^2의 환자들의 50%는 pseudo MS가 있을 수 있다. 즉, AVR을 하면 오히려 MVA가 더 커지는 경우가 pseudo MS에 해당된다.

6 대동맥판 폐쇄부전과 승모판 폐쇄부전

처음 preload가 증가하나 후기에는 total stroke volume과 blood pressure 증가가 되어 AR에 있어서 afterload가 증가될 수 있다. 대부분 심실 기능 과대평가가 나타나므로 GLS가 심실 기능평가에 도움이 된다.

- Mild to moderate AR on chronic MR의 경우는 비교적 tolerable하지만 any degree of MR on chronic AR의 경우는 LV dilation과 dysfunction이 빨리 진행되어진다.
- 두 가지 역류로 좌심실 용적 증가와 기능 저하가 심하다. AR 증가는 secondary MR 동반이 될 수 있다. 따라서 irreversible LV remodeling 전에 AR 교정이 필요할 수 있다.
- 주의해야 할 심초음파 측정 변수
  - RV of AR: Forward LVSV–Forward RVSV (1st)
  - RV of MR: Total LVSV–Forward LVSV (1st)
  - 2D-PISA: Only for RCC prolapse AR in PSL View, or Last option for RV of AR/MR
  - LV-mitral inflow: Not recommended for RV of MR
  - Indexed RF of AR/MR/Total regurgitation: More accurate
    - Indexed RF of AR = 100 × RV of AR / Effective LVSV
    - Indexed RF of MR = 100 × RV of MR / Effective LVSV
    - RF of Total R = 100 × (RV of AR + RV of MR) / Effective LVSV

- RV of MR = 2D PISA (EROA × TVI_{MR})
  = Total LVSV – Forward LVSV
- RF of MR = RV of MR / Total LVSV

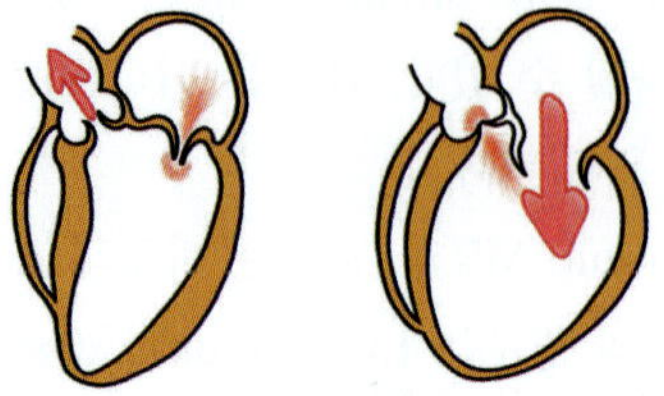

- Total LVSV = 2D/3D Volumetry
- LV FV = MV Inflow
  = Effective LVSV + RV of MR

→ LVOT PW (0.785 × D^2 × TVI_{LVOT})

- RV of AR + MV inflow = Total LVSV = Forward LVSV + RV of MR (In case of No MR)
  (Effective LVSV + RV of AR)
- RV of AR = Total LVSV – MV inflow (Forward RVOT SV)
  = Forward LVSV – MV inflow (Forward RVOT SV) (In case of MR)
  → 2D-PISA (ERO_{AR} × TVI_{AR})
- RF of AR = RV of AR / Forward LVSV

그림 14-2 대동맥판 폐쇄부전과 승모판 폐쇄부전이 동반된 경우의 역류량 계산

표 14-2 대동맥판막 치환술 이후 승모판 폐쇄부전의 변화 정도

Expected regression	No regression
Secondary MR	AF-related functional MR, AF
LVEDD & LVESD withing normal range	Degenerative MR
Lower burden of baseline MR	Mitral leaflet/annular calcification
No PVL & low AV gradients post-TAVR	Mitral annular dilation (> 35 mm)

7 승모판 폐쇄부전과 삼첨판 폐쇄부전

TR로 인한 LV preload 감소로 MR이 과소평가될 수 있다.

표 14-3 승모판막 치환술 이후 삼첨판 폐쇄부전의 변화 정도

Expected regression	No regression
Small Atria	AF
Lower burden of baseline TR (< Mod)	TVA/RV dilation or dysfunction
Normal PAP or isolated post-capillary PH	Combined pre-and post-capillary PH

8 대동맥판 협착과 삼첨판 폐쇄부전

AS로 인해서 TR이 악화되고, TR은 left side preload 감소로 LF, LG-AS로 평가될 수 있으며 AS를 교정할 적에 secondary TR은 secondary MR처럼 two-step-shop treatment를 고려한다.

9 대동맥판 폐쇄부전과 승모판 협착

두 가지 서로 상반되는 기전을 가진다: AR로 인한 SV 증가는 MS로 상쇄되어 잘 생기지 않을 수 있다. 따라서 MS가 있으면 AR 진행이 느려진다. 그리고 AR로 인해서 MS PHT가 짧아져 MVA가 커질 수 있다(MS severity가 과소평가될 수 있다).

표 14-4 다중 판막질환의 상호 작용

	AS	AR	MS	MR
AS		• PHT, unreliable • LV Volume ; less pronounced	• PHT, unreliable • LFLG-MS • Continuity Eq. ; limited use • Rec) Planimetry	• High MR Volume • Higher MR Jet velocity More forceful narrow jet ; underestimate MR severity • ERO less affected than MRV and color mapping • PISA-EROA/RV ; cautiously useful • VC: relatively reliable
AR	• Vmax of AS, overestimated		• PHT/MPG, underestimated • Continuity Eq. ; limited use • Rec) Planimetry	• LV dilation may increase ROA of 2nd MR • EROA/RV/RF ; cautiously useful • VC, reliable
MS	• Lower CO & PG • Lower Vmax • LFLG-AS • Continuity Eq. ; lower AVA • Rec) DVI	• Reduce CO & AV-PG • Lower RV & RF • Make LFLG AR • PISA-EROA ; unreliable • VC, reliable		• VTI-Mitral/LVOT, unreliable

(계속)

MR	• Lower PG • Continuity Eq. ; underestimated • Rec) DVI	• RV/RF/ERO ; cautiously reliable • Jet/LVOT width ; useful • VC, reliable	• PHT, unreliable • Continuity Eq. ; limited use	
Rec)	• AVA (Continuity Eq.) • DVI	• VC • EROA (PISA)	• Planimetry	• EROA (PISA) • VC

Chapter 15

비후성 심근병증

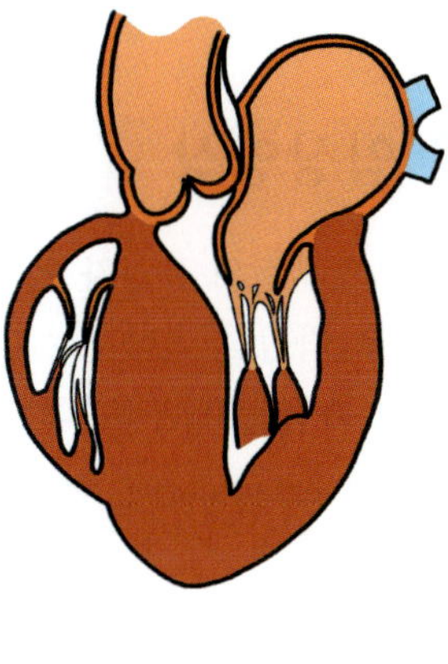

Chapter 15 비후성 심근병증

진단에 앞서 운동 선수 심장, 고혈압성 심비대 그리고 아밀로이드 심근병증의 감별이 중요하다. 고혈압이 장기간 치료되지 않은 경우에는 고혈압성 심비대와 감별이 어렵고 septal bulge의 진단과 혼돈되지 않도록 한다. HCM의 경우 high voltage QRS와 T inversion 소견의 심전도가 보이지만 5-10%에서는 정상 심전도를 보일 수도 있다. Septal HCM의 경우 좌심실 유출로의 폐쇄 유무 확인이 중요하고 그 압력 차이를 잘 측정하도록 한다. 이는 약물 치료 후 압력 차이 감소가 발생하는지 관찰해야 하기 때문이다. Apical HCM의 경우에는 심첨부 pouch 유무 관찰이 중요하다. 최근 CMR을 이용하여 fibrosis 존재 여부 판명이 중요한데, 이는 악성 부정맥에 따른 치료 방침을 결정할 수 있기 때문이다. 마찬가지로 contrast 심초음파 역시 활용될 수 있다.

1 임상양상

심근 단백질의 유전자 돌연변이에 의해 생기는 상염색체 우성 유전 질환으로 단독적으로 좌심실 벽이 두꺼워지거나 대동맥판 협착증 혹은 고혈압이 같이 동반될 수 있고 좌심실 심박출률은 정상이거나 감소되어 있다. Septal curvature에 따라서 60%는 reversed curve, 15%는 apical, 15%는 sigmoid curve, 10%는 neutral curve를 보인다.

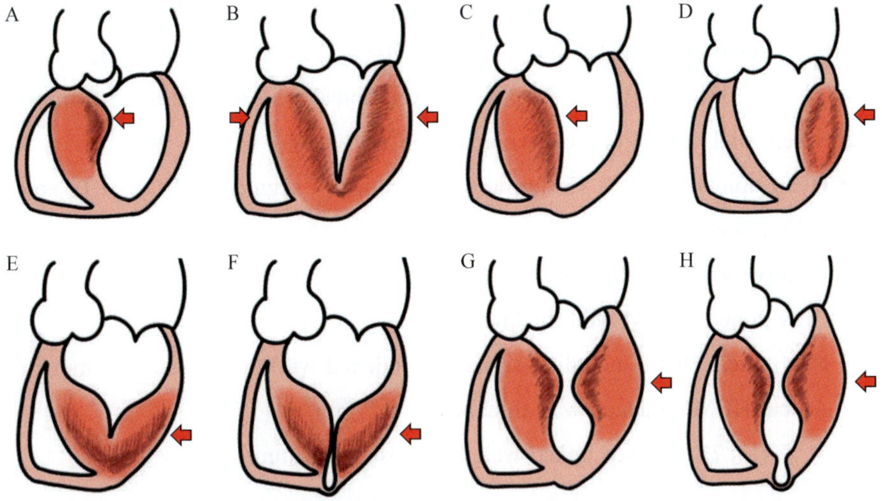

그림 15-1. 비후 부위에 따른 심근병증의 표현 분류. (A) Asymmetric septal HCM with LVOT obstruction, (B) Concentric HCM, (C) Asymmetric septal HCM without LVOT obstruction, (D) Mass-like HCM, (E) Apical HCM, (F) Apical HCM with Aneurysm, (G) Midventricular HCM, (H) Midventricular HCM with Aneurysm

2 진단

진단은 좌심실의 최소 1 segment에서 심근 비대가 15 mm 이상이거나 좌심실 중격/후벽의 두께 비율이 1.3 이상이면 가능하다. 하지만 15 mm 미만일지라도(최소 13 mm 이상) LGE를 포함한 다른 증거, 가족력 혹은 유전적 변이가 있으면 비후성 심근병증으로 진단이 가능할 수 있다.

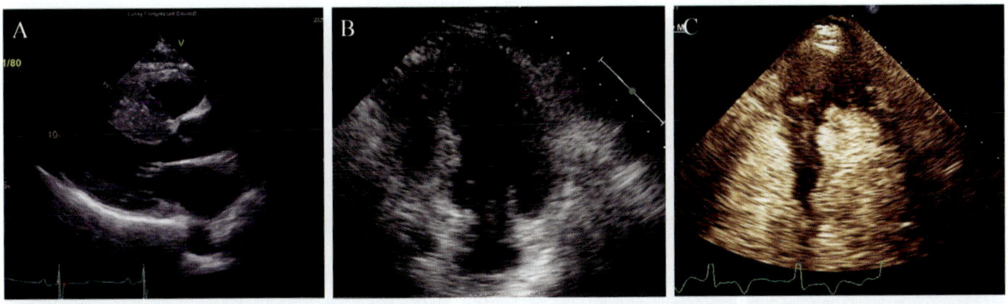

그림 15-2 Septal HCM 소견(A), 정상적 심근벽 두께를 보이더라도(B), 수 년 지나 apical HCM(C)으로 진행될 수 있다.

Apical HCM의 경우 overt apical HCM 혹은 relative apical HCM으로 구분할 수 있으며 relative apical HCM의 경우 2년 전후로 20%에서 진행될 수 있다. 참고로 정상 건강인과 구분이 모호한 경우 indexed apical wall thickness ≥ 5.6 mm/m^2 (equivalent of 11 mm)이면 relative apical HCM으로 분류할 수도 있다.

- Overt apical HCM: ≥ 15 mm at one of apical 4 segments + ECG (+) + apical obliteration or pouch
- Relative apical HCM: 11-15 mm but other findings (+)
- Gray zone in HCM wall thickness
  Non-apical HCM (including sigmoid): Indexed wall thickness > 8.5 mm/m^2
  Apical HCM: Indexed wall thickness > 5.5 mm/m^2
- 정상 건강인: Indexed apical wall thickness < 5.5 mm/m^2

3 특징적인 심초음파 소견

SAM (Systolic Anterior Motion), LVOT Obstruction

Venturi effect & drag forces로 인해서 SAM 및 dynamic LVOT obstruction이 유발되고, CW Doppler에서 late peak (dagger shape) 소견이 관찰된다. 이때 SAM으로 인해서 주로 posterolateral 방향의 MR이 흔히 생기게 된다. 만약 central 혹은 anterior jet인 경우에는 organic valve disease를 의심할 수 있다. LVOT flow 속도를 측정할 경우 MR jet를 완전히 분리하는 것이 중요하다 (flow duration & Doppler spectral configuration으로 구분).

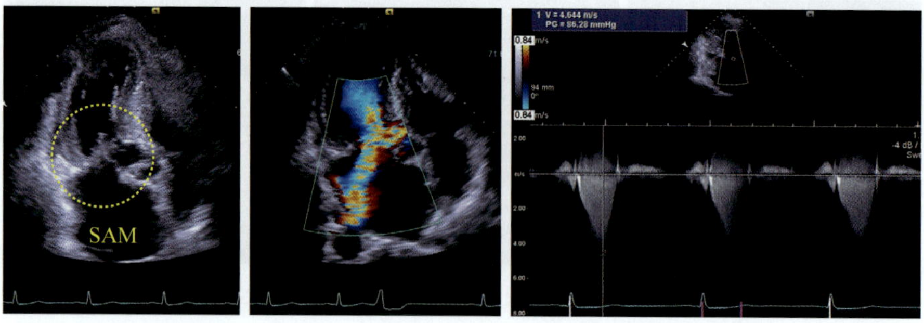

그림 15-3 SAM에 따른 dagger 모양의 Doppler가 관찰되고, MR이 유도된다.

표 15-1 Intrinsic mitral valvular regurgitation을 시사하는 소견

Primary mitral valve disease contributing to mitral regurgitation in HOCM
MVP; chordae rupture with post. leaflet flail, excessive elongation of post. leaflet
Leaflet destruction following endocarditis
Repeated septal contact causing traumatic fibrosis
Rheumatic MVD
Mitral annular calcification
Anomalous papillary muscle attachments to anterior leaflet

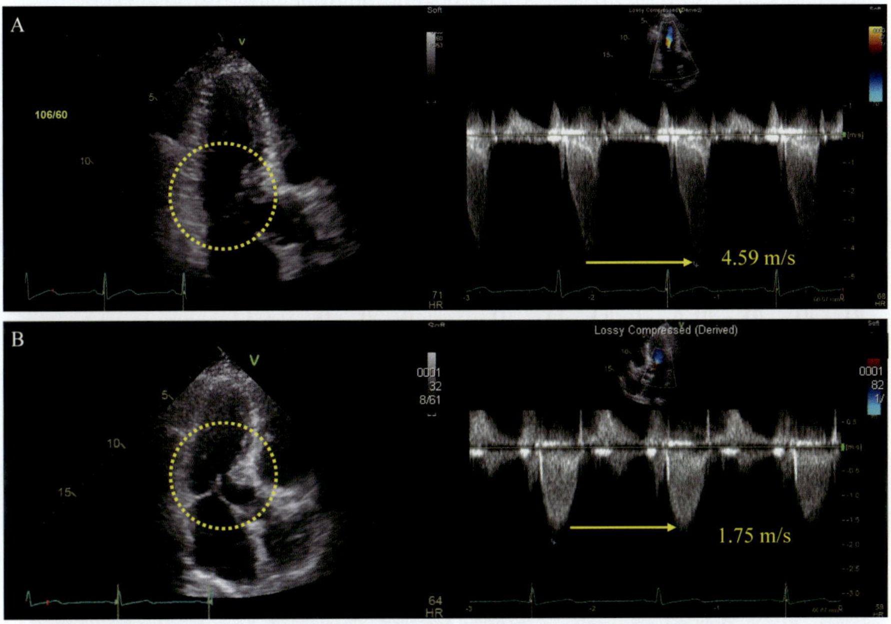

그림 15-4 베타 차단제 사용 전의 SAM(원)에 따른 dagger 모양의 Doppler 속도가(A) 베타 차단제 사용 후 혈류 속도가 감소됨을 보여주고 있다(B).

좌심실 유출로 협착의 정의

- Basal obstruction: resting 때 30 mmHg 이상 압력차가 있을 경우
- Non-obstruction: resting 때 30 mmHg 이하이고 provocation에서도 30 mmHg 이하인 경우
- Labile(dynamic) obstruction: resting 때 30 mmHg 이하이고 provocation에서는 30 mmHg 이상인 경우

휴식 시 혹은 유발 검사에서 최소 50 mmHg 이상의 압력차가 되어야 치료 적응증으로 간주될 수 있다. 설명되기 어려운 호흡 곤란이 있을 경우 운동 부하로 협착 및 MR 유발을 확인한다.

Brockenbrough 현상

심실 조기 수축 이후에 stroke volume의 증가가 없고 오히려 감소됨으로써 대동맥의 수축기 압력이 낮아지게 된다. 따라서 맥압이 감소되는 Brockenbrough 현상이 나타나게 된다. 하지만 대동맥판 협착증이 있는 경우에는 오히려 대동맥 수축기 압력이 상승되어 맥압이 커지는 현상(Brockenbrough negative)이 나타난다.

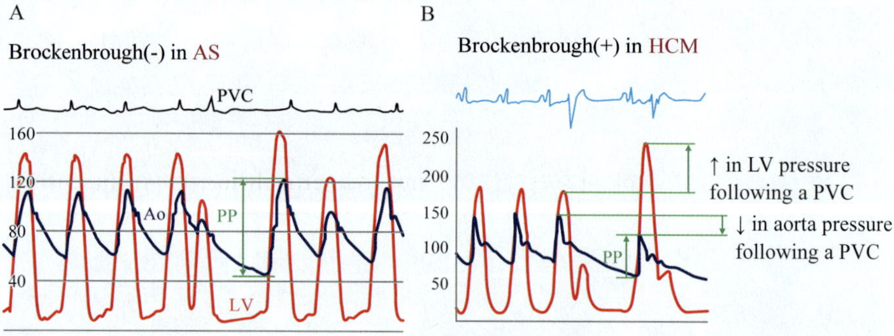

그림 15-5 대동맥판 협착증인 경우(A) Brockenbrough negative이며, LVOT 협착의 비후성 심근병증의 경우는(B) Brockenbrough positive를 보인다.

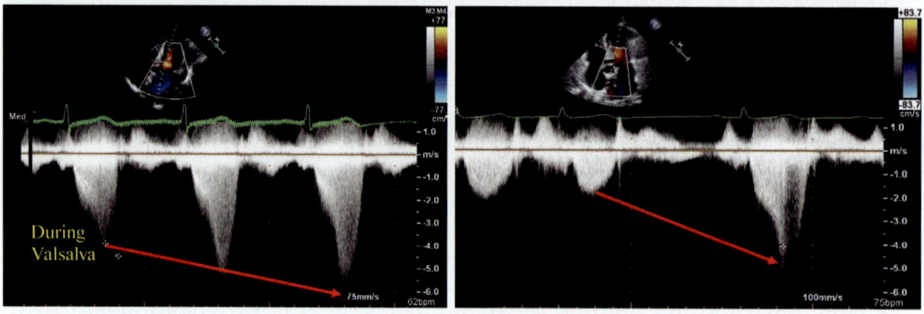

그림 15-6 Valsalva 조작에 따른 압력 차이의 상승 소견과 심실 조기 수축 이후의 압력 차이 상승의 도플러 소견은 서로 같은 기전으로 설명할 수 있다.

승모판막 하부의 구조적 이상(Sub-mitral Apparatus Anomaly)

Drag 기전을 유발하는 요인으로 aorto-mitral angle(< 115°), coaptation height (> 6 mm), accessory chordae가 관여할 수 있다.

- Myocardial crypt
- Hypertrabeculation
- Accessory apical-basal muscle bundle(60%)
- Leaflet elongation: AML(≥ 30 mm), PML(≥ 17 mm)
- Accessory secondary(strut) chordae: 정상적인 primary chordae는 free edge에, secondary chordae는 body에 붙지만 secondary chordae가 hypertrophy, retracted, agglutinated, fibrotic change를 보이면서 primary chordae가 상대적으로 느슨해진다(slack).
- Abnormal papillary muscle: Bifid 혹은 3-4개의 accessory를 가지며 비정상적으로 leaflet body나 free edge에 부착되기도 한다. Apical displacement로 첨부 1/3에 위치한다(정상의 경우, 2/3의 midportion에 위치). Papillary hypertrophy 소견이 흔히 나타난다(≥ 11 mm of vertical/horizontal dimension at papillary level of PSX).

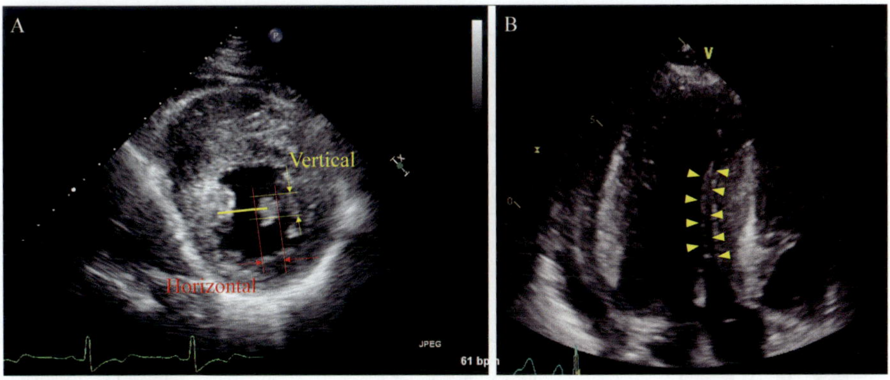

그림 15-7 Papillary muscle의 hypertrophy의 측정(A)과 특징적인 accessory apical to basal muscle bundle(B)

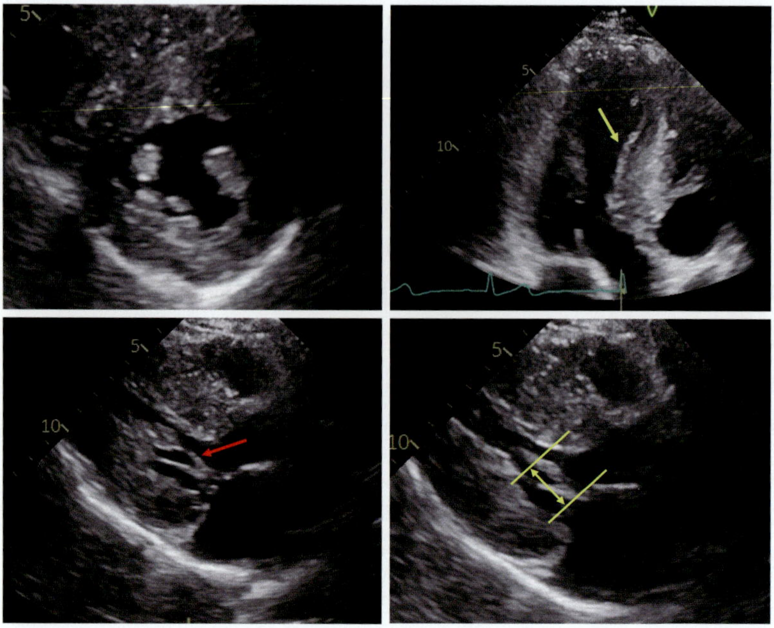

그림 15-8 HCM 승모판막 하부 비정상 구조. 여러 개의 papillary muscle과 함께 muscle bundle(노란색 화살표), accessory chordae(빨간색 화살표), 그리고 긴 coaptation height 소견이 관찰된다.

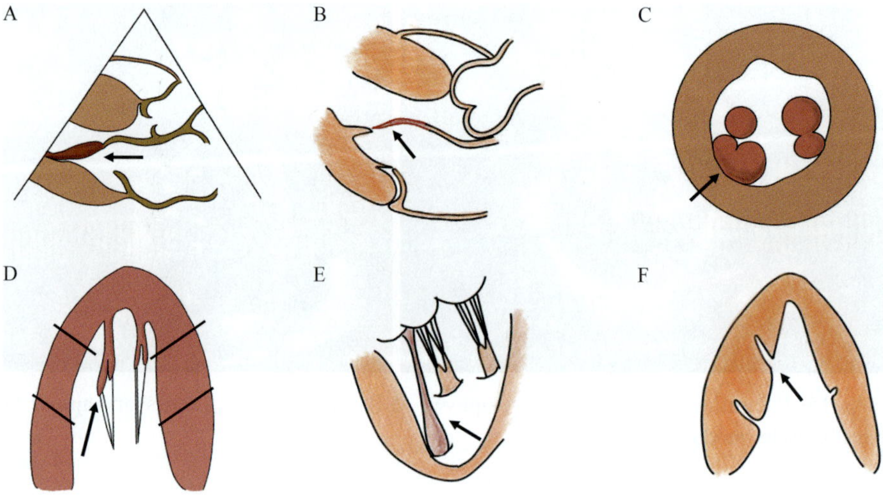

그림 15-9 비후성 심근병증의 특징으로 papillary muscle이 전엽에 직접 붙거나(A), 판막이 늘어나거나(B), bifid, accessory 혹은 agglutinated papillary muscle(C), bifid papillary muscle(D), accessory papillary muscle(E), 그리고 myocardial crypt(F)가 관찰될 수 있다.

'Ace of Spades' in Apical HCM

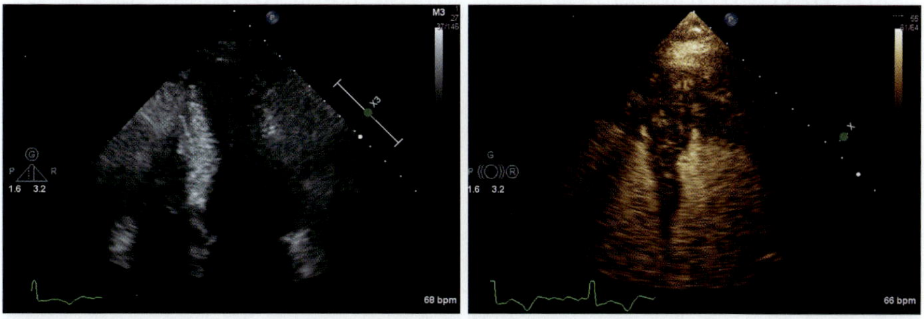

그림 15-10 Ace of spades. HCM의 2D 및 LVO 소견으로 spade의 ace모양으로 관찰된다.

Apical Pouch / Aneurysm / Thrombus

Apical view에서 장축에 수직으로 aneurysm의 maximal trans-dimensional width ≥ 2.0 cm의 경우에 항응고제 사용과 ICD 삽입이 적극적으로 추천된다. 아직까지 pouch와 aneurysm의 정확한 정의나 차이는 없고 gold standard tool은 CMR이 좋다.

- Pouch: Small outpouchings (< 10 mm in size), Not dyskinetic or akinetic
- Aneurysm: Thin-walled dyskinetic or akinetic (> 10 mm in size), High risk of adverse event

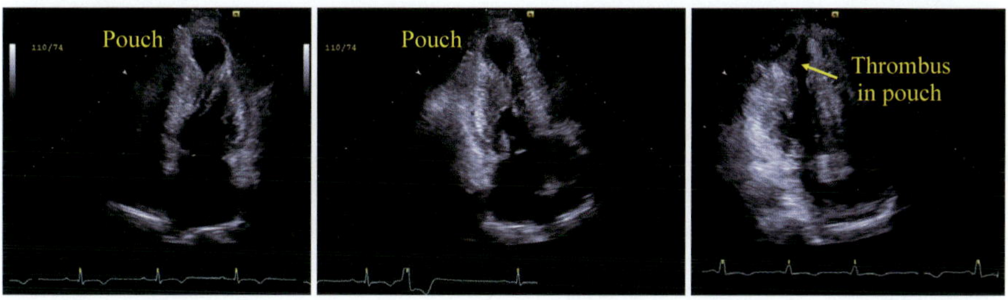

그림 15-11 HCM의 말기에 심첨부의 aneurysm이 발생할 수 있다.

Burnout Stage

일부 HCM에서 장기간에 걸쳐 burnout 상태가 생기면 DCM처럼 심박출률 감소가 발생할 수 있다.

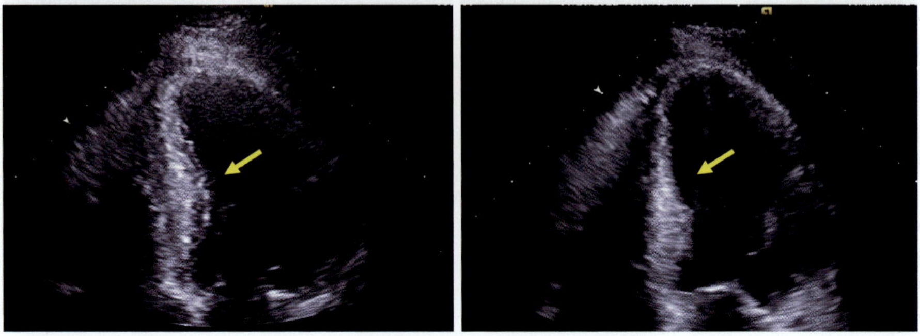

그림 15-12 HCM에서 장기간에 걸쳐 중격 부위 심근의 burnout으로 얇아진 소견이(화살표) 나타날 수 있기에 간혹 DCM과 혼돈이 생길 수 있다.

HCM related Doppler

Hypertensive heart disease-SAM은 end-systolic SAM("Pseudo-SAM")이며, HCM-SAM은 early-systolic SAM이다. 그리고 MR(HCM)은 isolated posterior jet flow로써 mid-late systolic peak과 round contour를 나타낸다.

협착은 LVOT 혹은 MVO 그리고 두 가지 동반(LVOT with MVO)이 같이 될 수 있기에 LVOT와 AS, 또는 LVOT와 MVO가 같이 보여지는 tandem stenoses로 나타날 수 있다.

- Dagger shape distal to LVOT: Late peaking(Bowie knife)
- Lobster-claw shape proximal to LVOT: Mid systolic drop, severe LVOT obstruction(> 60 mmHg)에서 보일 수 있다.
- Ice-pick shape in MVO: Late peaking
- Fangs shape in combination of MVO and apical aneurysm: Aneurysm으로 역류된 혈류가 이완기에 mid-ventricle로 이동된다.

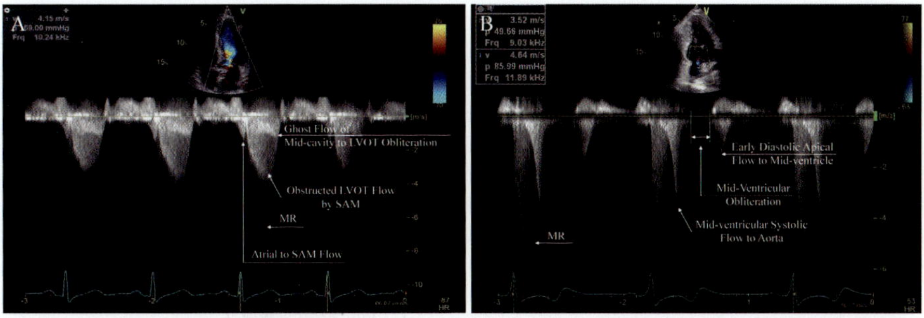

그림 15-13 HCM-related Doppler. LVOT만 있는 경우(A)와 mid-ventricular obliteration 만 있는 경우(B)에 Doppler가 서로 다르다.

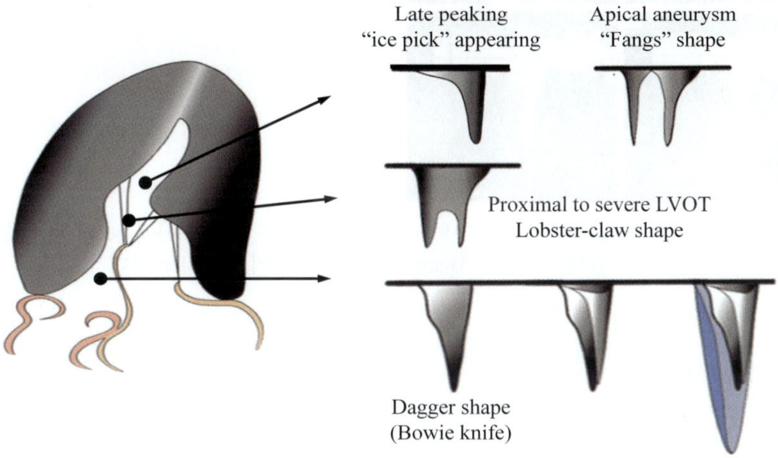

그림 15-14 Obstructive Doppler. 협착 위치에 따라 Doppler가 달라질 수 있다.

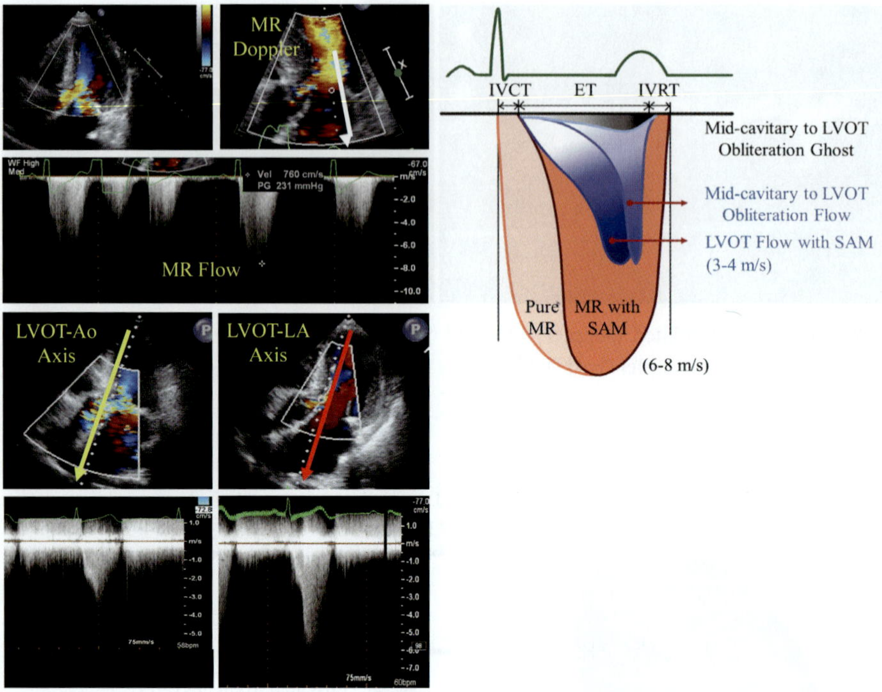

그림 15-15 Beam alignment(HCM). 내측 좌심방 쪽(붉은색 화살표)에 beam 축이 들어가지 않도록 주의한다(노란색 화살표). Beam 축에 따라 여러 Doppler 형태가 나타날 수 있다.

Cardiac MRI

해상도가 좋아서 심근 segment 별로 두꺼워진 부분, scar, aneurysms, RV wall thickness, papillary muscle과 mitral valve의 구조적 이상 및 myocardial crypts를 잘 확인할 수 있다.

LGE는 HCM의 65%에서 양성으로 나오지만 young age나 mild HCM에서는 음성으로 나올 수 있고 non-hypertrophied segment에서는 LGE가 음성으로 주로 나타난다.

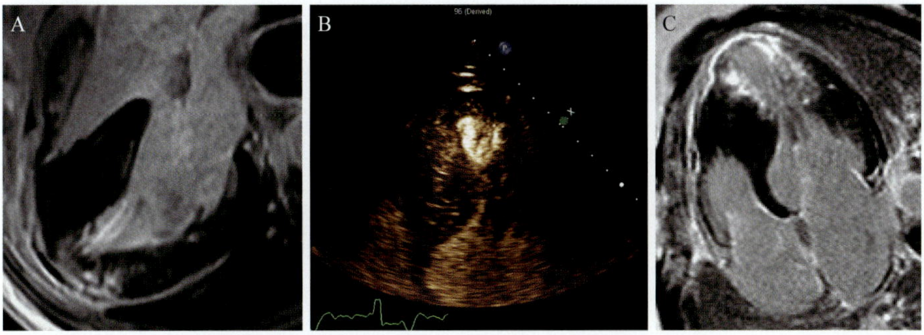

그림 15-16 비후성 심근병증의 경우 patch 양상의 LGE 소견이 관찰된다(A). 조영 심초음파(B) 및 CMR(C)에서 심첨부의 pouch가 관찰된다.

4 Hypokinetic HCM

HCM의 3%는 진단 당시에, 3%는 추적 관찰 중에 LVEF < 50% 및 hypokinesia가 나타날 수 있으며 허혈성 질환, 심방 세동, 심박동기 삽입 그리고 초기 LVEF < 55% 등이 발생 예측 인자로 알려져 있다.

- End-stage HCM: LVEF < 50%인 경우로 예후가 좋지 않다. 이들 중 1/4에서 SCD를 경험하는 것으로 알려져 있다.

5 Apical Displacement of Papillary Muscle (ADPM)

Apical HCM과 구분하는 것이 중요하며 ADPM에서도 심전도가 apical HCM처럼 보일 수 있기 때문에 필요하면 LVO를 시행하는 것이 바람직하다. GLS의 감소, apical aneurysm, 혹은 LGE 등은 apical HCM에서 잘 나타난다.

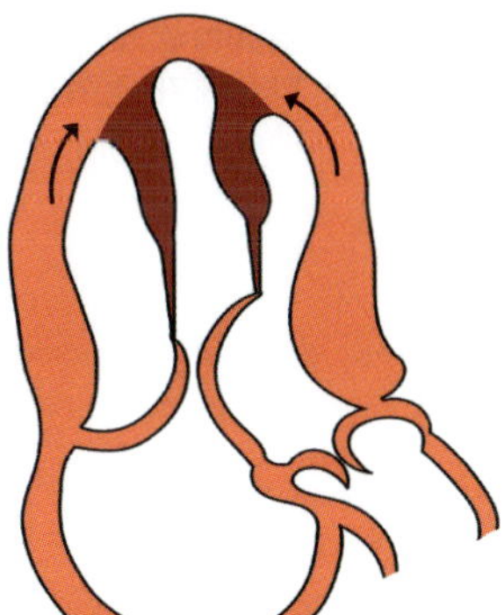

그림 15-17 Apical displacement of papillary muscle. Apical HCM이라기보다는 심첨부쪽으로 papillary muscle이 위치해 있다.

6 Isolated Basal Septal Hypertrophy (Ventricular Septal Bulge)

HCM과 유사하게 sigmoid septum이 나타날 수 있으므로 감별이 필요하다. Septal bulge는 고혈압이 오래 지속되는 경우에 생기거나 고혈압이 있는 고령에서(60세 이상) 주로 관찰된다. Basal septum 단독 두꺼워진 경우만 고려한다.

심초음파 특징

- Basal septum ≥ 14 mm & < 15 mm, mid-distal septum ≤ 12 mm, posterior wall < 11 mm, Basal/mid thickness ratio ≥ 1.3
- Sharp aorto-septal angle < 110°
- LOVT obstruction (-), SAM (-)

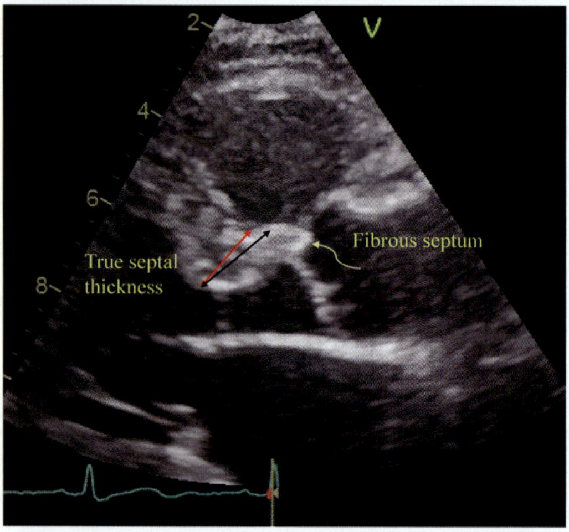

그림 15-18 True septal thickness. Sigmoid septum에서 간혹 fibrous septum을 관찰할 수 있으며 true septum을 구별할 수 있어야 한다(검은색이 아니고 붉은색 화살표가 정확한 측정이다).

Chapter 16

확장성 심근병증

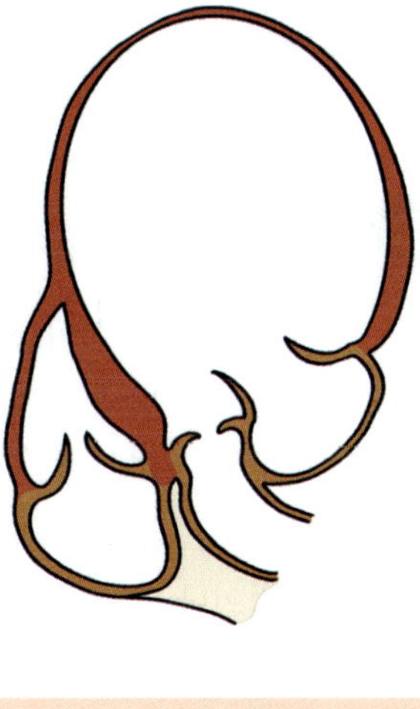

Chapter

16 확장성 심근병증

심초음파로 확장성 및 허혈성 심근병증을 감별하기가 어렵다. 따라서 추가적인 contrast 심초음파 혹은 CMR이 이용되기도 한다. 그 외에 고혈압성 확장성 심근병증을 임상에서 흔히 관찰할 수 있고 말기 신부전 환자에서 uremic의 경우도 종종 볼 수 있다. 간혹 비후성 심근병증의 말기 상태인 burn-out인 경우가 나타날 수 있음을 유념해야 한다. 여러 가지 원인 질환을 배제한 이후에 특발성 진단을 내리게 된다.

1 임상양상

관상동맥질환이나 비정상적인 과부하 조건이 없는 상태에서 심장 근육의 이상으로 좌심실 확장 및 박출률이 감소되는 질환이다.

2 진단

- 2023년 유럽 지침서에 의하면 좌심실(혹은 좌/우심실)의 수축기능 부전과 함께 확장이 동반되는 것으로 정의하면서 관상동맥질환과 심장기능에 부하를 주는 경우는 제외한다.
- 수축기능은 심초음파나 CMR 모두 가능하고 좌심실의 확장은 좌심실 이완기말 용적이나 직경이 2z-score 이상인 경우로 정의하고 있다. 그 외 추가적으로 non-dilated LV cardiomyopathy를 제시하고 있다.

일반적인 정의

- 좌심실 박출률 < 50%
- LVEDD > 58 mm (M), 52 mm (F)
  LVEDVI > 75 mL/m^2 (M), 62 mL/m^2 (F)
- Non-dilated LV Cardiomyopathy
  아래 두 가지 표현형이 있을 수 있다.
  - Isolated regional (or global) LV dysfunction with/without scar or fatty infiltration
  - Isolated global LV hypokinesia without scar

  여기에는 ALVC/ARVC 및 arrhythmogenic DCM 등이 포함될 수 있다.
- Isolated LV dilation
  운동선수 심장과 달리 원인 없이 normal EF를 가지면 LV 확장이 있을 수 있으며 early DCM의 초기 현상일 수도 있다.

3 특징적인 심초음파 소견

좌심실 확장

- 병이 진행될수록 좌심실 모양이 구형에 가까워짐: Spherical index 1 (normal ≥ 1.5)
- Spherical index = long axis dimension/short axis dimension

좌심실 수축기능 감소(Global/Regional Wall Motion Abnormality)

2D-EF, 3D EF, GLS, stroke volume, cardiac output을 확인한다.

M-mode

Mitral E-point septal separation (EPSS) 증가 및 aortic valve의 early closure

Mitral regurgitation

판막의 구조적 이상 없이 LV remodeling, dilated mitral annulus, incomplete coaptation으로 인해 발생하며 이때 papillary muscle의 apical displacement가 생겨 leaflet tenting area가 넓어진다.

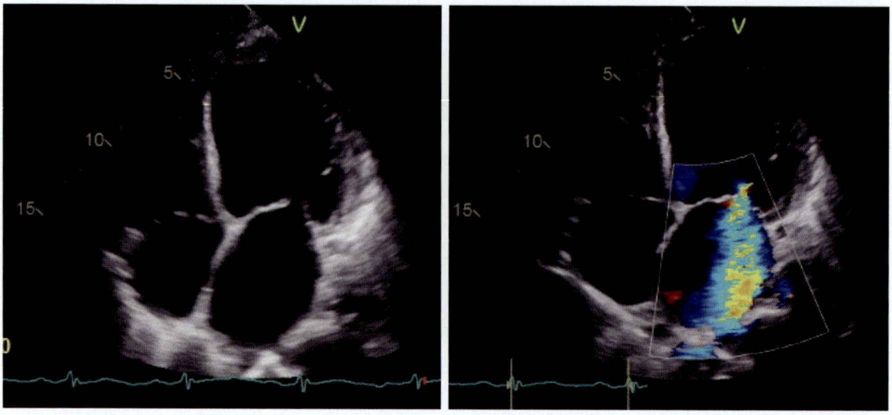

그림 16-1 확장성 심근병증 및 이차성 승모판 폐쇄부전

4 Cardiac MR

좌심실의 확장 및 심근 섬유화가 관찰된다. 주로 mid-myocardial 혹은 epicardial nonischemic LGE 패턴이 나타나지만 7%에서는 transmural 혹은 subendocardial LGE가 나타날 수 있다. 그리고 normal/narrowing(< 50% stenosis)/irregular luminal coronary artery 또는 distant thrombus 등이 관찰될 수 있다.

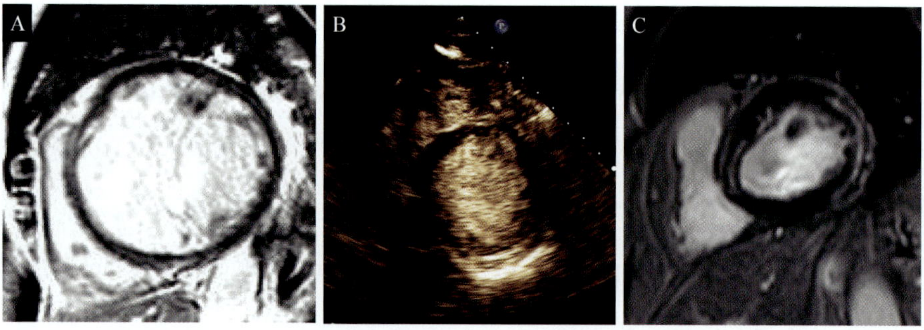

그림 16-2 확장성 심근병증에서는 mid-layer에 LGE 소견이 균일하면서 얇게 나타난다(A). 조영 심초음파(B)에서 보이는 강한 조영제의 흡착은 CMR(C)에서의 LGE와 유사하게 나타나고 있다.

5 원인 감별

대부분 심질환 말기에는 확장성 심비대를 보이므로 원인 감별이 요구된다.

표 16-1 확장성 심비대 형태의 감별진단

고혈압/당뇨/신장병	관상동맥질환(3VDs)
갑상선이상/쿠싱/갈색세포종	유육종증
비치밀화 심근병증	자가면역질환(RA/SLE)
약물 및 항암 관련	결체조직질환
급성/만성 심근염	주산기성 심근병증

Chapter 17

제한성 심근병증

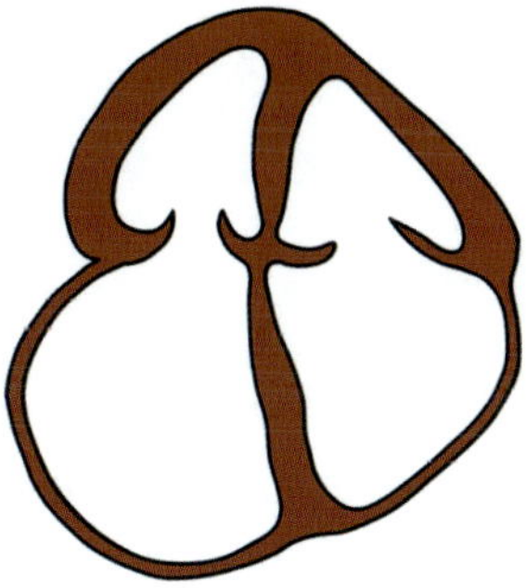

Chapter

17 제한성 심근병증

특발성의 경우 대부분 연령증가 및 심방 세동에 따른 제한성 이완기능 장애를 흔히 볼 수 있다. 원칙은 심근조직검사가 마땅하지만, 일반적으로는 CMR 정도까지 확인할 수 있다. 양측 심방비대 및 제한성 승모판막 혈류 유입 양상이 특징적이며 감별진단으로는 침윤성 질환을 확인하는 것이 중요하다. 그리고 특이적이지는 않지만 아밀로이드증 혹은 대동맥판 협착증에서 apical sparing pattern의 GLS가 나타날 수 있음을 알고 있어야 한다.

1 임상양상

심실의 탄성이 감소되어 심실 충만이 제한되는 질환으로 심실의 이완기 용적은 정상이거나 약간 감소되고, 심실벽의 두께는 정상이거나 증가된다. 따라서 좌심실 박출률은 비교적 유지되는 것으로 관찰된다.

2 원인

심근 침윤성 질환(amyloidosis, sarcoidosis, Fabry), 비침윤성 질환(특발성, 당뇨성) 그리고 endomyocardial fibrosis(hypereosinophilic syndrome) 및 carcinoid 등이 원인일 수 있다.

3 특징적인 심초음파 소견

- Preserved LVEF with biatrial enlargement
- Pulmonary hypertension with dilated IVC
- Pericardial effusion
- Diastolic dysfunction

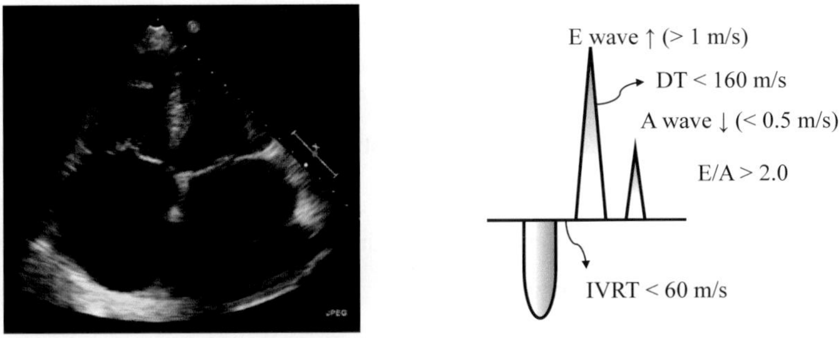

그림 17-1 양측 심방 확장이 심하게 나타나고 심실 크기는 비교적 유지된다. 따라서 도토리 모양의 심장 형태를 보이고 심방 세동이 흔하게 동반되어 TR이 쉽게 관찰된다. 심실근육은 비후 소견이 흔히 나타난다. 따라서 E파는 커지고 A파는 감소하는 restrictive mitral inflow 소견이 관찰된다.

4 Cardiac MR

좌심실 근육 내에 특징적인 섬유화 패턴이 나타날 수 있다.

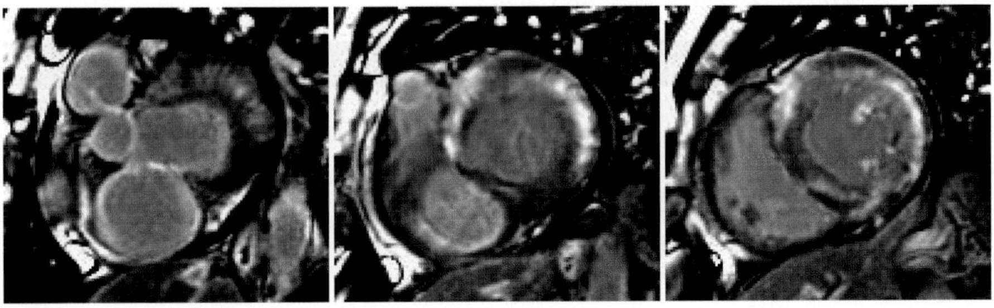

그림 17-2 아밀로이드증의 경우 diffuse interstitial 혹은 replacement LGE 소견이 mid-layer에 주로 나타난다.

5 심장 아밀로이드증(Amyloidosis)

종류

- AL type

정상 free κ/λ ratio: 0.26-1.65 (0.54-3.30, CKD)

- AA type
- Transthyretin (TTR) type: hereditary (variant)와 wild type이 있다.

동반 질환 및 의심 소견

- Carpal tunnel syndrome, Trigger finger, Aortic stenosis, Spinal stenosis
- Popeye's sign (spontaneous rupture of distal biceps tendon)
- Macroglossia
- Purpura, Raccoon's eye (periorbital purpura)
- Shoulder, knee and hip pain or surgery
- Unexplained atrial arrhythmias
- Orthostatic hypotension (intolerance to BP medications)
- Chronic diarrhea/constipation/weight loss
- HFpEF with LVH-EKG 환자의 10-20%에서 ATTR-CM (+)
- HFpEF without LVH-EKG 환자의 5%에서 ATTR-CM (+)
- Severe AS (LF LG): Male, > 65 years, NT-ProBNP > 1,000 pg/mL에서 TTR-amyloidosis가 10% (+)

아밀로이드증의 침범 부위

표 17-1 아밀로이드증 종류에 따른 침범 부위

Type of Amyloidosis	Cardiac	Renal	Liver/GIT	PNS	Soft Tissue
AL	●	●	●	●	●
TTR-mutant	●	Rare		●	
TTR-wild	●		Rare	Rare	Rare
A fib	●	●	●		
A ApoAI	●	●	●		
A Cys		●	●		Rare
A Gel		Rare		●	●

TTR-아밀로이드의 임상양상

표 17-2 TTR-아밀로이드증의 임상양상 차이점

	ATTRv	ATTRwt
Age at Symptom Onset	> 20 years	> 50 years
Male%	76-86	91-97
Duration of Symptom before Diagnosis	~ 3 years	~ 2 years
Median Life Expectancy after Diagnosis	2-5 years with Predominantly CM 8-10 years with Predominantly PN	4 years
Clinical manifestation		
Cardiac	Yes	Yes
Peripheral Nerve	Yes	Occasionally
Autonomic Nerve (including GI)	Yes	Rare
Kidney	Yes	Rare
Eye	Vitreous Deposition	Not Prominent
Musculoskeletal	Yes	Yes

심초음파 소견

- Disproportionate severity of LV diastolic dysfunction (Grade≥2, E/e′ > 16) relative to LVH extent
- Moderate/severe pulmonary hypertension
- Severe LV longitudinal systolic dysfunction with apical sparing
- Mitral-s′ < 5-6 cm/s (Rule of 5: 5-5-5)
  : Rare in case of septal-or lateral-e′ > 10 cm/s
- LV-GLS < 12%, Apical sparing (cherry on top) pattern
- RV wall thickening (> 5 mm)
- Myocardial granular sparkling
- Atrial septal thickening (> 5 mm) and biatrial dilation
- Thickening of AV (> 2 mm) or MV (> 5 mm)

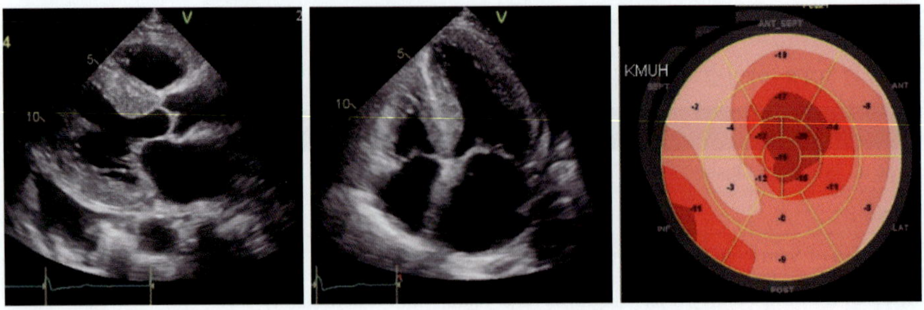

그림 17-3 아밀로이드증의 특징으로 심방중격 비후와 심근 내 granular sparkling 소견, 그리고 apical sparing인 'cherry on top' GLS가 나타난다.

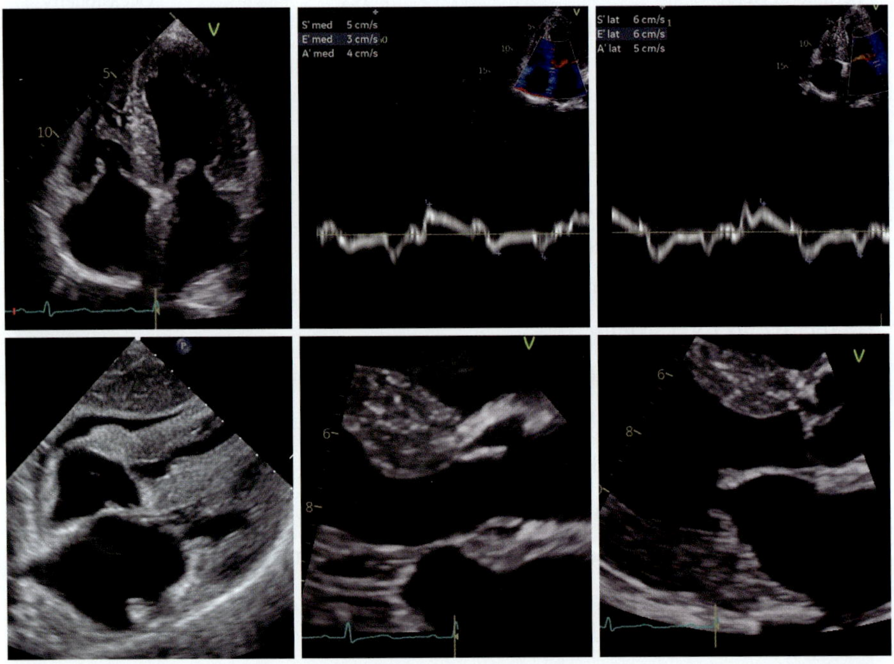

그림 17-4 아밀로이드증의 다양한 심초음파 소견. Atrial septum의 두께 증가와 RV hypertrophy가 나타나고 모든 tissue velocity가 6 cm/s 이하를 보이며 대동맥판막 및 승모판막의 비후가 동반될 수 있다.

6 유육종증(Sarcoidosis)

침범 부위

- 심혈관에서 폐: 80%, 심근: 60%, 심막: 60%로 침범된다.
- 좌심실 free wall(96%) > 심실중격(73%) > 우심실(46%) > 우심방(11%) > 좌심방(7%)
- 90%에서 심낭액이 관찰되고 50%에는 constriction과 tamponade가 발생하고 granuloma는 30%에서 발견될 수 있다.

Isolated Cardiac Sarcoidosis

조직학적 진단이 되지 않은 경우이지만, 아직 인정되지 않고 있다.

심초음파 소견

심초음파 소견으로는 basal septal thinning이 동반(의심)되면서 오히려 RWMA(50%), Pericardial effusion(20%), Pul HTN with isolated TR(20%), Moderate-Severe MR(10%), Atrial standstill with both atrial enlargement 등과 같이 다양하게 나타날 수 있음에 주의해야 한다.

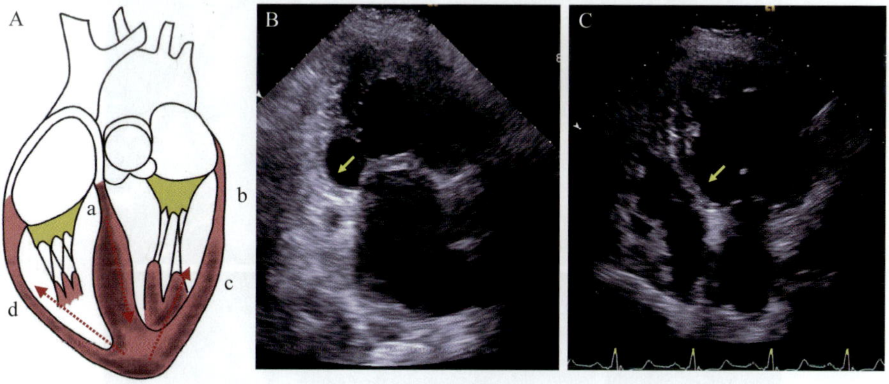

그림 17-5 유육종증의 심근 침범 부위(A)와 실제 환자의 경우 basal inferior wall(B) 및 basal septum의 침범(C)이 관찰된다. a: Basal interventricular septum, b: Basal posterior wall, c: LV free wall including papillary muscle, d: RV free wall

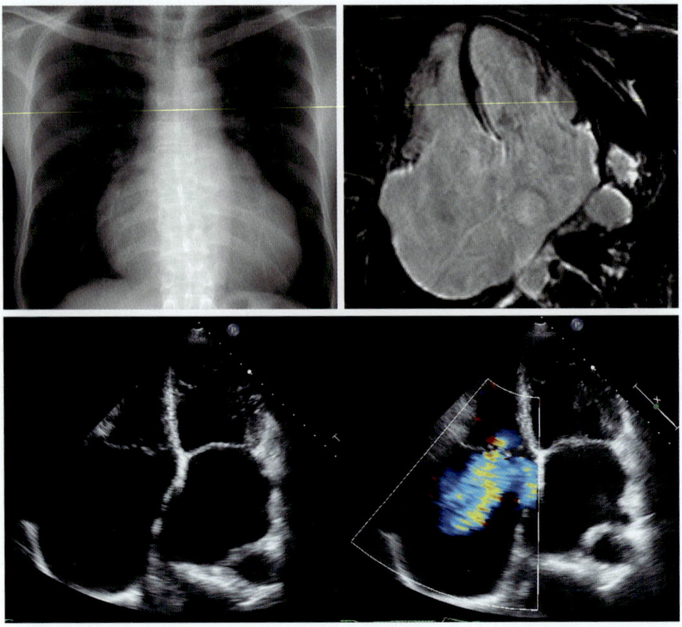

그림 17-6 Atrial standstill을 동반한 유육종증. TR과 RA의 심한 확장 소견을 보인다. 심비대 및 LA/RA fibrosis가 보이며 basal septum의 fibrosis와 thinning이 나타난다.

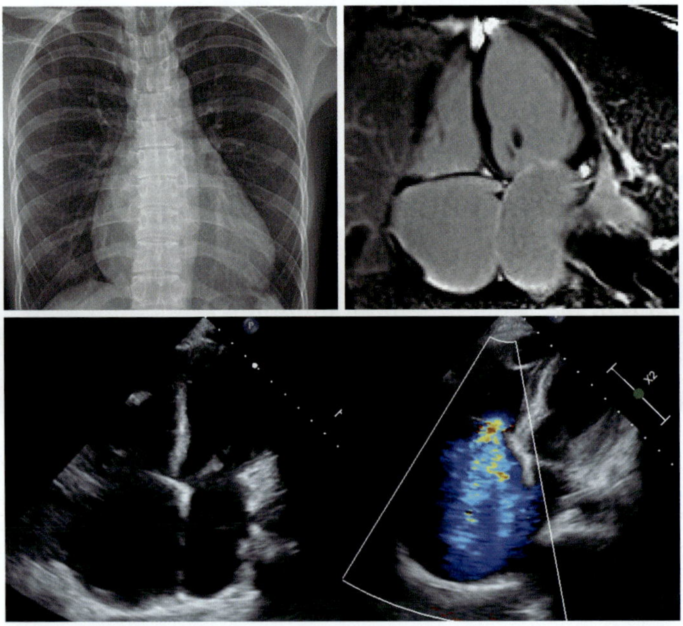

그림 17-7 Atrial standstill 및 severe TR을 동반한 유육종증. 원인 모를 isolated severe TR이 있는 경우에 유육종증을 의심해야 한다.

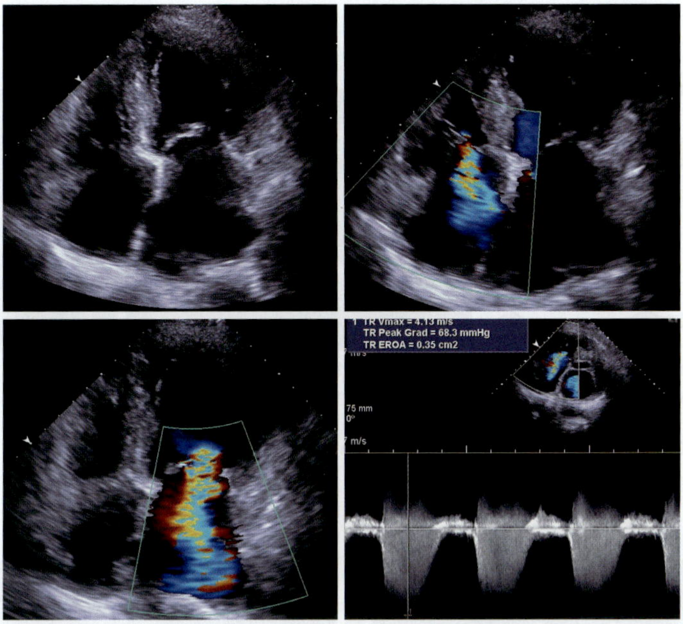

그림 17-8 폐고혈압을 동반한 유육종증. Severe MR/TR과 함께 폐동맥 수축기압 77 mmHg 소견을 보여 주고 있으며 basal septum thinning이 의심된다.

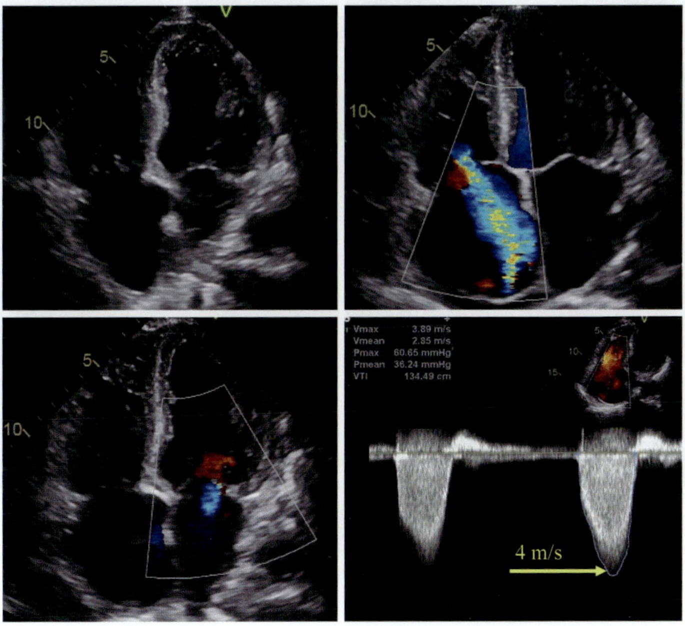

그림 17-9 폐고혈압을 동반한 유육종증. Isolated TR의 폐고혈압에서 basal septum thinning이 있을 경우 유육종증을 의심할 수 있어야 한다.

Anteroseptum Thickness 비교

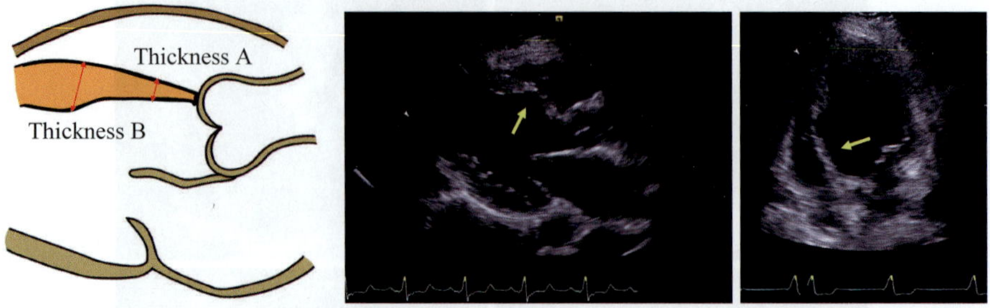

Thickness A < 4 mm: specificity 100%, sensitivity 12.6%
Thickness A/B < 0.6: specificity 99%, sensitivity 28.9%

그림 17-10 Basal anteroseptum 및 inferoseptum 두께의 감소가 특징적임

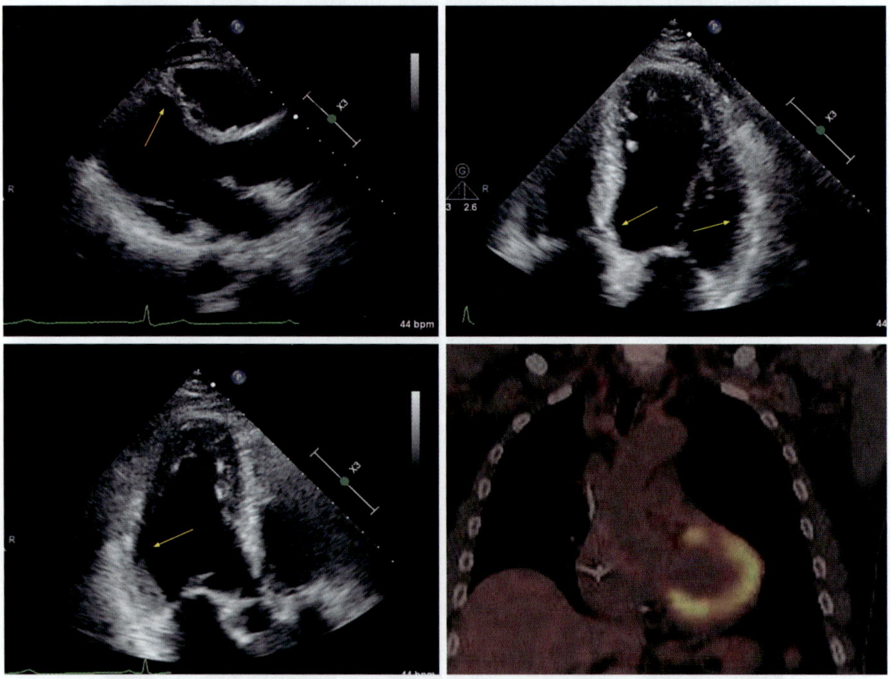

그림 17-11 여러 곳의 심근벽 두께 감소와 운동장애가 있으며 PET에서 양성 소견을 보이나 관상동맥 혈류는 정상적인 소견을 보이는 심장 유육종증 환자

우심방 및 우심실 소견

5-10% 정도에서 우심실 침범이 동반되고 이때 우심실 박출률 < 32% 및 LGE(+)(RV septum/free wall)인 경우에 고위험 환자로 고려할 수 있다.

7 파브리 심근병증(Fabry Cardiomyopathy)

X-염색체 관련 열성으로 유전되는 질환으로 alpha-galactosidase A의 효소 결핍으로 인하여 당지질(glycosphingolipids) 진행성 축적이 생겨서 기관 장애를 일으킨다. Anderson-Fabry 병으로 불린다.

심전도 소견

좌심실 비대 소견과 PR간격이 좁아지는 특징이 있다.

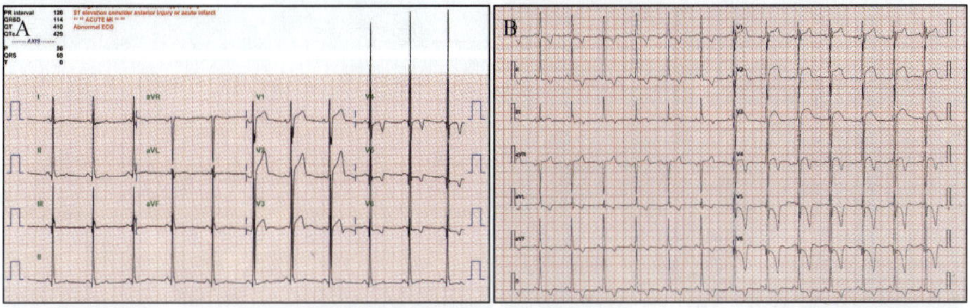

그림 17-12 파브리 심근병증의 심전도. 효소 치료 전(A), 후(B) 심전도 소견이지만 심비대 진행이 계속 의심된다.

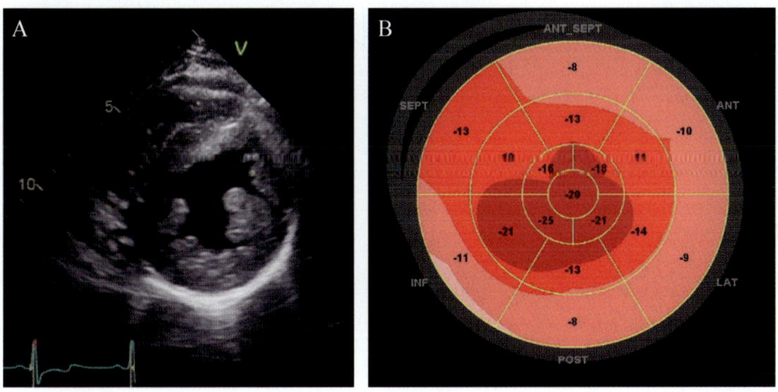

그림 17-13 파브리 심근병증의 심초음파 GLS 소견. 파브리 환자의 심초음파(A) 및 GLS 소견(B)에서는 심비대의 비특이적인 소견이 관찰된다.

심초음파 소견

- 좌심실 비대와 함께 우심실 비대가 30-70% 동반되고 주로 대칭형 좌심실 비대가 나타난다.
- Binary sign: Hyperechogenic endocardial surface with hypoechogenic subendocardial layer
- Papillary muscle hypertrophy or prominence

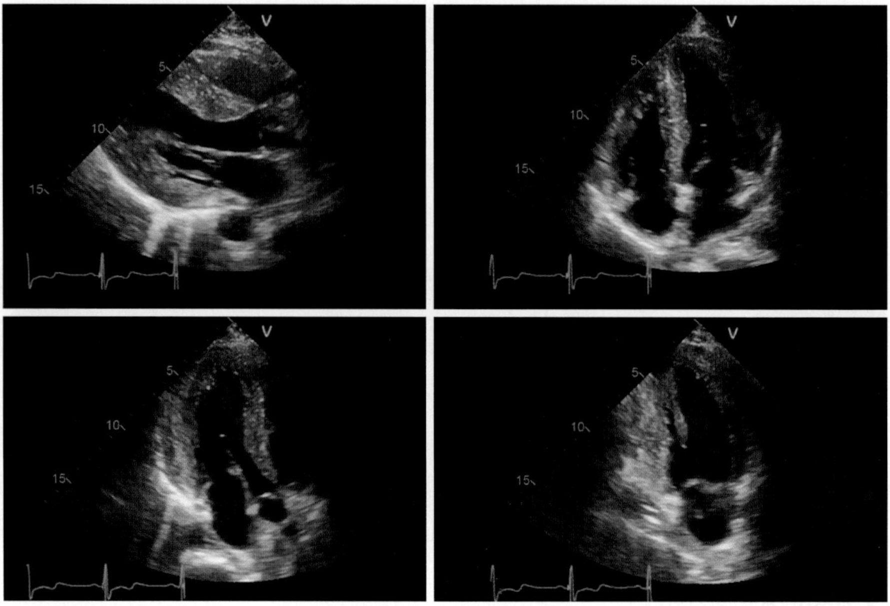

그림 17-14 파브리 심근병증의 심초음파 소견. 일반적인 좌심실 비대와 그다지 다르지 않음을 알 수 있다.

Chapter 18

그 외 심근병증

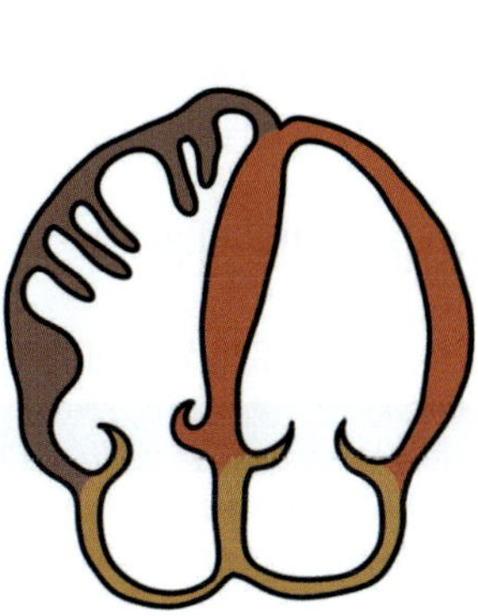

Chapter 18 그 외 심근병증

비후성, 확장성 그리고 제한성 심근병증 외에도 임상에서 간혹 볼 수 있는 특정 심근병증 등이 있을 수 있다. 임상양상으로 특징적인 표현형을 알아 두는 것이 중요하다. 심초음파는 단지 심장의 표현형을 나타내는 것이기에 심초음파 소견만 가지고 진단하고 치료하는 것은 아직 이른 감이 있다. 심초음파는 단지 임상 의사에게 치료 방향에 도움을 줄 수 있는 것으로 이해하면 좋을 것으로 판단된다.

1 부정맥 유발성 우심실 심근병증(Arrhythmogenic Right Ventricular Cardiomyopathy: ARVC)

심근이 섬유 혹은 지방 조직으로 대체되고, 임상적으로 심실성 부정맥과 심실 수축기능이 저하되는 특징을 보인다.

심초음파의 진단 기준

표 18-1 부정맥 유발성 우심실 심근병증의 심초음파 진단 기준

Major Criteria	Minor Criteria
Regional RV Akinesia, Dyskinesia, or Aneurysm & ≥ 1 of Following	Regional RV Akinesia/ Dyskinesia/Aneurysm & ≥ 1 of Following
PLAX RVOT ≥ 32 mm (≥ 19 mm/m^2) PSAX RVOT ≥ 36 mm (≥ 21 mm/m^2) FAC ≤ 33%	PLAX RVOT ≥ 29 to < 32 mm (≥ 16 to < 19 mm/m^2) PSAX RVOT ≥ 32 to < 36 mm (≥ 18 to < 21 mm/m^2) FAC > 33 to ≤ 40%

Definite, 2 Major, 1 Major+2 Minor; Borderline, 1 Major+1 Minor, 3 Minor; Possible, 1 Major, 2 Minor

특징적인 심초음파 소견

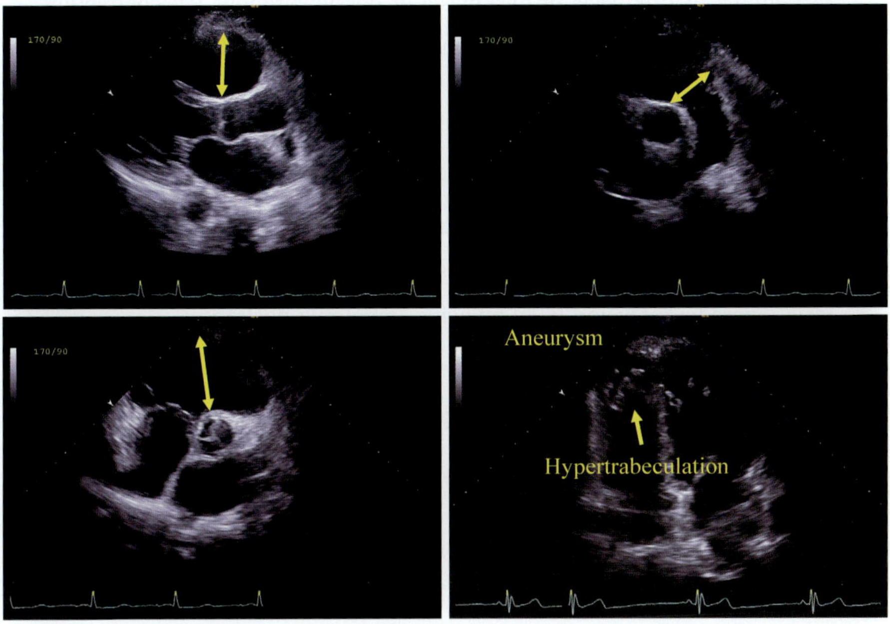

그림 18-1 우심실의 확장이 특징적으로 올 수 있으며 우심실 심첨부에 trabeculation 및 moderator band가 발달되어 있거나 우심실류의 소견이 관찰될 수 있다.

다른 진단 검사

- 심전도

  T wave inversion beyond lead V1

  Right Bundle Branch Block

  Epsilon wave

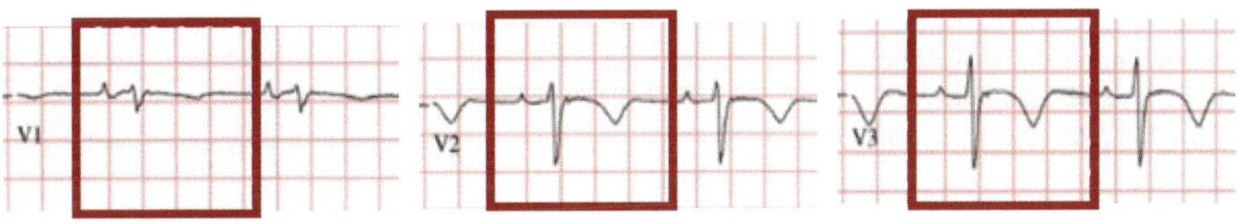

그림 18-2 주로 V1-3 사이에서 T inversion과 QRS 끝부위에 spike notch(Epsilon)가 관찰될 수 있다.

- Cardiac MR (major criteria)
  - Regional RV akinesia or dyskinesia or dyssynchronous RV contraction
  - Ratio of RV end-diastolic volume to BSA: ≥ 110 mL/m^2 (male) or ≥ 100 mL/m^2 (female)
  - RVEF ≤40%
- ARVC fatty infiltration (bite-like)
  감별점: physiologic fatty infiltration (up to 50%), MI-fatty metaplasia, lipomatous atrial hypertrophy, Fabry disease, cardiac sarcoidosis, neurofibromatosis, sporadic inclusion body myositis, myotonic dystrophy

2 부정맥 유발성 심근병증 (Arrhythmogenic Cardiomyopathy: ACM)

2020년 Padua criteria를 바탕으로 부정맥 유발의 좌/우 심실 심근병증을 진단할 수 있으며 이는 특정 ARVC 진단에 앞서 조기 진단의 예방적 목적으로 접근하는 것이 바람직하다. Padua criteria는 6가지 기준 중에서 형태-기능학적 심실 이상이 반드시 포함되어야 함을 강조하며, 이후 ACM이 진단되면 ARVC, ALVC 혹은 BVC 유무를 판별하게 된다.

표 18-2 부정맥 유발성 심근병증의 Padua 기준(형태-기능학적 심실 이상 기준)

Arrhythmogenic CM		
ARVC	ABVC	ALVC
Morpho-functional criteria Major • Regional RV akinesia, dyskinesia or bulging plus 1 of the following ✓ Global RV dilation (RV-EDV) ✓ Global RV systolic dysfunction (RVEF) Minor • Regional RV akinesia, dyskinesia or aneurysm of RV free wall		Morpho-functional criteria Minor • Global LV systolic dysfunction (LVEF or GLS) with /without LV dilation (LVEDV) • Regional LV hypokinesia or akinesia

(계속)

Structural criteria Major • Transmural LGE ≥ 1 (inlet, outlet, apex) (CMR) • Fibrous replacement with/without fatty tissue (Bx)		Structural criteria Major • LGE ≥ 1 Bull's eye segments ✓ Free wall: subepicardium or midmyocardium ✓ Septum; no septal junction
• Morpho-functional ± structural RV criteria • No LV criteria	• Morpho-functional ± structural RV criteria • Morpho-functional ± structural LV criteria	• Morpho-functional ± structural LV criteria • No RV criteria • ACM-gene mutation
Plakophilin-C/Desmoglein/ Desmocollin/Plakoglobin		Desmoplakin/Phospholamban/ Filamin-C Lamin-A (C)/Desmin/TMEM43

✓ Definite: 2 major or 1 major + 2 minor or 4 minor
✓ Borderline: 1 major + 2 minor or 3 minor
✓ Possible: 2 minor

그 외 structural myocardial abnormality(CMR/EMB), ECG repolarization abnormality, ECG depolarization abnormality, ventricular arrhythmia 그리고 family history(genetics) 이상 소견이 포함되어야 한다.

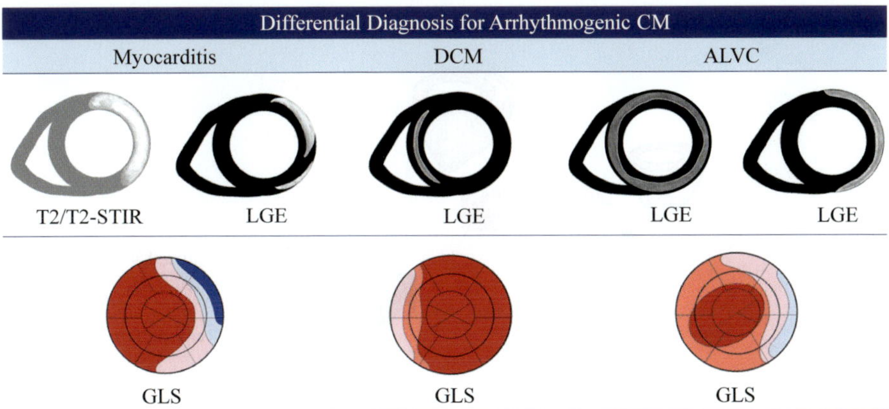

그림 18-3 ALVC와 유사한 심근 질환. Myocarditis의 경우 T2(T2*)에서 high signal이 보이고 주로 subepicardium에서 시작되는 patch LGE가 특징적이고, DCM에서는 주로 mid-ventricular septal LGE, 그리고 ALVC는 lateral wall의 subepicardium의 diffuse LGE가 잘 나타난다. 각각의 LGE에 맞는 strain pattern의 심초음파 소견이 나타날 수 있다.

ALVC의 특징적 EKG 소견은 limb lead low voltage, ST-T change(V4-6), RBBB-PVC, VT 소견을 보이며, 그 외 감별질환은 아래와 같다.

- ACM: Most, extensive subepicardial LGE in LV free wall, only minor in septal wall
- DCM: LBBB, contiguous septal mid-layer LGE, rare RWMA, global dysfunction unrelated with LGE
- Sarcoidosis: Infra-His conduction abnormality(BBB, Complete AV block), basal septal RWMA
- Myocarditis: 실제 구분이 어려워서 ALVC의 유전자 연구가 중요하고 굳이 감별한다면 patchy, subepicardial(to intramural) LGE, most pronounced in inferolateral segment를 보일 수 있다.

3 운동 선수 심장

모든 심방 및 심실에 동일한 harmonic 혹은 symmetric wall thickening의 특징을 가지며, 대개 Normal LV geometry를 보이나 10%에서 1) LV hypertrophy 2) LV/LA chamber dilation 3) RV chamber dilation 4) Hypertrabeculation이 관찰되고 양측 심방 확장의 경우 PW Doppler 및 tissue Doppler 이완기능과 GLS는 잘 유지되는 경향이 있다. 운동 강도에 비례해서 처음에는 LVEDD 증가 없이 LVMI가 증가

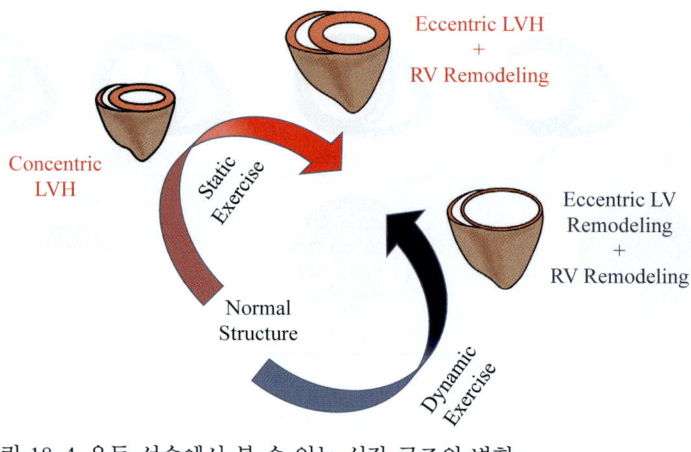

그림 18-4 운동 선수에서 볼 수 있는 심장 구조의 변형

하며 나중에는 LVEDD, LVMI 모두 증가하는 eccentric LVH를 나타낸다. 3개월 운동 중지로 회복되는 경우가 많다. Relative wall thickness > 0.48의 경우는 드물고 심실 내경이 좁아진다면 심근병증을 의심하는 게 좋다.

일반적인 운동 선수의 좌심실 벽 두께

- 남자 < 13 mm (gray zone, 13–15 mm), 여자 < 12 mm (gray zone, 12 mm): 16 mm 이상은 거의 HCM으로 간주해도 좋다.
- 정적 운동: Concentric LVH
- 동적 운동: Eccentric LV remodeling, RV dilation이 흔히 생기지만, 이들 두 조합의 eccentric LVH과 RV dilation이 동반될 수 있다.
- Aortic root와 대동맥의 경우 경도의 확장이 있을 수 있으나 정상 범위를 넘어서지 않는다(남자 ≤ 40 mm, 여자 ≤ 34 mm).

심실내강 크기

- RV dilation: 대부분 LV remodeling과 동반되고 단독으로 생기는 경우는 드물기 때문에 병적 질환을 의심해 볼 수 있다. 간혹 systolic function이 약간 감소할 수 있으나 focal RWMA 및 구조학적 이상 소견(sacculation, aneurysm, focal thinning)은 없다.
- 좌심실 확장과 함께 low normal to mildly reduced LVEF (45–55%)를 보이는 무증상의 경우라도 정상적인 이완기능과 우심실 및 양측 심방의 확장이 동반된 경우라면 정상적인 것으로 간주해도 좋다. 그리고 LVEDD > 60 mm와 LV dysfunction이 같이 있거나 혹은 LVEDD > 70 mm 단독의 경우는 DCM 가능성이 많다.

심전도

V1–2 (up to V4)의 T–wave inversion이 운동 선수에서 관찰될 수 있으나 lateral leads의 T-wave inversion, ST depression, 혹은 complete LBBB의 경우 심근병증을 의심할 수 있다.

CMR

운동 선수의 3% 이하에서 섬유화 소견이 보일 수 있으나 주로 RV insertion point나 interventricular septum에 국한되어 나타날 수 있다.

표 18-3 운동 선수 심장과 비후성 심근병증 및 고혈압성 심질환의 감별점

Factors	Athlete's Heart	HCM	HHD
LVH	Symmetric	Asymmetric	Increased
RWT	≤ 0.42	> 0.48	> 0.48
LV dimension	> 55 mm	< 45 mm	↑/↔/↓
LV shape	Ellipsoid	Abnormal	
LV size	LV enlarged	Non-dilated	
LV filling	Supra/Normal	Abnormal	Abnormal
Stroke volume	Increased		Increased
Fractional shortening	Normal		↑/↔/↓
TDI (esp, e′)	Normal		Decreased
Biventricular remodeling	Balanced		Not balanced
Biatrial remodeling	Balanced	Moderate/severe	Not balanced
LA function	Normal		Reduced
Aortic dilation	Normal		Dilation
CMR-LGE	(-)	(+)	Patchy (+)
Native T1 time	Normal	High	
Extracellular volume	Normal	Increased	
T2 time	Normal	High	
Peak O_2 Uptake	< 45 mL/kg/min	> 50 mL/kg/min	

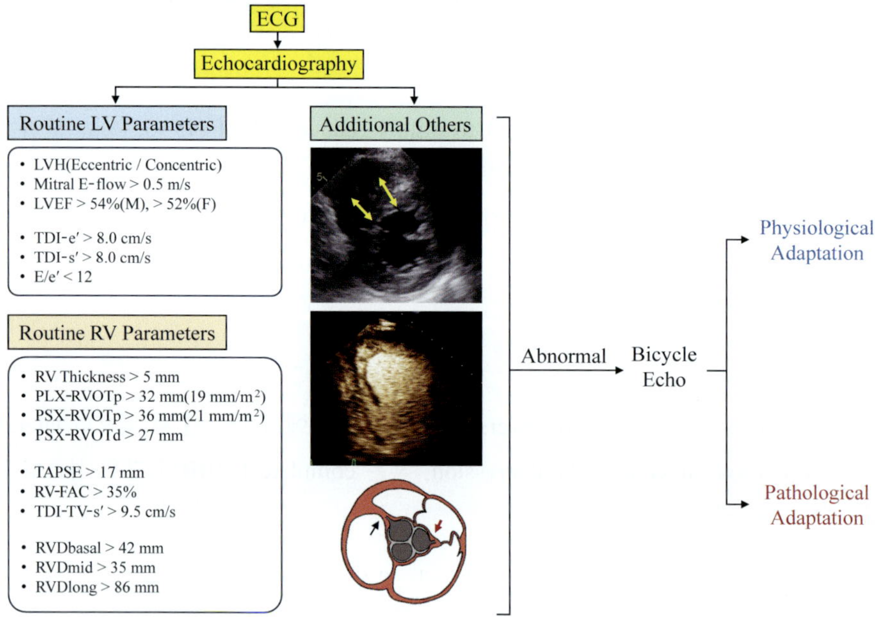

그림 18-5 운동 선수 심장과 심근병증의 감별진단. 심전도와 심초음파는 기본적으로 시행하면서 좌우 심실의 확장 및 기능 변수를 확인하고 추가적으로 PSX에서 심근벽 두께를 점검한다. 또한 noncompaction과 우관상동맥(검은 화살표) 및 좌주간부 관상동맥(붉은 화살표)의 정상 주행경로를 확인한다. 이러한 소견에 이상이 있을 경우 운동부하 심초음파를 이용하여 비정상적 심기능임을 확인한다.

운동 선수와는 다른 비후성 심근병증의 특징

- LV wall thickness > 16 mm
- Segmental LVH / bizarre LVH pattern
- LVH with normal or reduced LV cavity (< 54 mm) / concentric pattern of LVH
- LV systolic dysfunction (reduced GLS) / diastolic dysfunction
- Abnormal LA enlargement (disproportionate to LV remodeling)
- MV anomaly (SAM / chordae elongation)

4 Nondilated Left Ventricular Cardiomyopathy

Nonischemic scar 혹은 fatty replacement가 있지만 global 혹은 RWMA와 무관하게 좌심실 확장이 없는 경우이거나, LV scar가 없더라도 isolated global LV의 경우 hypokinesia (고혈압, 허혈성, 혹은 판막질환은 배제)가 해당된다. 여기에는 arrhythmogenic LV cardiomyopathy (ALVC)도 해당된다. 원인으로는 1/3은 genetic CM, 1/3은 idiopathic CM, 1/3은 myocarditis/sarcoidosis/neuromuscular origin이며 반수 정도에서 ALVC와 overlap되는 특징을 보여준다.

5 비치밀화 심근병증(Noncompaction Cardiomyopathy)

2023년 ESC에서 LVNC보다는 LV hypertrabeculation으로 기술하였고, 건강한 성인의 20%까지 NC 기준에 해당될 정도의 excessive trabeculation이 보고되나 심기능 감소나 예후와는 무관하다.

Excessive trabeculation은 순수 LVNC보다 HCM, DCM, Congenital HD 그리고 physiologic over-loading condition에서 나타날 수 있다. NC의 경우 Grothoff (CMR) 기준에 해당될 정도로 심한 경우에 고려할 수 있으나 대부분 hypertrabeculation으로 기술한다.

Noncompacted trabeculation layer보다 compacted layer가 적을수록 (특히, 5 mm 이하의 2 segments 이상이 보일 경우에) 좌심실 박출률 감소가 심하게 나타난다.

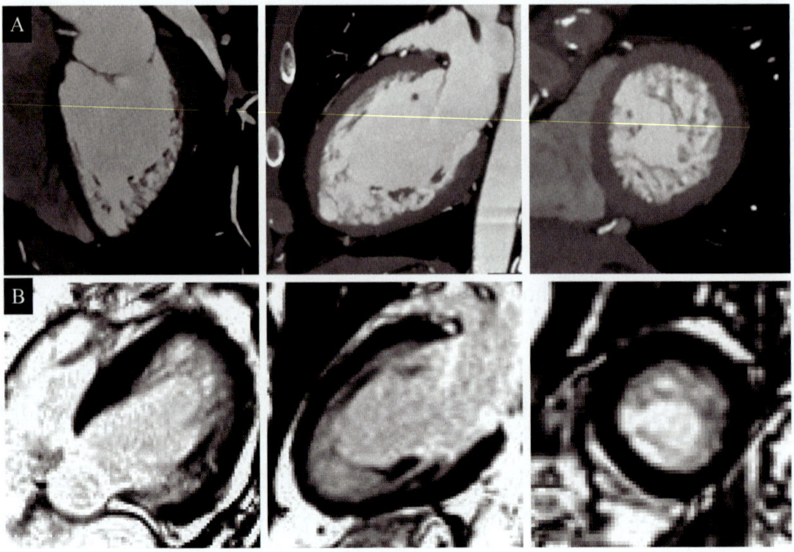

그림 18-6 비치밀화 심근병증의 CT(A) 및 CMR(B) 소견

다양한 영상 기법에 의한 정의

표 18-4 심초음파 및 자기공명영상장치에 의한 비치밀화 심근병증의 정의

Echocardiography		
Jenni's criteria	Chin's criteria	Stöllberger's criteria
N/C > 2 in systole, > 3 trabeculations	C/(N+C) < 0.5 in diastole	> 3 trabeculations in single apical view
Cardiac magnetic resonance		
Petersen's criteria	Stacey's criteria	Jacquier's criteria
N/C > 2.3 in diastole	N/C > 2.3 in systole	NC mass > 20% of LV
Grothoff's criteria	Trabeculated mass > 25%	NC/C > 2 in basal-inf/-inferolat/-anterolat
	Indexed trabeculated mass > 15 g/m^2	NC/C > 3, at least 1, of other segments in diastole

N: noncompacted layer, C: compacted layer

과육주(Hypertrabeculation)

Trabeculation이 발달되어 있으나 비치밀화 심근병증 진단 기준에 미치지 못하는 경우 대부분 여기에 해당된다.

임상양상

- 무증상에서부터 심실 부정맥 혹은 급사까지 다양한 경과를 보일 수 있다.
  - 수축 및 이완 기능 장애: DCM 형태에서 trabeculation 부위 국소적 벽운동 장애 등 다양하다.
  - 부정맥: LBBB/RBBB, AF, WPW, AV block, VT
  - 혈전 색전증, 뇌졸중

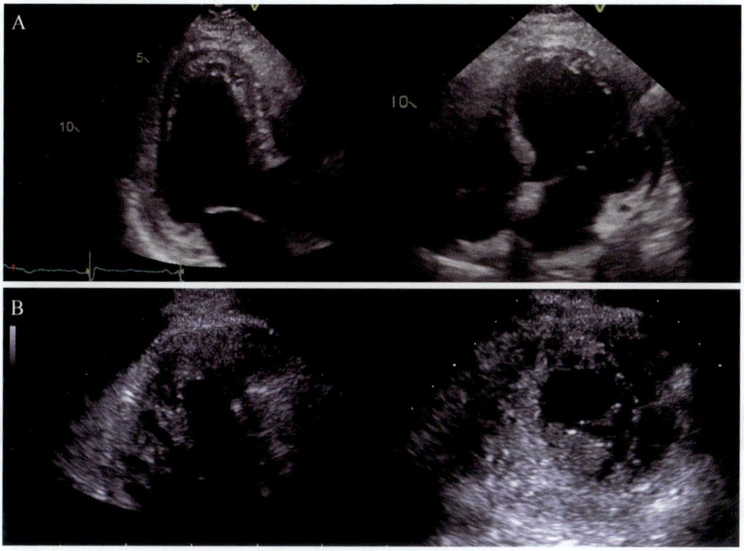

그림 18-7 비치밀화 심근병증(A)과 과육주 심실(B)

치료

대부분 심기능이 유지되고 가족력 혹은 다른 동반 증상이 없는 경우는 경과 관찰이 충분하지만 심기능 감소나 부정맥 혹은 혈전 색전증이 나타나면 항응고제 사용 및 근본 심근병증 치료가 요구된다.

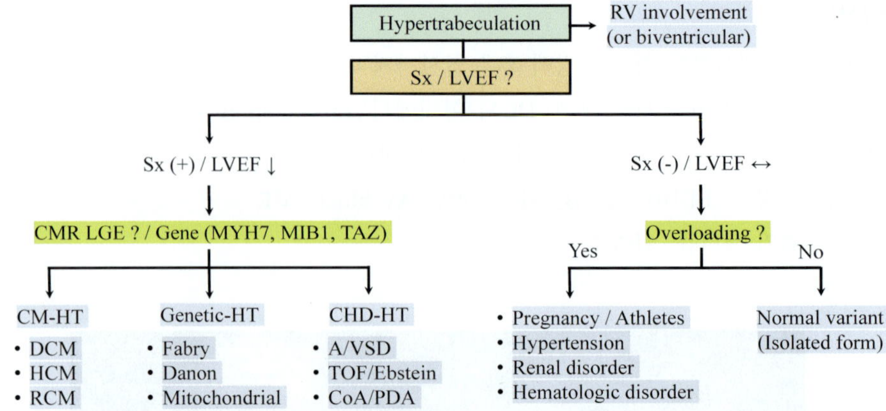

그림 18-8 과육주(hypertrabeculation) 감별진단

6 급사(Sudden Arrhythmic Death Syndrome: SADS)

원인이 명확하지 않은 실신 혹은 급사 가족력이 있다면 다음의 특징을 살펴본다.

표 18-5 급사와 연관된 심초음파 소견

Sudden Death Causes in Young Ages (< 20 years old)		
Sudden Arrhythmic Death Syndrome	60%	Idiopathic
Arrhythmic Cardiomyopathy	10%	Thinning Fatty Replacement or Fibrosis on Epicardium of LV/RV
HCM/DCM	10%	
Idiopathic LV Hypertrophy/Fibrosis	10%	LV Scarred Wall Thickness
Valvular Disorders	4%	Mitral Valve Prolapse, Bicuspid Aortic Valve
Others; Coronary Artery Anomaly, Aortic Dissection, Congenital Disorders, Myocarditis, Commotio cordis		

Chapter 19

허혈성 심질환

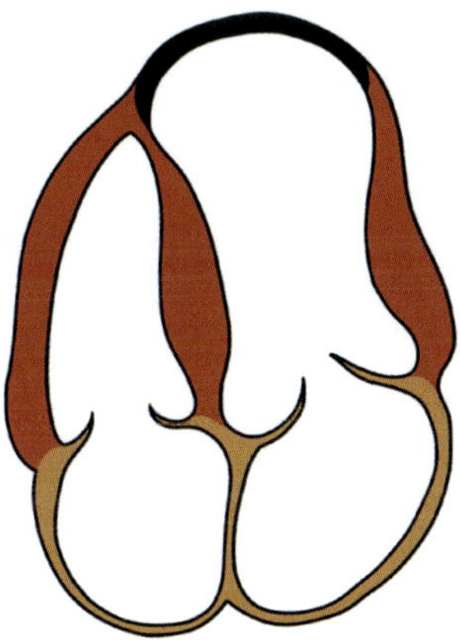

Chapter

19 허혈성 심질환

허혈성 심질환은 심장에 혈액을 공급해 주는 관상동맥이 좁아지거나 폐색되어 심장근육 일부에 혈액 공급이 부족하여 발생하는 질환이다. 심초음파는 흉통이 있는 환자에 큰 도움이 될 수 있는 검사법에 해당되며 국소벽 운동장애가 있는지, 있다면 어떠한 관상동맥 영역에 해당되는지를 알아야 한다. 흉통의 유무와 심근 운동장애를 통해서 응급, 급성 혹은 만성인지를 구분해야 하며 허혈에 따른 동반된 부작용이 있는지 확인해주는 것이 필요하다.

과거 스텐트 삽입의 경우 해당 부위의 심근벽이 얇아지게 되면 스텐트 재협착 등을 의심해야 하며 반면, 심근벽이 잘 유지된다면 스텐트 내경은 잘 유지되거나 측부혈행 순환이 될 수 있음을 의미한다.

1 관상동맥의 혈류 공급 영역

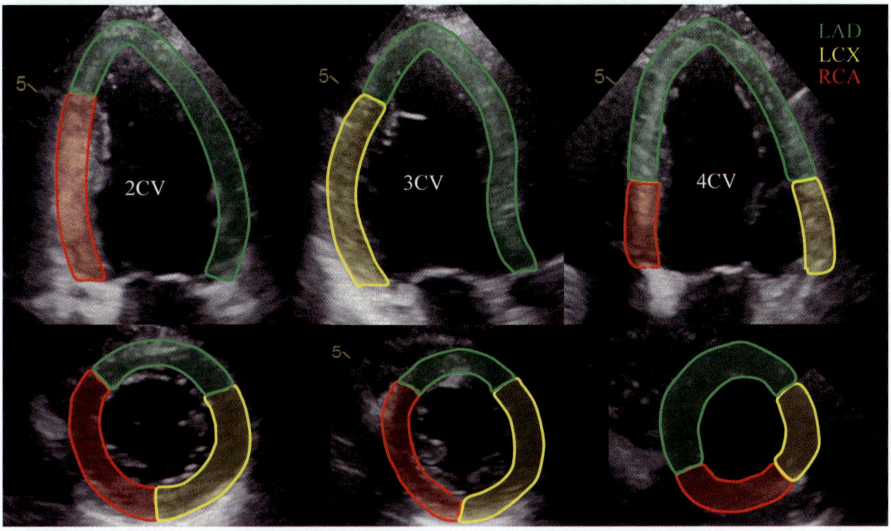

그림 19-1 관상동맥 혈류 공급의 영역 부위

2 벽운동 장애의 분류

표 19-1 벽운동 장애의 분류

Score	Motion	Echocardiographic motion	Wall thickening
1	Normal	Normal	> 30%
2	Hypokinesia	Reduced or Delay	< 30%
3	Akinesia	Absent	< 10%
4	Dyskinesia	Outward	Thinning / Aneurysm

3 허혈성 심질환 없이 벽운동 장애를 보일 수 있는 질환 및 상태

표 19-2 비허혈성 벽운동 장애 질환 및 상태

Mechanisms		
Myocardium disorder	Conduction disorder	Pericardial pressure unbalance
Myocarditis	LBBB, RV Pacing	COPD, Asthma
Sarcoidosis	RBBB	Constrictive pericarditis
Stress-induced cardiomyopathy	Conduction delay	Tamponade, RV-Vol./Pr. overloading
Post-cardiac surgery	Pre-excitation (WPW)	Absence of pericardium

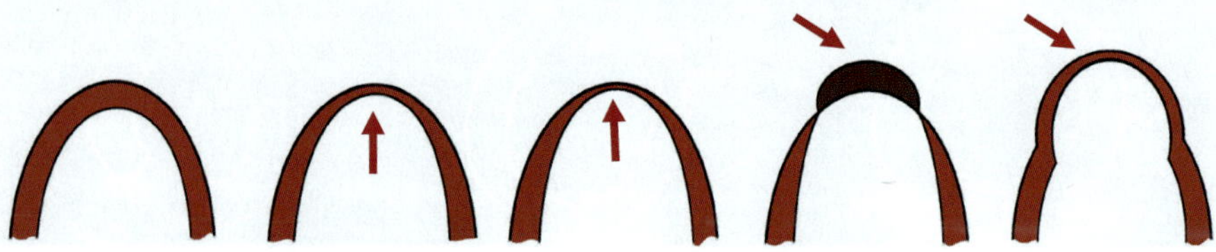

그림 19-2 벽운동 장애의 모식도. Dyskinesia의 경우 systolic bulging만 나타나고 aneurysm은 diastolic 그리고 systolic bulging이 같이 나타난다.

Abnormal Septal Wall Motion

- Septal diastolic dip: Severe MS의 경우 우심실 압력이 높고 LV volume이 감소된 상태에서 early diastolic septal leftward motion이 생긴다. 즉, 이완기에 좌, 우심실의 초기 이완기 압력 차이로 발생한다. Early diastolic opening snap이 들릴 수 있다.

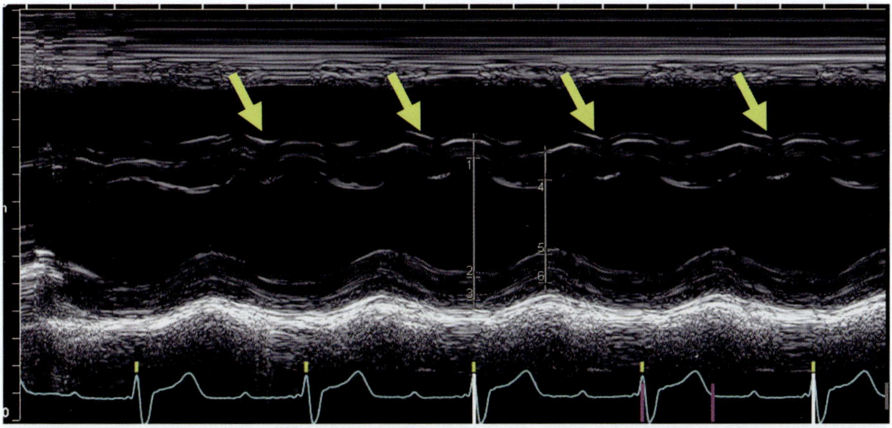

그림 19-3 Septal diastolic dip. 중증 MS에서 이완기 septal leftward motion(화살표)이 보인다.

- Septal flash(beak): LBBB의 50%에서 dys-synchrony로 보이며 early systole (pre-ejection) 시기에 순간적인 sepal leftward motion이 생기며 IVRT와 일치한다. Lateral wall의 stretching이 따라 나온다(apical rocking motion). 이는 RV pacing 혹은 pre-excitation에서도 생길 수 있다.

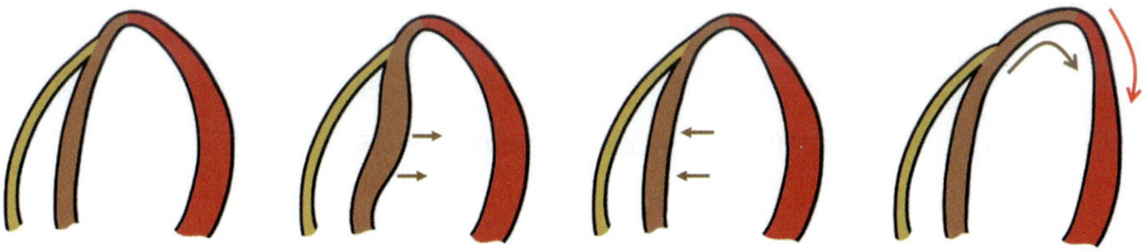

그림 19-4 Septal flash(apical rocking). 중격의 좌측 편위 후 측벽의 신전이 이루어진다.

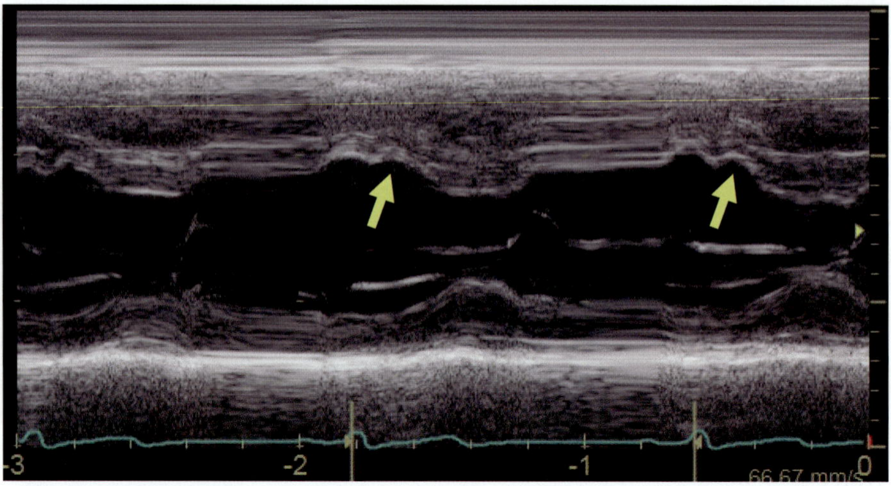

그림 19-5 Septal flash. LBBB에서 수축기 septal motion 장애(화살표)가 보인다.

- Septal bounce(checking, shudder, oscillation, double wobble): Constrictive pericarditis에서 early to mid diastole의 갑작스러운 septal leftward motion이 생기는 경우이다. Cor pulmonale의 경우는 주로 systole 전반에 걸쳐서 나타난다. Constrictive pericarditis와 Cor pulmonale 두 가지 모두 호흡과 무관하게 모든 심장 주기에서 관찰된다. 하지만 RV pressure가 증가되는 폐고혈압(COPD, asthma) 혹은 cardiac tamponade에서도 발생할 수 있으나 호흡에 따라서(흡기시에 주로) 나타날 수 있으며 whole diastole에 걸쳐서 주로 생긴다. LBBB와 달리 RBBB에서는 diastolic bounce가 나타날 수 있다.

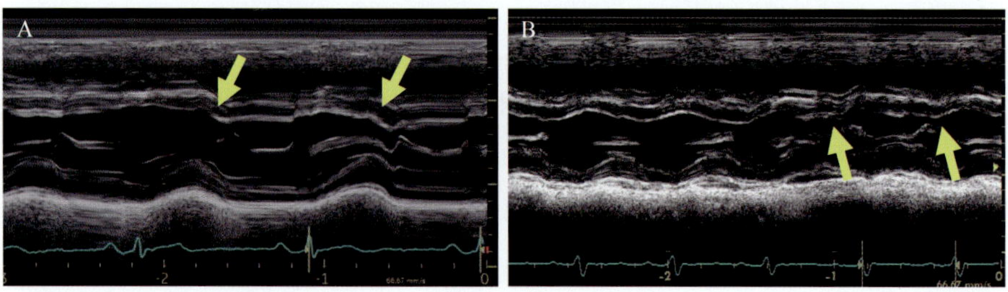

그림 19-6 Septal bounce. Constrictive pericarditis(A)에서 이완기 초기에 septal leftward motion이 관찰되고 모든 심장 주기에 나타나지만 COPD(B)의 경우 주로 흡기에 관찰될 수 있다.

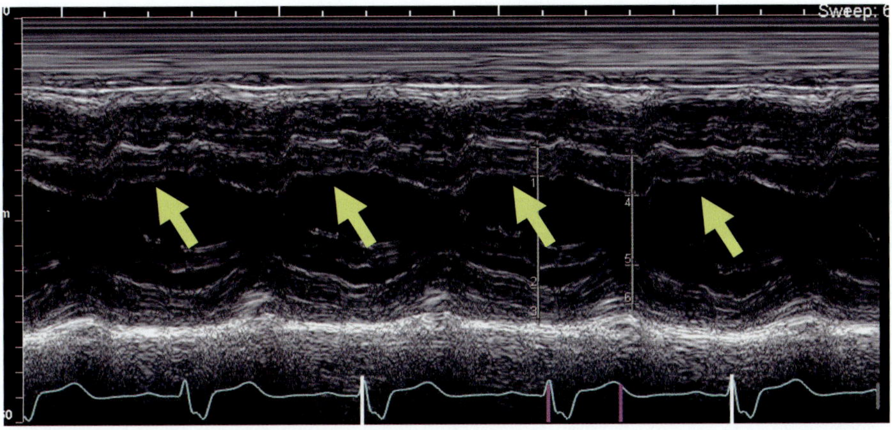

그림 19-7 Septal bounce in RBBB. LBBB와 달리 수축기는 정상을 보이나 이완기에 septal rightward motion이 관찰될 수 있다.

- Septal anterior motion: Open thoracotomy에서 수축기 때 septum이 rightward로 paradoxical motion을 나타낼 수 있고 수술 후 1년 정도 볼 수 있다. Pericardium 손상, septal ischemia, cold cardioplegia 혹은 일시적 RV 기능 부전으로 설명되나 임상적 의미는 없다.

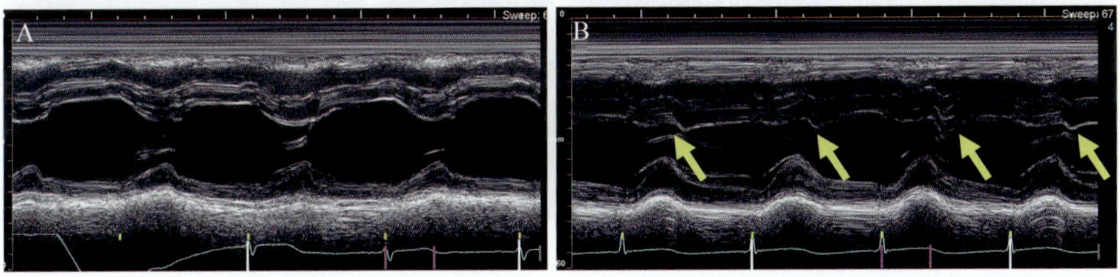

그림 19-8 Abnormal septal motion. 수술 전 정상적인 수축기 septal motion(A)이 수술 후 수축기 때 septal rightward motion(B)이 관찰된다.

- Septal flattening(D-shape): RV overloading의 경우 생긴다.
- Septal shift(drift): 흡기 시에 septal leftward shift가 생기며 early diastole에 국한되면 constrictive pericarditis에 나타나고 tamponade의 경우 whole diastole 동안 보인다. Ventricular interdependence를 보인다.

4 허혈성 심질환에 의한 벽운동 장애와 좌각차단 그리고 RV pacing의 구별

표 19-3 허혈성 심질환과 전도장애와의 감별

	Myocardial Ischemia	LBBB	RV Pacing
Location	Apex	Mid-basal septal	Apico-septal
Increased Wall Motion During Systole	Thin or none	Preserved	Preserved
LV remodeling	Common	Rare	Rare
Dyssynchrony	+	+	+

5 심근경색증 부작용

Post-infarction Pericarditis/Pericardial Effusion

급성 심근경색증 후 2-3일에 보통 나타나며 Dressler's syndrome과 달리 심근경색증 부위 인근 심근 주변에서 발생한다.

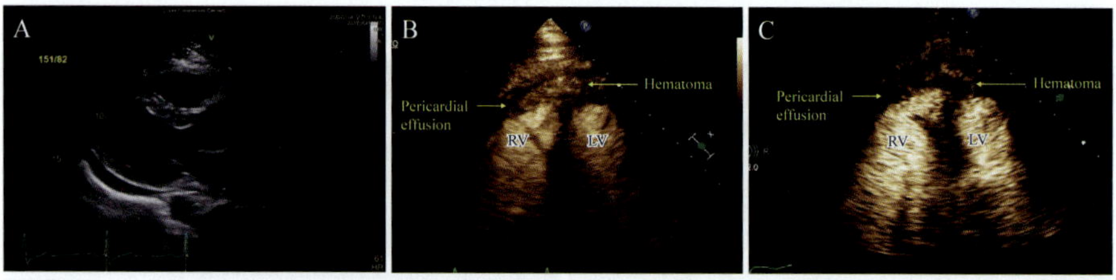

그림 19-9 심낭액이 심근경색증 이후 발생할 수 있다(A). 조영 심초음파(B)와 심근 관류 영상(C)에서 심낭액과 혈종이 구분되어 관찰된다.

Dressler's Syndrome

- Delayed form of pericarditis
- Immunologic reaction(심근경색증 1-12주 후에 생김)
- Fever, polyserositis, pleuropericardial pain, pericarditis, pleuritis

좌심실류(Aneurysm)

- 진성 좌심실류(True aneurysm)
  - Thin, scarred, fibrotic, out-bulging of LV wall
  - Wide neck diameter
  - Infarct expansion과 remodeling의 결과로 발생한다.
  - LV apex or anterior wall(70-85%), inferior basal wall(10-15%)에 주로 생긴다.

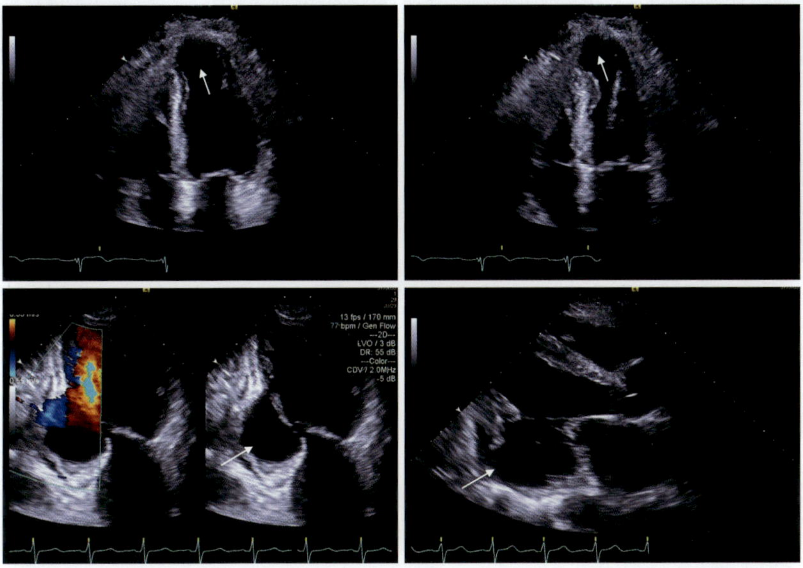

그림 19-10 심근경색증 이후 발생한 좌심실류

- 가성 좌심실류(Pseudo/False Aneurysm)
  - Cardiac rupture가 adherent pericardium of scar tissue에 의해 둘러싸여 있는 경우이다.
  - True aneurysm과 달리 endocardium이나 myocardium이 없다.
  - Inferior or posterior wall에 saccular 혹은 globular contour로 발생된다.
  - Cavity 내에 mural thrombus가 잘 동반된다.
  - Narrow neck diameter & saccular body를 가진다.

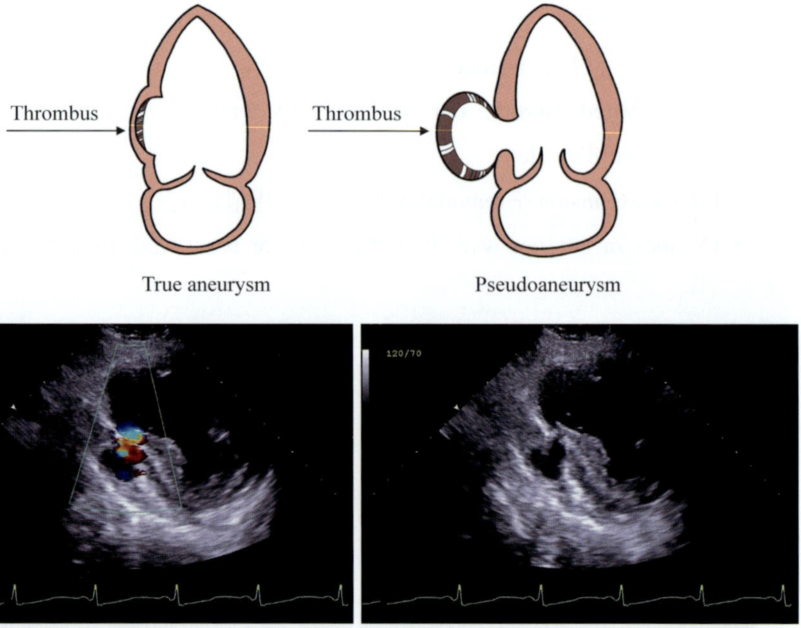

그림 19-11 심근경색증 후 발생한 하벽의 가성 동맥류

좌심실 혈전

- Echo dense mass adjacent to ischemic-injured myocardium
- 적어도 2개의 echo view에서 보인다(multiple view, zoom mode, contrast 이용).

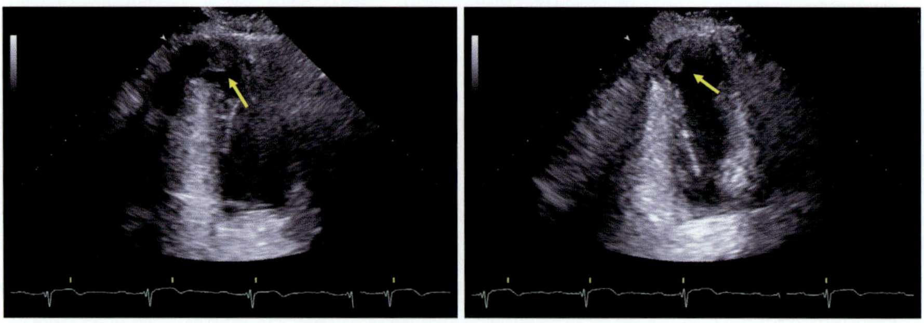

그림 19-12 심근경색증 후 좌심실 심첨부에 발생한 혈전

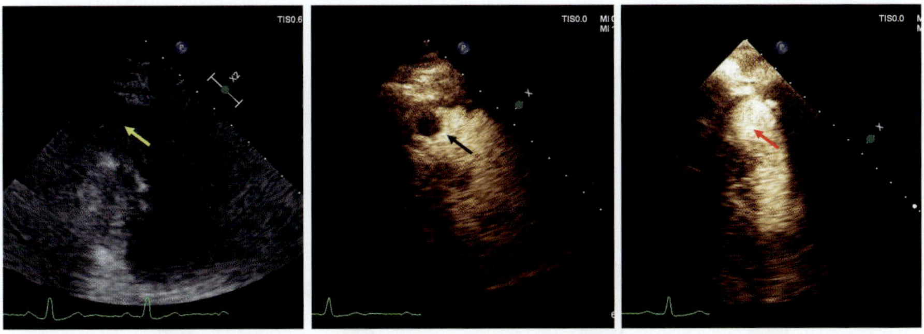

그림 19-13 심근경색증 후 혈전. 일반적인 심초음파에서 window view가 좋지 않을 경우 혈전 관찰이 어렵지만(노란색 화살표) LVO 영상에서는 쉽게 혈전이 관찰될 수 있다(검은색 화살표). 항응고제 사용 후 혈전의 완전 용해를 LVO 재시행으로 확인할 수 있다(붉은색 화살표).

Ventricular septal rupture

- 고령 여성에서 LAD가 발달되어 apex를 wrapping하는 경우 apical septum에서 잘 생긴다.
- 심인성 쇼크 혹은 급성 폐부종을 동반한다.
- Systolic high velocity, turbulent jet, LV to RV shunt flow가 관찰된다.

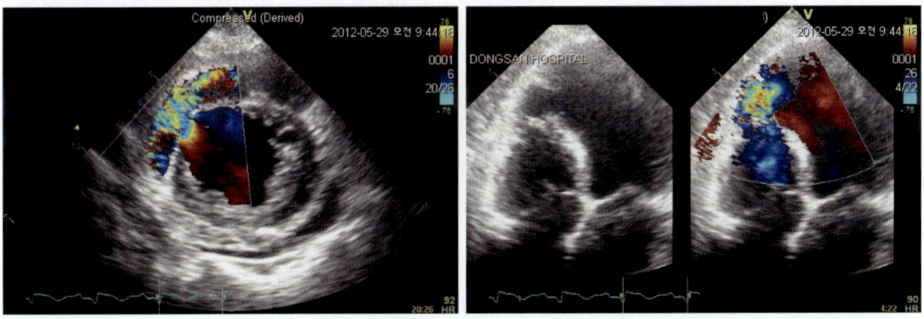

그림 19-14 심근경색증 후 조기에 발생한 심실중격결손(mid inferoseptum & apical septum)

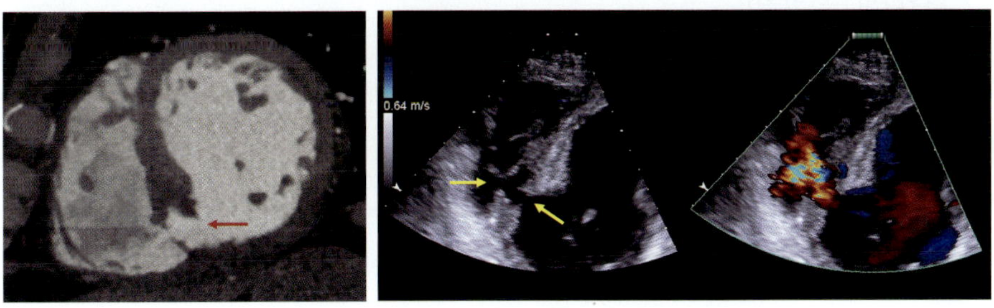

그림 19-15 심근경색증 후 후기에 발생한 심실중격결손(basal inferior wall)

승모판 폐쇄부전(허혈성 폐쇄부전)

- LV dilatation으로 인한 mitral valve의 tethering
- LV ischemia/infarction으로 인한 papillary muscle의 dysfunction 혹은 rupture
- Dys-synchrony 혹은 LBBB(improper timing of contraction)

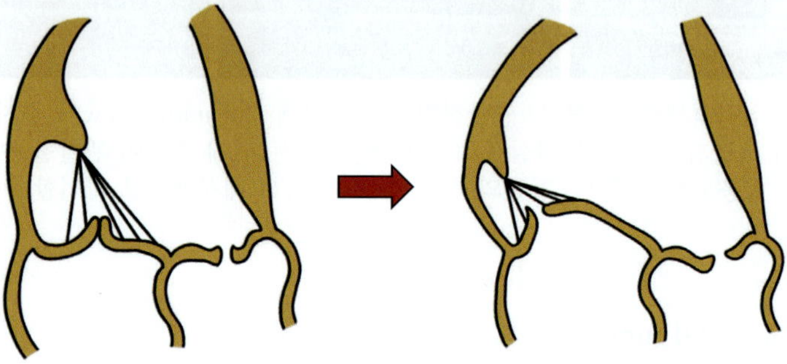

그림 19-16 심근경색증 후 좌심실 재형성으로 인한 tethering 기전

좌심실 유출로의 협착

- Posterior wall의 보상적인 hyperdynamic motion으로 SAM이 발생할 수 있다.

우심실 경색

- 우심실 확장
- Paradoxical septal motion(septal flattening, septal bouncing)
- 하대정맥 확장
- 우심실 벽운동 장애 소견
- RCA-MI에서 LV inferior wall motion과 같이 동반된다.
- RCA-MI에서 반드시 RV wall motion을 확인한다(RV wall 단독 이상 소견이 나타날 수 있음).

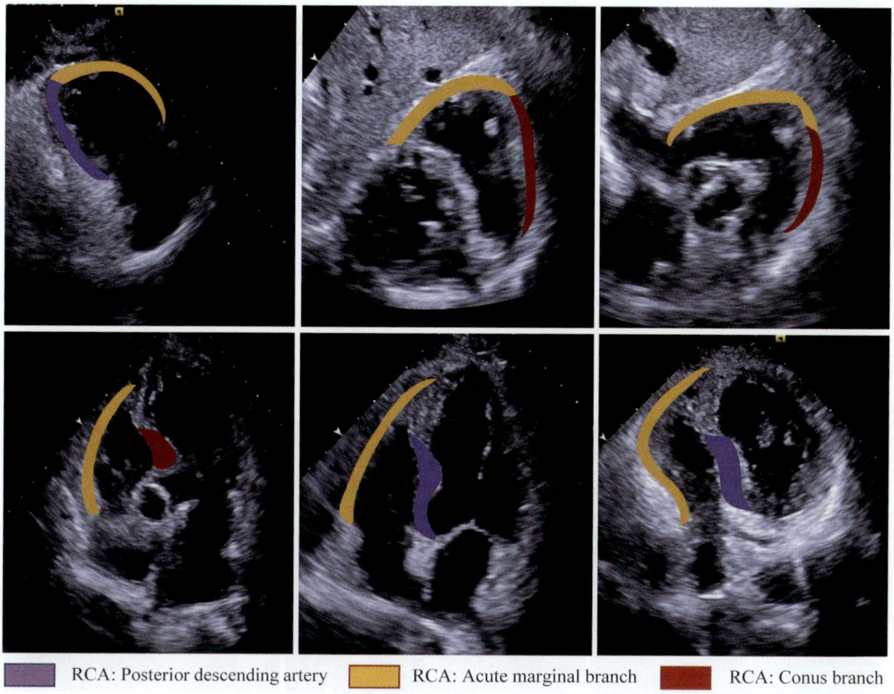

그림 19-17 우관상동맥의 혈류 공급 영역 부위

Intramyocardial Dissecting Hematoma

- Neocavitation with central echolucency
- Mobile contracting endomyocardial border
- Neocavity outlined by the myocardium from outside
- Continuity between the ventricular cavity and the dissecting hematoma
- Detection of Doppler color flow within the cavity
- Changing of the echo pattern of the neocavity on follow-up
- Partial or complete absorption of the cystic cavity

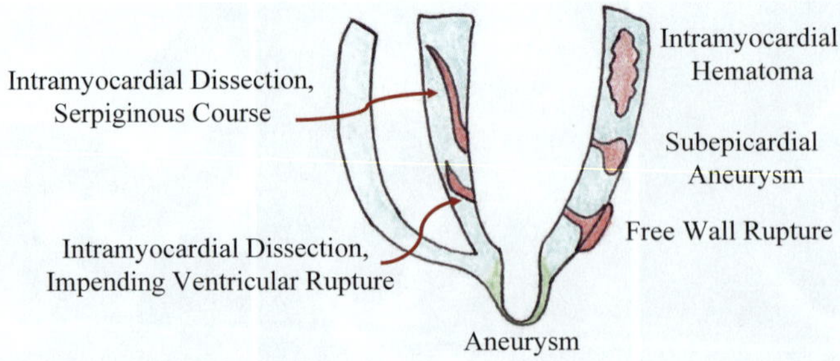

그림 19-18 Intramyocardial dissection의 여러 형태

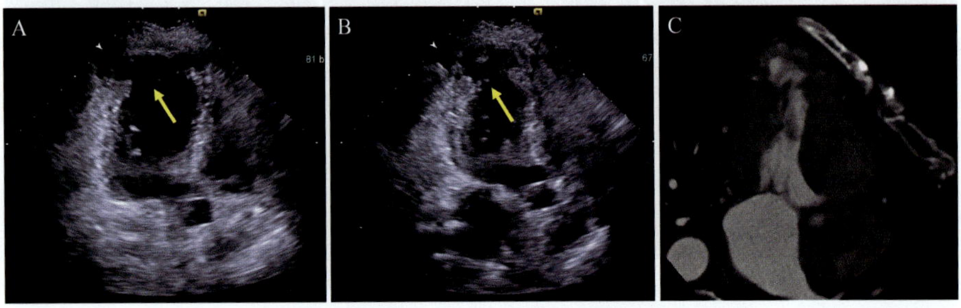

그림 19-19 Intramyocardial dissection. 이완기(A) 및 수축기(B) 때 심근 내부 dissection이 관찰되고 심장 CT에서 조영제가 dissection 사이로 충만된다(C).

ECHOCARDIOGRAPHY HANDBOOK

계명대학교 동산병원 심장초음파실

Chapter 20

성인 선천성 심질환

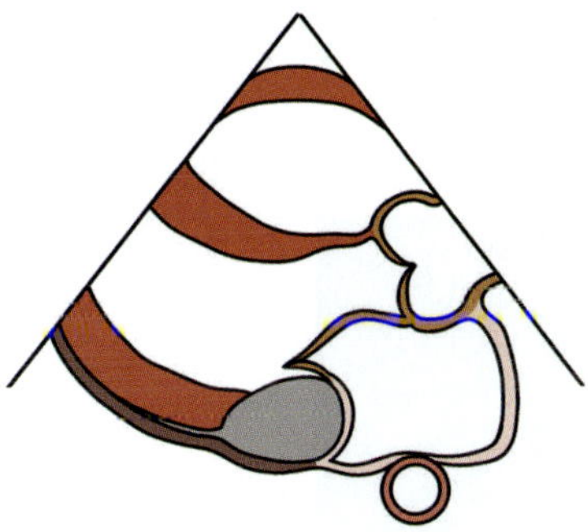

심초음파 핸드북 제3판

Chapter

20 성인 선천성 심질환

성인에서 진단되는 선천성 심질환 중에서 50%가 심방중격결손(이차공, 폐정맥환류이상 그리고 그 외 형태의 순서)이며 이엽성 대동맥판막(17%), 대동맥 축착(8%), 엡스타인 기형(6%), 심실중격결손(5%), 동맥관 개존증(3%), 수정 대혈관 전위(2%)가 순서를 보인다. 증상으로는 호흡곤란 및 두근거림 그리고 우연한 기회로 검사하는 경우가 대부분이다. 동반되는 부작용은 1/4에서 폐고혈압이 차지하며 수술 혹은 시술적 교정이 필요한 경우는 1/4 정도이다. 특히, 심방중격결손은 놓치기 쉬운 질환이므로 우심방 확장 소견이 보이면 폐정맥환류 이상 동반 유무를 같이 고려해야 한다. 그리고 서랍 속에 있는 청진기를 꺼내어 심초음파 소견과 일치하는지 확인하도록 한다.

1 선천성 심질환 검사의 순차적 접근법

표 20-1 선천성 심질환의 접근법

심장 위치	• 심장 위치: Left chest/midline/right chest • 심실 방향: Apex to the right/midline/to the left
심방	• 좌심방: Appendage가 길고 얇음 • 우심방: Appendage가 짧고 뭉툭함. IVC와 연결되어 있음
심실	• 좌심실: 타원형, smooth septal 표면, 미세한 trabeculations Papillary muscle이 septum에 부착되지 않음 • 우심실: 거친 trabeculations, moderator band 관찰됨 Valve support apparatus가 septum에 부착되어 있음 Tricuspid valve가 apex쪽으로 들어가 있음

(계속)

대혈관 연결	• 폐동맥: 분지되어 있음 • 대동맥: Head와 neck이 있는 대동맥궁 관찰됨
심방심실 연결	• 일치(concordant), 불일치(discordant), 연결 없음(absent)으로 구분
심실동맥 연결	• 일치(concordant), 불일치(discordant), 연결 없음(absent)으로 구분

2 심방중격결손(Atrial Septal Defect: ASD)

분류

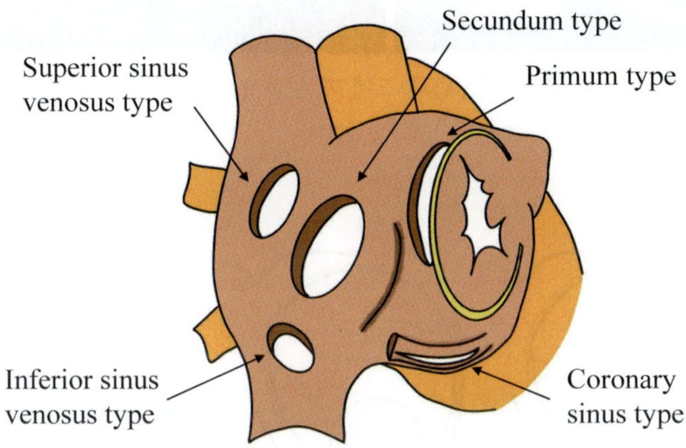

그림 20-1 심방중격결손의 위치에 따른 분류

• 이차공 심방중격결손(Secundum ASD)
가장 흔하며(80%), 난원와(fossa ovalis)에 위치한다.

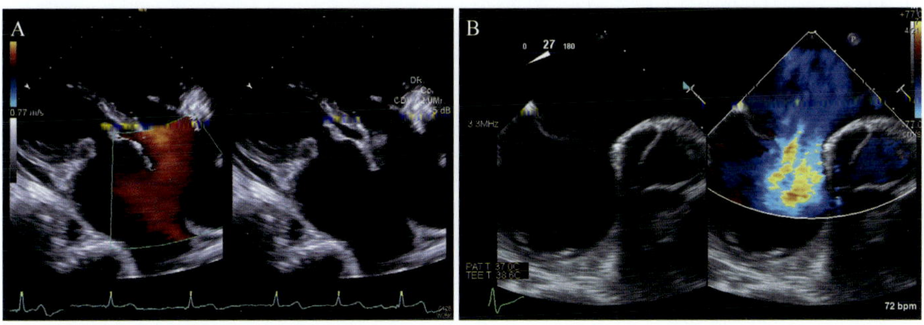

그림 20-2 이차공 심방중격결손. 경흉부 심초음파(A) 및 경식도 심초음파(B)에서 좌우 단락 소견이 관찰된다.

- 일차공 심방중격결손(Primum ASD)

15% 빈도로 심방중격의 아랫부분, 방실판막 근처에 위치하며 승모판 갈림증(cleft)을 확인한다.

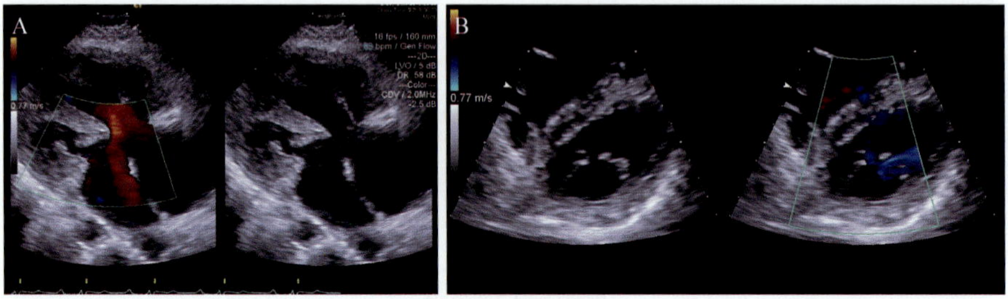

그림 20-3 일차공 심방중격결손(A)과 그에 따른 mitral cleft(B)가 관찰될 수 있다.

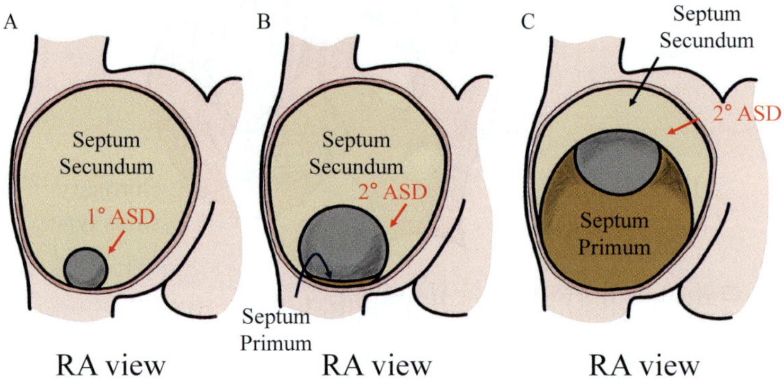

그림 20-4 Primum ASD와 secundum ASD. LA쪽의 primum septum이 생성되지 않으면 primum ASD(A)가 생기고 primum septum이 아주 짧고 secundum septum도 같이 모자라는 경우(B) 혹은 primum과 secundum 모두 모자라게 되면(C) secundum ASD가 생기게 된다.

- 정맥동형 심방중격결손(Sinus Venosus ASD)

심방중격의 위쪽인 상행 대정맥의 유입부 혹은 하행 대정맥의 연결 부위에서 관찰된다. 우상 폐정맥의 환류이상과 흔히 동반되며, 우심 과부하나 확장 소견이 보일 경우 TTE로 관찰이 어려워 TEE가 요구된다.

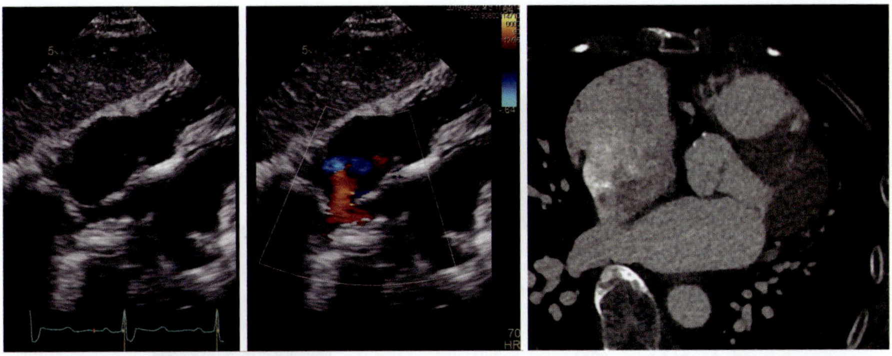

그림 20-5 정맥동형 심방중격결손과 부분 폐정맥 환류이상(partial anomalous pulmonary venous connection)이 잘 동반된다.

- 관상정맥동형 심방중격결손(Coronary Sinus ASD)
  관상정맥동과 좌심방 사이의 중격 결손으로 지속성 좌상행 대정맥(persistent left superior vena cava)이 잘 동반되며, 확장된 관상정맥동과 폐정맥 환류 이상이 같이 관찰될 수 있다. PSX, PLX 및 subcostal view에서 관상정맥동을 따라 shunt를 확인하고, 관상정맥동에서 정상적으로는 보이지 않는 연속된 색도플러가 보이면 의심해야 한다. 간혹 coronary sinus(ostium) anomaly와 구분이 필요할 때가 있다.

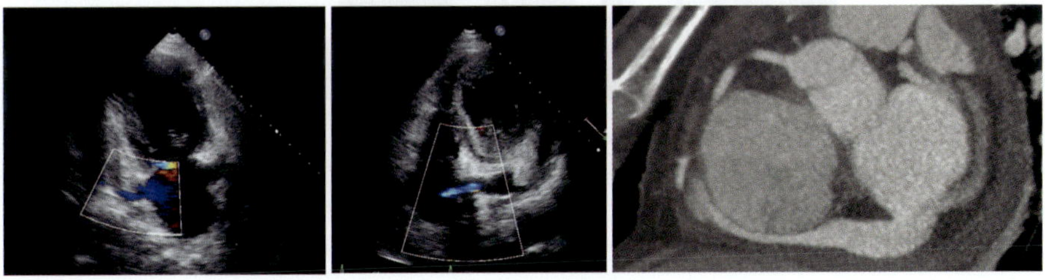

그림 20-6 관상정맥동에 비정상적 색도플러와 함께 좌심방에서 연결되는 unroofed coronary sinus type ASD가 관찰된다.

단락량(Qp/Qs) 측정

- 폐동맥 및 대동맥 유출로에서 각각의 VTI를 얻고 단면적 × VTI를 구한 후 그 비(Qp/Qs)로 shunt의 양을 계산한다.

$$Qp/Qs = RVOT\ VTI \times RVOT\ area / LVOT\ VTI \times LVOT\ area$$

- 정상 Qp/Qs: 1:1, 수술이 필요한 Qp/Qs: ≥ 1.5

경식도 심초음파 소견

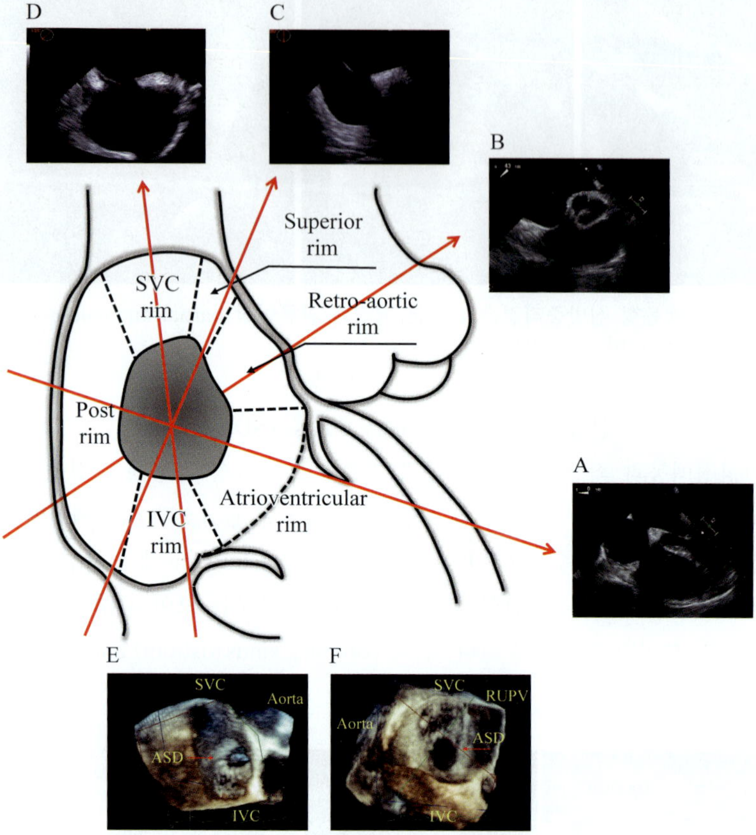

그림 20-7 (A) 0-15도: AV valve rim과 lower posterior rim. (B) 30-50도: Aortic rim과 upper posterior rim. (C) 60-80도: Superior rim. (D) 90-120도: SVC rim과 IVC rim. (E, F) RA 쪽에서 볼 경우에 SVC가 12시, Aorta가 3시 방향에, LA 쪽에서 볼 경우에는 RUPV이 1시, Aorta가 9시 방향에 놓이도록 3D 구성을 하도록 한다.

심방중격결손의 심초음파 확인 요소

- Rim의 유무와 길이
- 방실 판막, 상대정맥, 하대정맥 및 폐정맥과의 관계
- 심실 직경
- 우심방 및 우심실 크기와 기능
- 삼첨판 혹은 폐동맥판 폐쇄부전
- 폐동맥 확장
- 우심실 및 폐동맥 수축기 압력

심방중격결손의 Balloon Occlusion Test

간혹 ASD 교정 후 좌심실 이완, 수축기능 부전이 악화될 수 있어서 다음의 경우, 검사가 필요할 수 있다.

- 나이 ≥ 60-65세
- 무증상-중등증 정도의 증상(중증 이하)
- PCWP ≥ 20 mmHg(or ∆PCWP ≥ 5-10 mmHg) during balloon occlusion test

PFO와의 감별

간혹 'Stretched open PFO'이거나 'PFO Tunnel'인 경우에는 좌-우 단락이 생길 수 있기에 ASD와 혼돈이 올 수 있다.

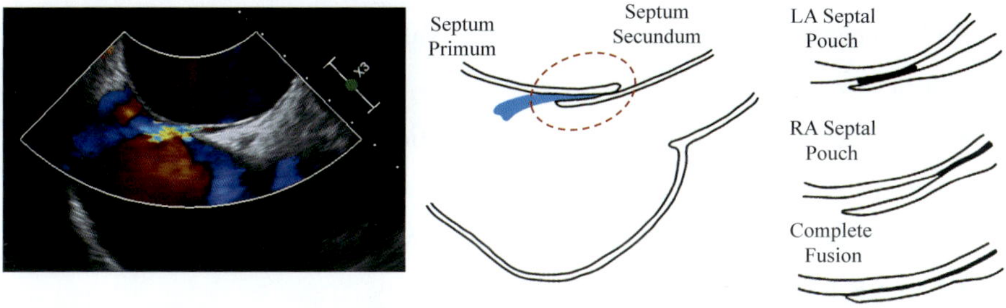

그림 20-8 PFO Tunnel. 좌심방 확장으로 인해서 septum secundum의 superior edge가 밀려서 좌-우 단락이 나타날 수 있으며 fusion 위치에 따라서 분류 가능하고 LA septal pouch에서 좌심방 혈전이 잘 생길 수 있다.

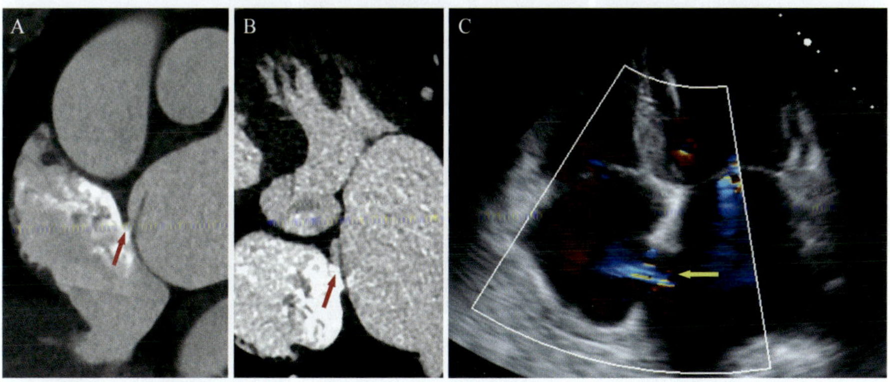

그림 20-9 Stretched PFO. 좌심방 압력이 증가되면서 septum primum과 secundum이 분리되어 들리면서(붉은 화살표) primum 끝 쪽을 통해서 좌/우 단락 혈류(노란 화살표)가 지나가며 이는 ASD에서 관찰되는 혈류 방향과는 사뭇 다르게 관찰된다.

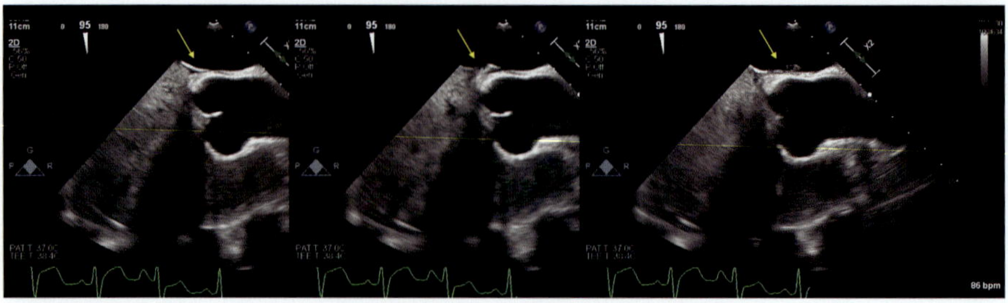

그림 20-10 Bubble test. Valsalva 조작으로 bubble이 PFO를 통해서 좌심방으로 넘어가고 있다.

High Risk PFO for Stroke

간혹 cryptogenic stroke의 위험요소로 PFO-channel이 의심될 수 있다.

- PFO channel length reduction[(Resting-Valsalva length)/Resting length] ≥ 20%
- Short secundum height (RA opening to aortic root at TEE SX) < 8.6 mm
- Large size PFO (PFO separation ≥ 2 mm)
- Thin primum thickness at TEE bi-caval view < 1.6 mm
- Large R to L Shunt (microbubbles > 20)
- Low ratio of PFO channel length/height (< 2.1)
- Interatrial septal aneurysm (excursion from plane to RA or LA > 10 mm, or total excursion > 15 mm)

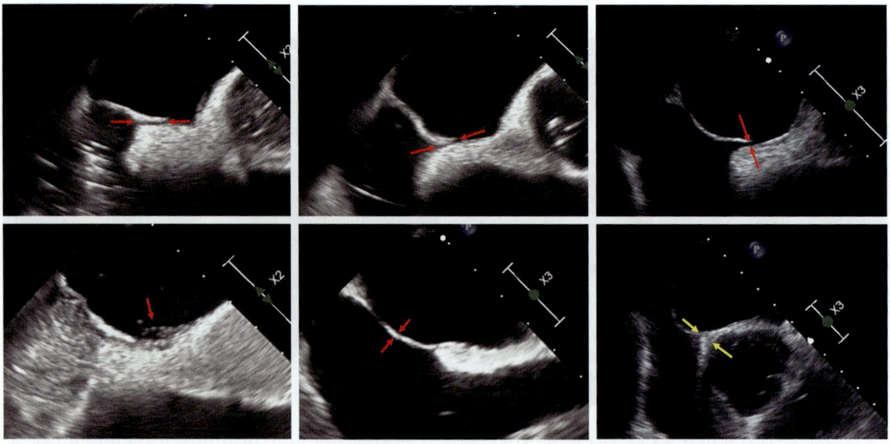

그림 20-11 High risk PFO. Resting-length, Valsalva-length, separation, bubble shunt, thickness, secundum height를 확인한다.

3 심실중격결손(Ventricular Septal Defect: VSD)

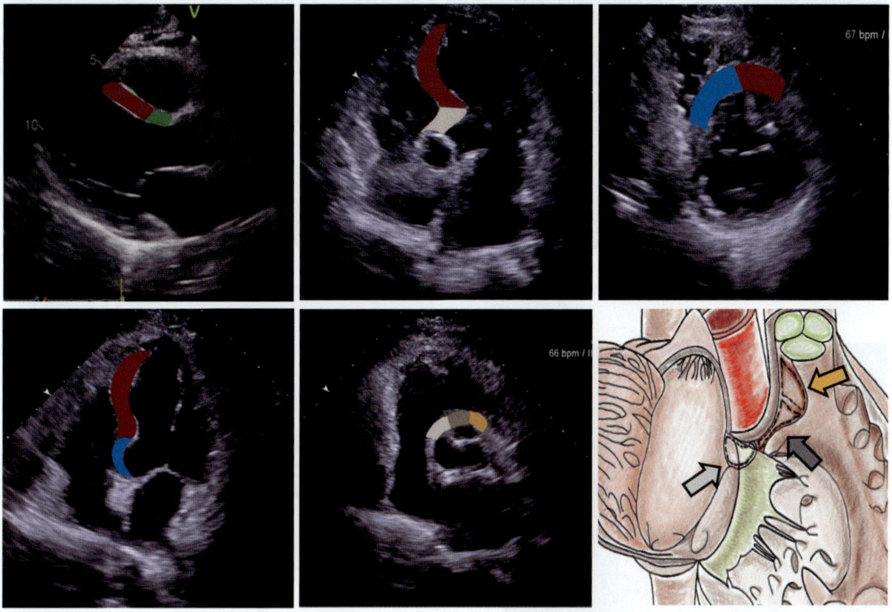

Perimembranous or subarterial
Muscular
Inlet
Perimembranous
Outlet (Infra-crista)
Outlet (Supra-crista, Subarterial)

그림 20-12 심실중격결손의 위치에 따른 분류

분류

- 중심 막주위형 결손(Perimembranous type)
  가장 흔하며(80%) 막성 중격(membranous type) 혹은 그 주위 중격의 결손이다. PSX에서 9시와 12시 사이에서 관찰된다. 간혹 perimembranous type VSD가 소아기 때 막히는 경우 Valsalva sinus aneurysm의 windsock 형태를 관찰할 수 있다.

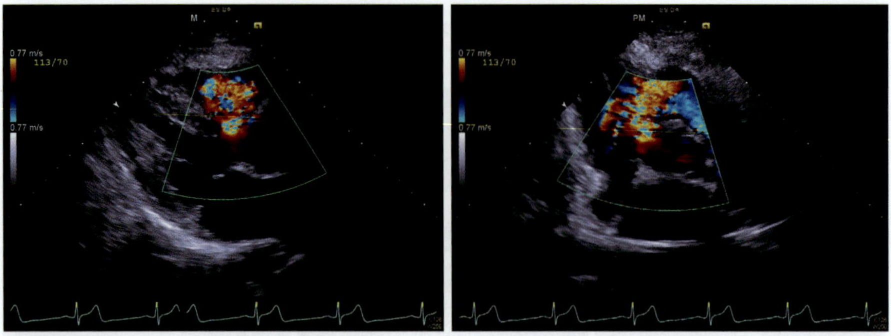

그림 20-13 중심 막주위형 심실중격결손

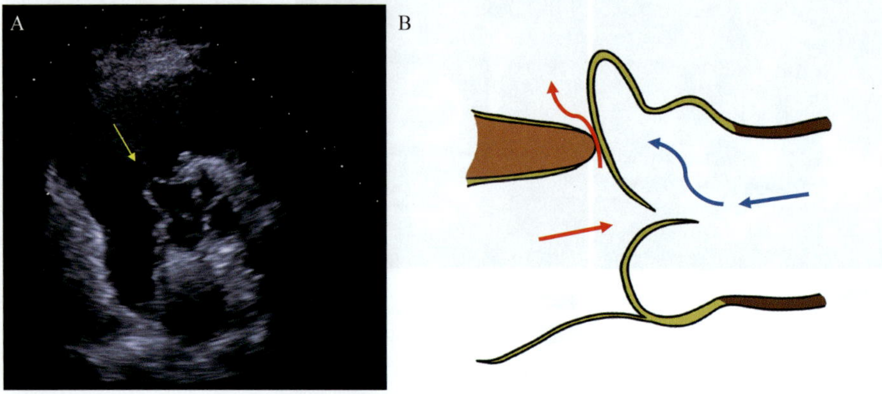

그림 20-14 중심 막주위형 심실중격결손에서 Valsalva sinus aneurysm이 windsock을 이루는 형태(A)로 대부분 windsock 아래 check-valve 형태로 수축기 단락을 보이며 간혹 aneurysm rupture가 동반될 수 있다(B).

- 유입로 결손(Inlet type)
  보기가 쉽지 않고 우심실 유입로로 연결되어 septal leaflet을 따라 단락이 보이며, A4C 또는 subcostal view에서 잘 관찰된다.
- 근성부형 결손(Trabecular muscular type)
  대부분 자연폐쇄가 나타나지만 가끔 심근경색증 후 발생할 수 있고 PLX 혹은 PSX에서 심첨부에서 기저부까지 모든 부위에서 관찰될 수 있다.

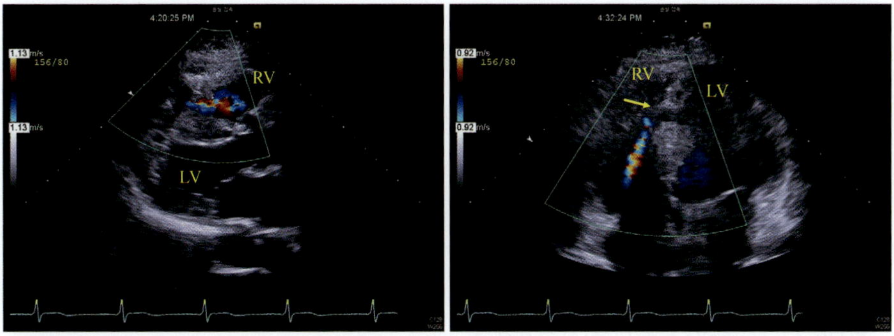

그림 20-15 근성부형 심실중격결손

- 유출로 결손(Outlet type)
  우심실 septal band 분지 사이의 우심실 유출로 쪽으로 연결된 결손으로 PSX의 폐동맥판막 아래에서 12시와 3시 방향에서 관찰되고 가끔 대동맥판의 우관상엽이 탈출(RCC 혹은 NCC prolapse)하여 대동맥판 역류가 동반되기도 한다.

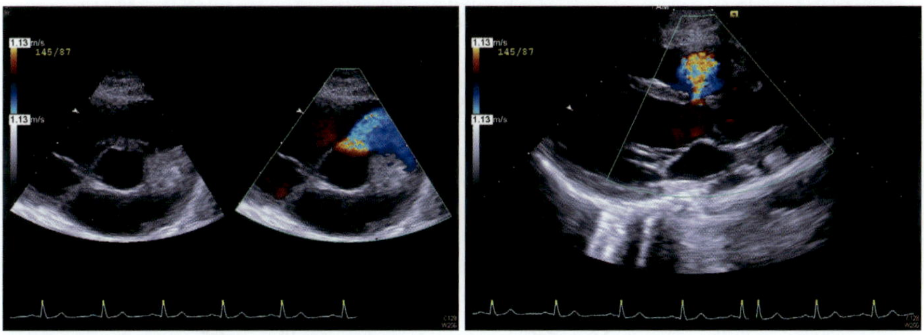

그림 20-16 유출로 결손형 심실중격결손

- Gerbode 심실중격결손
  좌심실 유출로에서 우심방쪽으로 혈류가 이동되며 주로 삼첨판의 septal leaflet의 변성이 동반되고, 심실중격임에도 불구하고 우심방 및 우심실 확상이 있을 경우에 의심할 수 있다.

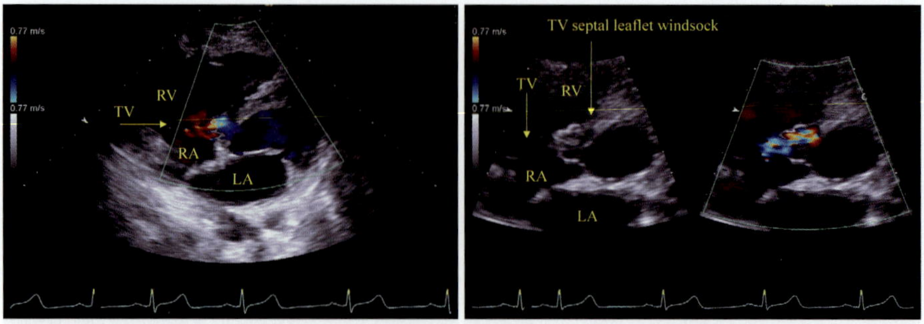

그림 20-17 Gerbode type의 심실중격결손

Aneurysm with VSD

- Membranous septum aneurysm
  저절로 막히거나 aneurysm 아래에 작은 VSD가 동반될 수 있다.
- Aortic sinus aneurysm(혹은 unsupported sinus)
  VSD의 venturi 효과 sinus 확장이 생긴다.
- Valsalva sinus aneurysm
  Sinus pouch가 있으며 rupture가 되면 windsock 형태를 보인다. 원칙은 VSD가 없다고 하지만 가끔 동반될 수 있다. VSD가 있으면 VSD의 systolic flow, windsock의 diastolic flow가 순차적으로 생길 수 있다.

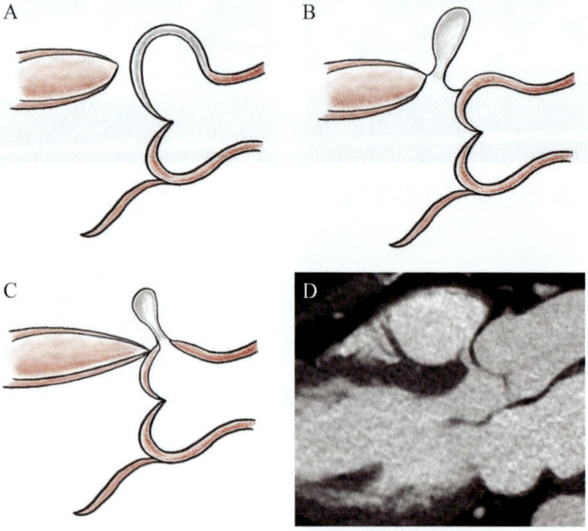

그림 20-18 VSD 관련 aneurysm의 종류. (A) Aortic sinus aneurysm, (B) membranous septal aneurysm, (C) Valsalva sinus aneurysm, (D) Partial aortic sinus and membranous septal aneurysm이 동반된다.

Doppler 이용

- 수술하지 않고 오래 두면 누두부 infundibular PS가 생길 수 있다.
- VSD와 TR을 이용하여 폐동맥 수축기 압력을 double checkup 할 수 있다.

$$PASP = SBP - LV\&RV\ PG\,(4 \times V_{VSD}^{2}) = RVSP\,(4 \times V_{TR}^{2}) + RAP$$

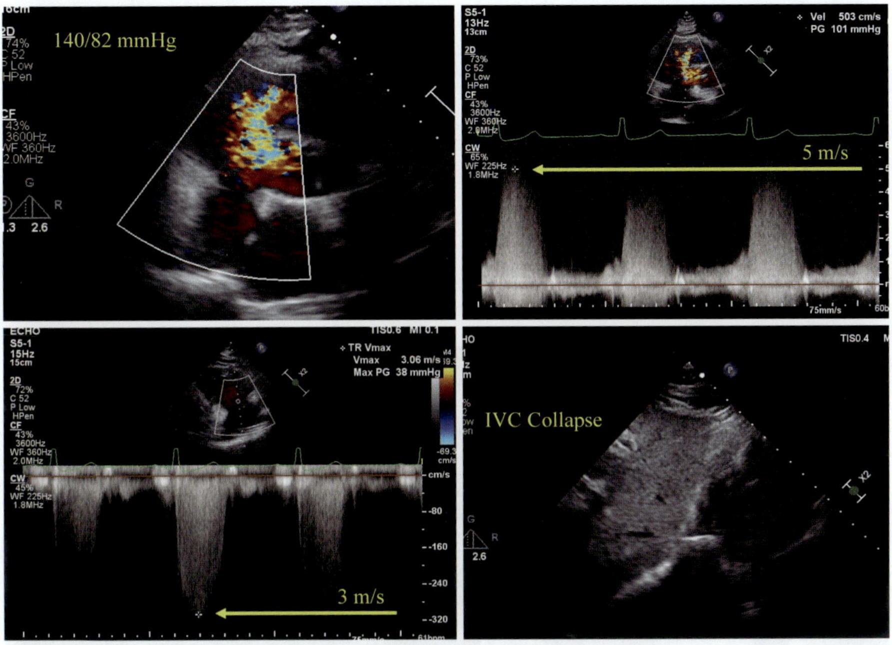

그림 20-19 폐동맥 수축기 압력 측정. 심실간 압력차는 100 mmHg이므로 우심실 수축기 압력은 40 mmHg에 해당하며 TR을 이용한 우심실 수축기 압력은 39 mmHg로 측정된다.

VSD 주의 사항

- 단순 VSD의 경우 우심방 혹은 우심실 비대는 드물고 혈류역학적으로 문제가 된다면 좌심실 확장이 주로 생긴다. 따라서 우심방 및 우심실 비대가 생긴다면 여러 동반된 질환을 우선 고려할 수 있어야 한다.
- 간혹 오래 지속되는 경우 VSD의 빠른 혈류로 인해서 DCRV가 간혹 발생할 수 있다.
- Outlet (supra-crista) VSD는 RCC (NCC) prolapse로 인해 AR 및 Valsalva aneurysm이 생길 수 있다.

VSD의 추적 관찰

- Small(native/residual) VSD: 정상적인 좌심실/폐동맥 압력 및 무증상은 3-5년 간격으로 추적한다.
- 그 외 판막/좌심실 기능 저하 및 폐고혈압, 또는 중간 이상의 VSD는 매년 추적을 권유한다.

4 동맥관 개존증(Patent Ductus Arteriosus: PDA)

대동맥과 폐동맥 사이의 연결된 동맥관은 출생 후 폐쇄되지만 일부가 남아 있어 단락이 발생하고 PSX에서 하행 대동맥과 distal main pulmonary artery 사이 관찰된다. 연속적인 shunt flow가 관찰되나 중증도의 폐동맥 고혈압이 있거나 아주 작은 동맥관에서는 수축기에만 관찰된다.

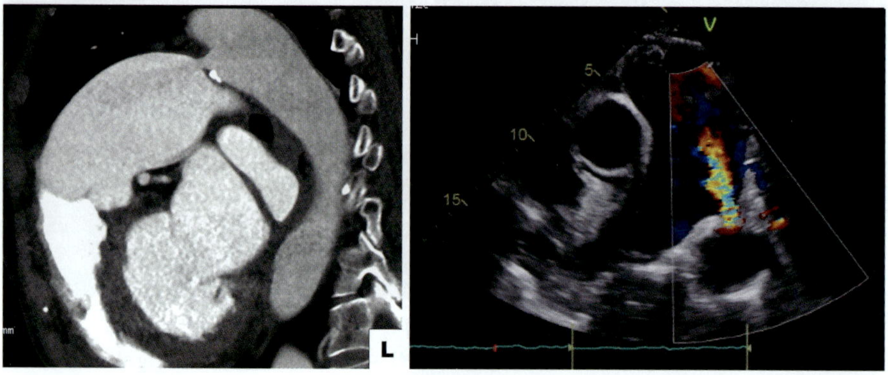

그림 20-20 동맥관 개존증

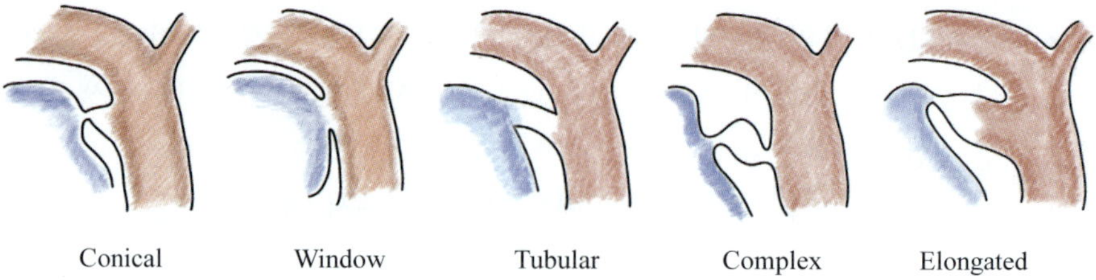

그림 20-21 동맥관 개존증의 형태학적 분류

동맥관 개존증의 크기 분류

- Silent/Trivial size: Silent(inaudible), asymptomatic, no hemodynamic disturbance
- Small size: Small L to R shunt. No restriction of exercise capacity
- Mild/Moderate size
  - Mild-moderate L to R or bidirectional shunt
  - Potential of renal, hepatic, pulmonary dysfunction
  - Mild to moderate hemodynamic significance(+)
    ; ≥ mild LAE/LVE, ≥ mild LV dysfunction, ≥ mild PAH
- Large size
  - Large L to R, bidirectional, or R to L
  - Severe hemodynamic significance(+)
  - Risk of Eisenmenger syndrome

동맥관 개존증의 심초음파 추적 관찰 기간 및 치료

표 20-2 동맥관 개존증의 심초음파 추적 관찰 기간 및 치료

Stage	Echocardiography	Exercise Test	Treatment
Silent/Trivial	3-4 years	If required	None
Small	2 years	If required	None
Mild/Moderate	1 year	1-2 years	Hemodynamic Significance(+) PASP < 50% of SBP PVR < 1/3 of SBP
Severe/Eisenmenger	1 ear	0.5-1.0 years	CIx in L to R/PVR > 2/3 of SBP

5 팔로 네징후(Tetralogy of Fallot: TOF)

가장 흔한 청색증형 선천성 심질환(4-9%)이며 다음과 같은 특징이 있다.

심초음파 특징

Main: Non-restricted VSD, overriding aorta, infundibular/PV stenosis, RV hypertrophy

Minor: ASD, right-sided aortic arch, abnormal origin/course of coronary artery

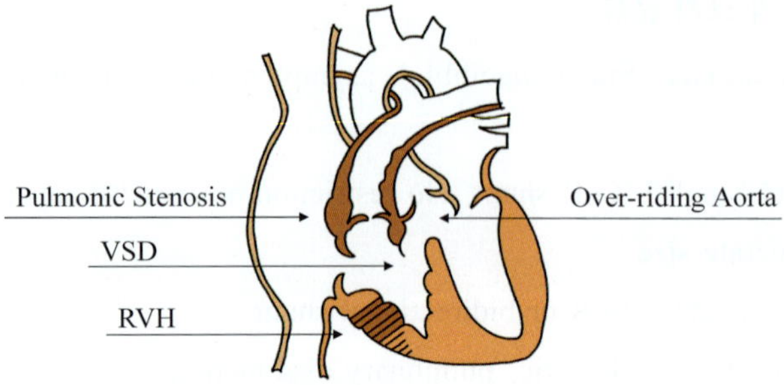

그림 20-22 팔로 네징후(Tetralogy of Fallot, TOF)

수술 후 심초음파에서 관찰해야 할 사항

- Pulmonary regurgitation; Moderate 이상이면 PV replacement가 필요할 수 있다.
- RV size/function, VSD patch, Aortic rood dilation, PA branch stenosis

6 대혈관 전위(Transposition of Great Arteries: TGA)

대혈관 전위는 심초음파에서 PSX에서 대혈관의 판막 위치에 따라서 쉽게 판단할 수 있다.

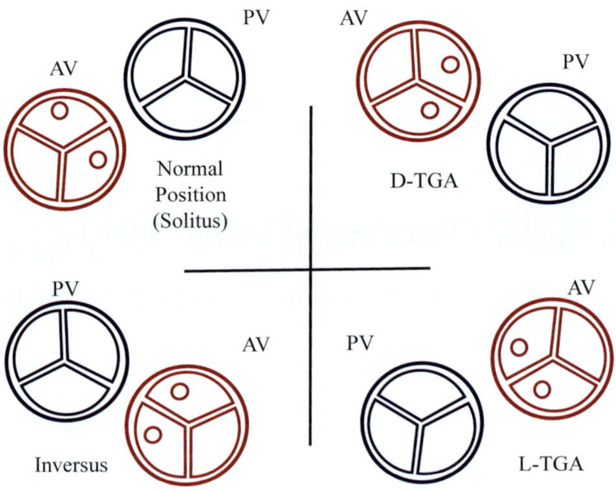

그림 20-23 대혈관 전위에서 판막의 위치 관계

완전 대혈관 전위(Dextro-transposition, d-TGA or complete TGA, c-TGA)

체정맥(systemic vein) → RA → tricuspid valve → RV → 대동맥

폐정맥(pulmonary vein) → LA → mitral valve → LV → 폐동맥

- 초승달 모양의 좌심실이 관찰되며 크기가 작고 심벽이 얇다.
- 우심실 압력 증가 → 우심실 비대 및 확장으로 인해 좌심실의 'D-shape'가 관찰된다.
- VSD, PDA, ASD가 있어야 생존하며, PS, AS, coarctation of aorta 등이 동반될 수 있다.
- PLX에서 양 대혈관이 나란하고, PSX에서 대동맥이 폐동맥의 앞에 위치한다.
- 심실중격의 수축기 후방운동(systolic bowing)으로 폐동맥 유출로 협착이 관찰된다.
- 수술하지 않은 경우 장기생존이 불가능하므로 성인은 수술한 환자만 볼 수 있다.

수정 대혈관 전위(Levo-transposition, L-TGA or congenitally corrected, cc-TGA)

체정맥(systemic vein) → 형태적 우심방 → 승모판막 → 좌심실 → 폐동맥

폐정맥(pulmonary vein) → 형태적 좌심방 → 삼첨판막 → 우심실 → 대동맥

- PSAX view에서 양 대혈관이 평행하며, 대동맥은 폐동맥판의 위쪽, 왼편의 앞쪽에 위치한다.
- Left sided TV가 Ebstein anomaly(apical displacement)와 같이 나타나며 TR이 관찰된다.
- 우심부전 또는 관상동맥질환이 동반될 수 있다.
- 환자의 80%에서 VSD가 동반된다.
- 폐동맥 유출로 협착이 관찰된다.

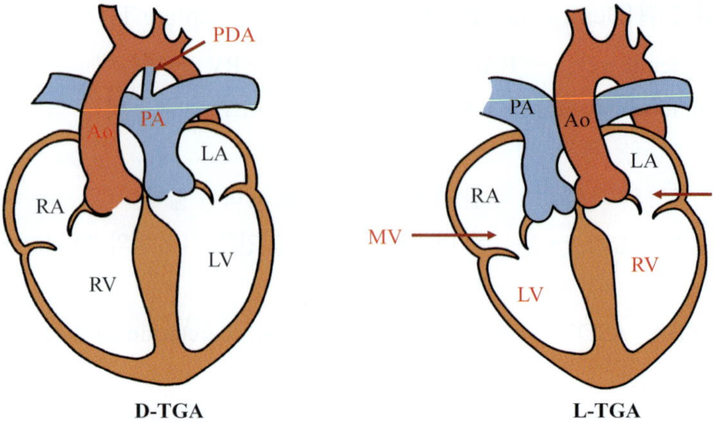

그림 20-24 D-TGA의 경우 혈관이 바뀌게 되지만, L-TGA의 경우 심실이 바뀌게 되어 수정 대혈관 전위로 나타난다.

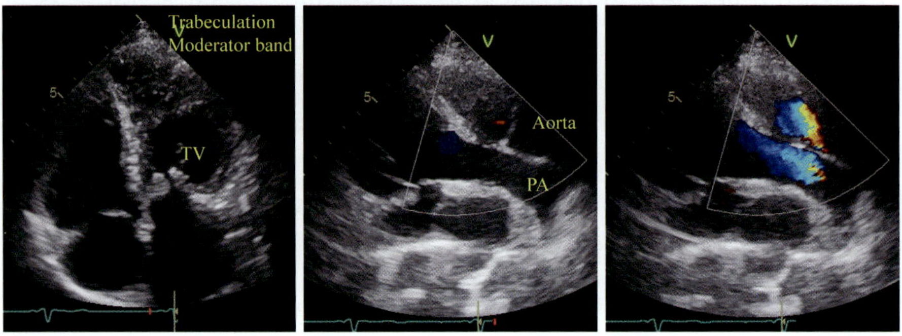

그림 20-25 승모판막보다 삼첨판막이 심첨부에 더 가까이 위치하고 trabeculation과 moderator band가 더 두드러진 우심실을 확인할 수 있다. 또한 대동맥과 폐동맥이 나란히 주행하는 특징을 관찰할 수 있다.

Transposition of the great arteries (TGA) 교정

1. Atrial Switch (Mustard/Senning procedure with atrial baffle)

   전신순환을 담당하는 RV 기능이 중요하다.

   성인 부작용: Baffle leakage/obstruction, RV dysfunction, severe TR, ventricular arrhythmia

2. Arterial Switch

   성인 부작용: Squeezed PA (supravalvular PS), coronary kinking (myocardial ischemia)

Fontan Circulation

Connection between systemic venous blood and PA, bypassing single ventricle

Slower pulmonary flow contributing local thrombus formation

부작용: veno-venous collateral, R to L shunt, paradoxical emboli, liver congestion, lymphatic disorder, plastic bronchitis, protein losing enteropathy, renal dysfunction.

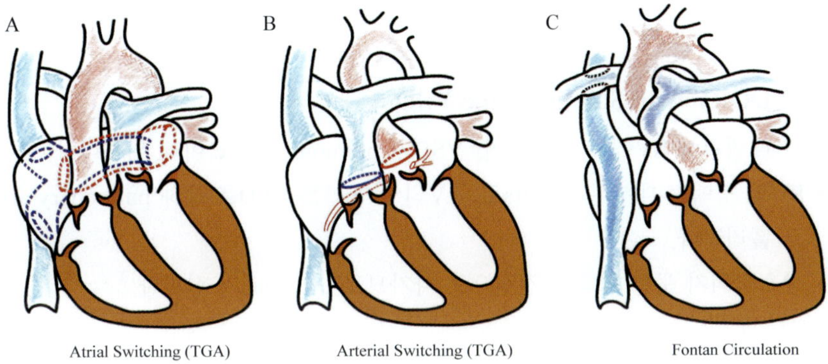

그림 20-26 TGA 수술(A, B)과 Fontan circulation(C)

7 이중출구 우심실 (Double Outlet Right Ventricle: DORV)

Pulmonary artery가 RV에서 기시, aorta의 50% 이상이 RV와 연결되어 있을 때 진단된다.

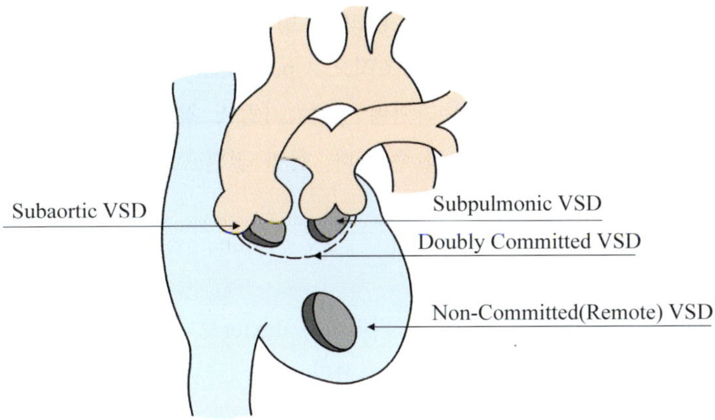

그림 20-27 이중출구 우심실의 경우 동반되는 심실중격결손에 따라서 4가지 형태로 분류할 수 있다.

Type 1 DORV with Sub-aortic VSD 또는 Sub-arterial VSD

- 양 대혈관이 RV에서 기시하며, VSD가 aortic valve 아래 위치한다. LV 혈류는 aorta & RV로 이동되어 폐혈류 증가, heart failure, pulmonary HTN이 나타난다.
- 대동맥의 산소 포화도는 정상, 폐동맥 고혈압 악화 시 Eisenmenger reaction이 발생한다.
- PS가 없는 경우는 Eisenmenger형, PS가 동반되는 경우는 Fallot형으로 나타난다.

Type 2 DORV with Sub-pulmonic VSD

- 양 대혈관이 RV에서 기시하며, VSD가 pulmonic valve 아래 위치한다.
- RV의 정맥혈 대부분은 aorta로, LV의 동맥혈은 VSD를 통해 pulmonary artery로 흘러간다.
- 산소화되지 못한 혈액이 전신으로 나가므로 cyanosis가 심하다.

Type 3 DORV with multiple VSD or ASD

VSD가 대동맥판막과 폐동맥판막에 공통으로 연관되어 가까이 있는 형태이다.

Type 4 DORV with remote VSD

VSD가 대동맥판막과 폐동맥판막에서 모두 떨어져 있는 형태이다.

8 Cor Triatriatum

좌심방을 구획하는 질환으로 0.1−0.4%의 유병률을 보인다. 태생기 때 common pulmonary vein이 퇴화되지 않고 남은 조직으로 pulmonary vein이 특징적으로 같은 공간에 위치하고 MV와 LAA와 분리되어 있다. 가끔씩 청색증(5%), 뇌졸중(5%), 그리고 심방 세동(12%)의 원인이 될 수 있다. 동반 질환으로 ASD(13%)가 나타날 수 있다.

분류

- Cor triatriatum sinister: 좌심방에 위치하고 dexter보다 흔하게 관찰된다.
- Cor triatriatum dexter: 우심방에 위치한다.

Proximal chamber in LA

- 흔히 모든 4개의 폐정맥 혈류를 받아들이며 격막은 폐정맥 아래 부분이면서 좌심방이 윗부분에 해당된다.

Distal chamber in LA

- 폐정맥 입구는 포함하지 않고 주로 좌심방이와 심방중격을 포함한다.

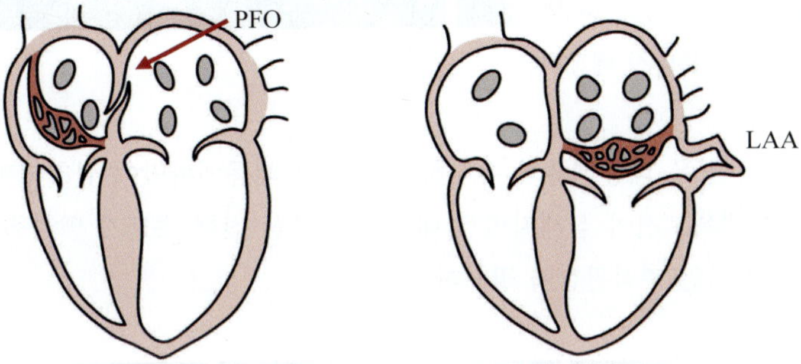

그림 20-28 Cor triatriatum의 두 가지 형태 분류

9 특발성 폐동맥류 (Idiopathic Pulmonary Artery Aneurysm)

주간 폐동맥의 직경이 30 mm를 넘고 특별한 원인이 없다면 선천성 가능성이 많으며 일반적인 수술 기준은 55 mm 이상이다.

- Pulmonary trunk dilation (arterial tree involvement may or may not be present)
- Absence of external or intracardiac shunt
- No more than minimal atherosclerosis or pulmonary vascular tree arteriosclerosis
- Absence of arterial disease
- Absence of chronic lung or heart disease

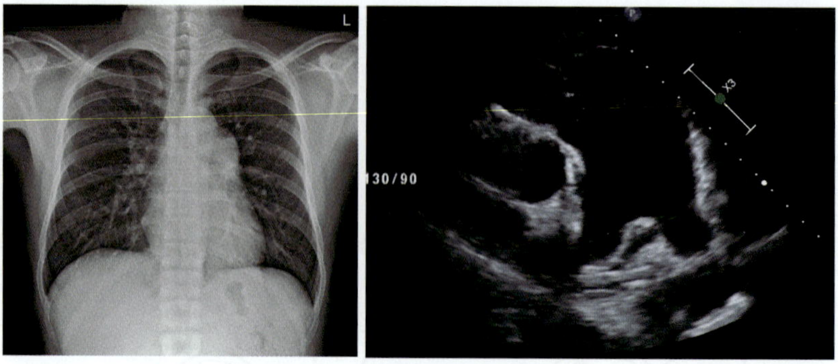

그림 20-29 특발성 폐동맥류

폐동맥류의 경우 대동맥류와 유사하게 이엽성 폐동맥판막이 관찰되면 삼엽성과 달리 폐동맥 폐쇄부전이 심해지면서 대동맥류 확장 진행 속도가 빨라질 수 있음을 주의해서 정기적인 추적관찰이 필요하다.

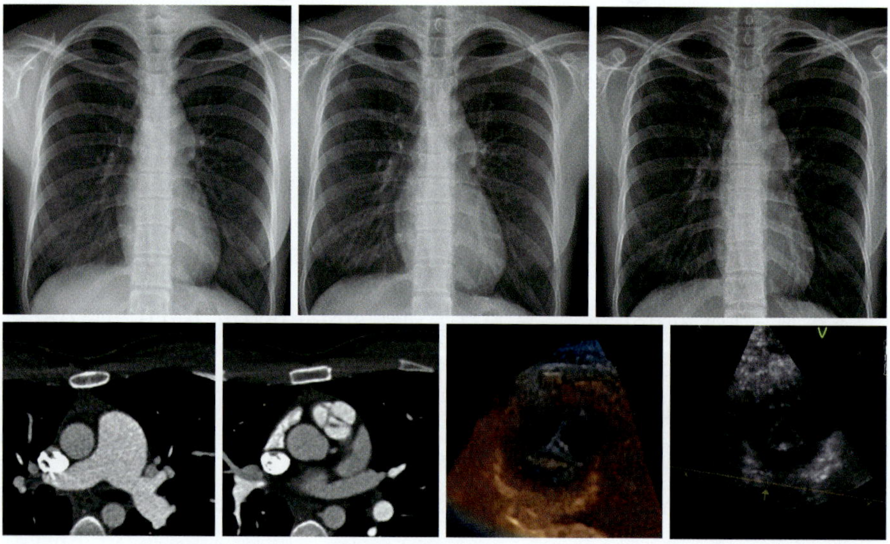

그림 20-30 삼엽성 폐동맥판의 폐동맥류. 정상적인 삼엽성 폐동맥판막을 보일 경우 폐동맥판 폐쇄부전이 없다면 폐동맥류는 10여 년 이상에도 확장이 드물다.

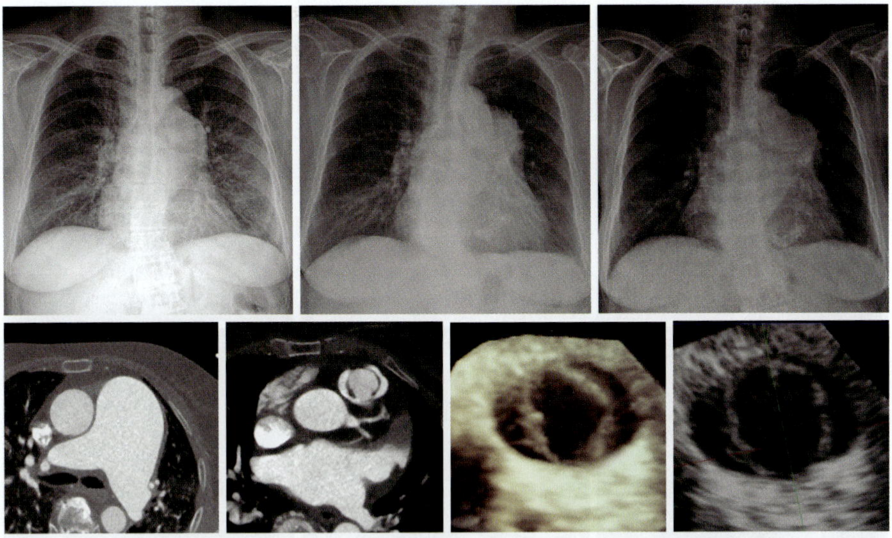

그림 20-31 이엽성 폐동맥판의 폐동맥류. 이엽성 폐동맥판막일 때는 폐동맥류의 확장과 폐동맥판 폐쇄부전이 같이 심하게 진행되어 나타날 수 있다.

10 관상정맥동의 선천성 이상

대부분 관상정맥동의 확장 이상이며 드물게 없거나 좁아져 있는 경우가 있을 수 있다. 확장이 보일 경우 우측 심장 과부하 상황이나 총(혹은 부분) 폐정맥 환류이상, 관상동맥루, 간정맥의 관상정맥동으로의 환류이상, 그리고 동맥간증(truncus arteriosus) 및 삼첨판 폐쇄부전이 흔하다.

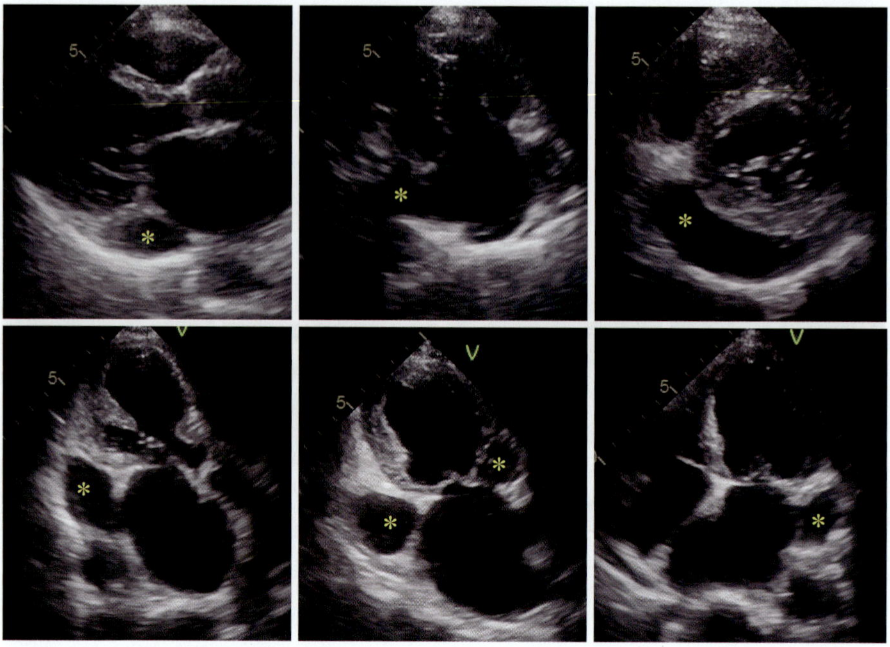

그림 20-32 거대 관상정맥동(*)

표 20-3 선천성 관상정맥동 이상

Classification of Coronary Sinus Anomaly	
Enlargement of Coronary Sinus	
L to R shunt into coronary sinus(-)	Persistent Lt. SVC
	Partial anomalous hepatic venous connection to coronary sinus
	Continuity of IVC with Lt. SVC through hemiazygos vein
L to R shunt into coronary sinus(+)	
High-pressure shunt	Coronary artery-coronary sinus fistula
Low-pressure shunt	Unroofed coronary sinus
	Pulmonary venous connection to coronary sinus
Absence of coronary sinus	
	ASD localized to the position normally occupied by coronary sinus
	ASD involving entire lowermost portion of septum
	Persistent common AV cannel
	Congenital cardiac disease with asplenia

(계속)

Atresia of RA coronary sinus ostium	
	Persistent Lt. SVC Gross communication of coronary sinus with LA Multiple communications between coronary sinus and related atria
Hypoplasia of coronary sinus	

11 Shone 증후군

Parachute 승모판막 및 승모판 협착증, 승모판막 상부 ridge 혹은 web, 대동맥 축삭을 특징으로 하는 선천성 질환이다. 동반되는 소견으로는 좌심실 심첨부의 aneurysm, 심방중격 결손증, false tendon 그리고 심방 세동 혹은 우각차단의 심전도 양상을 보여준다.

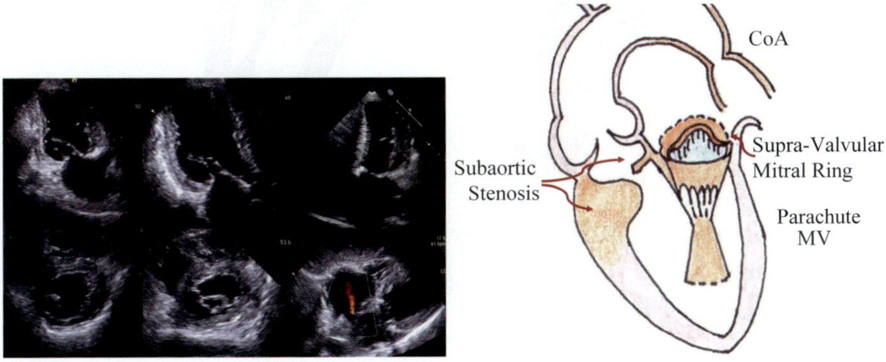

그림 20-33 Shone 증후군에서 볼 수 있는 parachute 승모판막 등 여러 가지 기형이 동반될 수 있다.

Parachute Mitral Valve

특징적 소견

- MV: Stenosis/Regurgitation, Cleft, Supravalvular ring, Restricted mobility
- Commissure: Underdeveloped, fused
- Papillary muscle: Single/Hypoplastic one
- Chord: Convergent single papillary insertion(pear-shape)
- PDA, ASD, VSD, Subvalvular AS, CoA, Vascular ring, Hypoplastic aortic arch

MV opening shape

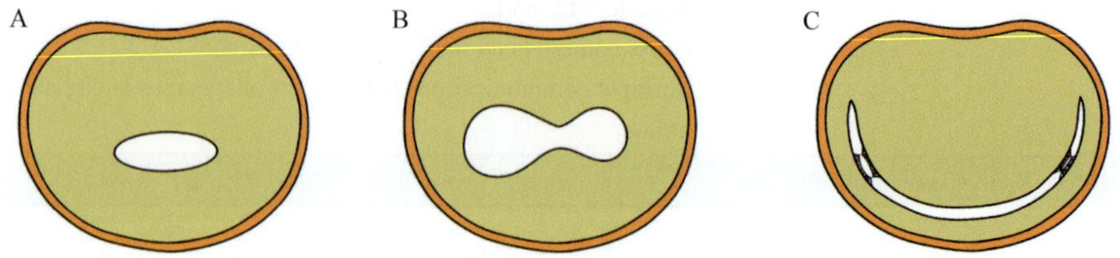

그림 20-34 (A) parachute valve, (B) parachute-like asymmetric valve, (C) Hammock valve

Papillary muscle

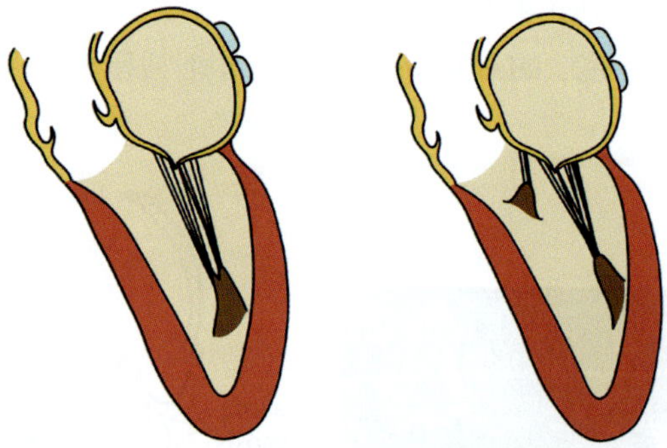

그림 20-35 Parachute MV와 parachute-like asymmetric MV

12 Ebstein Anomaly

Tricuspid valve의 apical displacement와 우심실 심근병증을 나타낸다. 주로 septal leaflet의 이동으로 tethering TR을 보여준다. ARVC와 carcinoid 증후군과의 감별이 필요하다.

Echocardiography

- Septal (or posterior) leaflet: Apical displacement (> 8 mm/m^2) in A4C
- Anterior leaflet: Large, sail-like, tethered by fibrous tissue
- Atrialized RV

Associated Defects

- ASD/PFO (80%), VSD/PS, LV-Noncompaction, MVP, Bicuspid AV
- Conduction abnormality of EKG (ex, WPW, up to 25%)

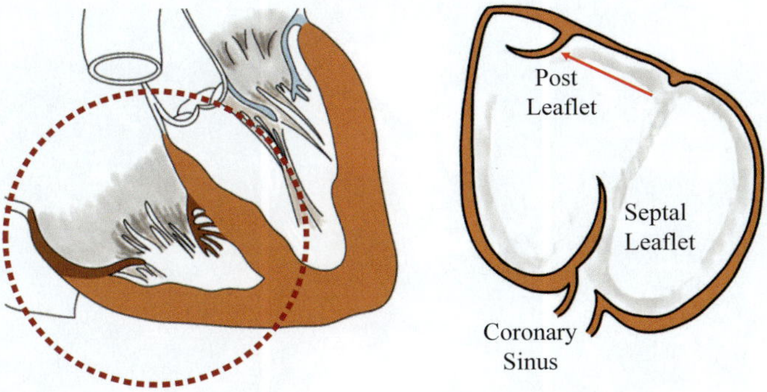

그림 20-36 Ebstein anomaly. Septal leaflet 혹은 posterior leaflet의 apical displacement 혹은 tethering이 특징적이다.

Apical Displacement of Tricuspid Septal Leaflet

Displacement 정도를 측정하는 방법에 대한 consensus는 없지만 A4C view의 systolic phase에서 TV/MV leaflet이 평행하게 유지되면서 가장 멀어질 때 측정한다. Leaflet 사이에 가장 짧게, 중격에서 거리를 측정한다.

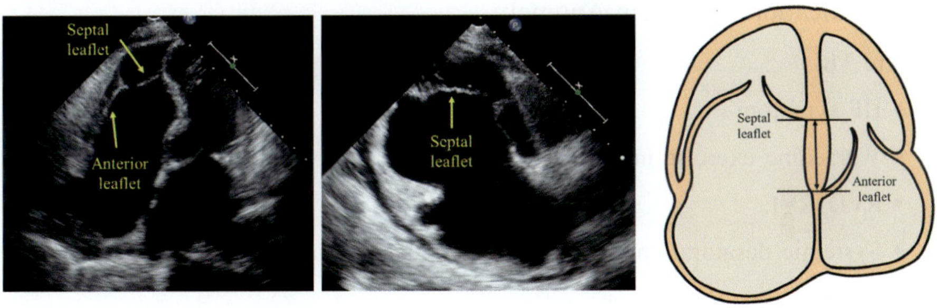

그림 20-37 Ebstein anomaly. Sail-like anterior leaflet와 septal leaflet의 apical displacement가 관찰되며 mitral valve의 anterior leaflet에서 septal leaflet까지 apical displacement를 중격에서 측정한다.

Coronary Sinus Opening in TV Replacement for Ebstein Anomaly

Coronary sinus opening을 RV에 두는 경우가 있다. 이는 RCA 혹은 conduction tissue에 손상을 피하기 위해서 TV replacement를 RA 해부학적 위치 위쪽에 둘 수 있다. 이때 RV 수축기에 coronary sinus 쪽으로 역류가 생기므로 TR 혹은 prosthetic valve leakage로 오인하기 쉽다.

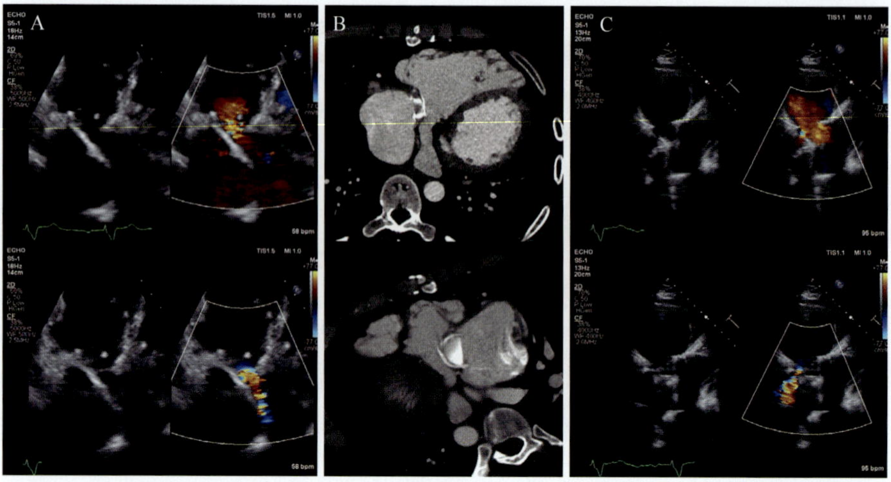

그림 20-38 Ebstein anomaly의 TV 치환술 후 coronary sinus 위치. Modified 4 CV view(A)와 modified RV inflow view(C)를 보면 TV와 인접한 coronary sinus에서 수축/이완에 따른 혈류이동(RA 대신 RV 내부에서)이 관찰된다. CT 사진(B)에서 TV와 coronary sinus 위치 관계를 쉽게 확인할 수 있다.

TVR Indication in Ebstein Anomaly

Severe TR

- HF symptom
- Worsening exercise intolerance
- RVD/RVE
- Systemic desaturation/Paradoxical embolism/Atrial tachyarrhythmia d/t R-L shunt

13 우심증

용어의 의미를 정확히 이해하는 것이 중요하다.

Dextroposition

흉부 오른쪽에 심장이 끌려 돌아간 위치이나 심첨부는 주로 왼쪽을 향하며, secondary의 경우에 사용한다. 그리고 좌우 심실이 정상이며 apex가 오른쪽으로 향하게 되면 따로 'dextroversion'으로 지칭한다.

Mesocardia

흉부 중앙에 심장이 위치하는 경우이다.

Situs Solitus

간은 오른쪽, 위장은 왼쪽에 놓여 있는 정상적 장기 위치를 의미한다.

Situs Inversus

간과 위장이 바뀐 경우로 '장기 역위'에 해당된다.

Situs Inversus Totalis

간, 위장 그리고 심장 모두 바뀐 위치이다(Dextrocardia + situs inversus).

Isolated Dextrocardia

심장만 바뀌고 간과 위장은 정상 위치이다(Dextrocardia + situs solitus).

Isolated Levocardia

간과 위장은 바뀌고 심장은 정상 위치이다(Levocardia + situs inversus).

Levocardia

흉부 왼쪽에 심장이 위치하는 정상에 해당된다.

Dextrocardia

흉부 오른쪽에 심장이 위치하며 intrinsic 혹은 primary의 경우에만 사용한다. 좌우 심실과 내부 장기가 모두 바뀌면 'mirror-image dextrocardia'가 되고 좌우 심실은 바뀌지만 내부 장기가 정상 위치이면 isolated dextrocardia에 해당된다.

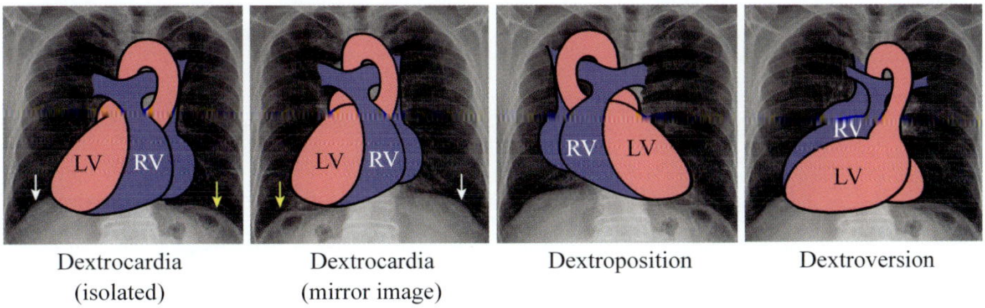

그림 20-39 우심증의 분류. Dextrocardia의 isolated와 mirror-image의 경우에 간(흰색 화살표)과 위장(노란색 화살표)의 위치에 주의한다.

14 LV Diverticulum

Cardiac diverticulum: LA/LV에 나타날 수 있고 normal variant에 해당되며 muscle layer를 포함하면 true diverticulum으로 contractility가 있기에 수축기에 약간 감소할 수 있으나, 포함하지 않으면 false diverticulum으로 구분한다.

Cardiac aneurysm: 심질환(관상동맥)에 연관되며 true와 pseudoaneurysm으로 구분한다.

Cardiac crypt: 심근 전층의 반 이상을 가로지르는 틈이며 수축기 때 소실된다.

Cardiac recess: 심실 내강에서 심근 전층의 반 이하로 들어가는 틈이며 수축기 때 소실된다.

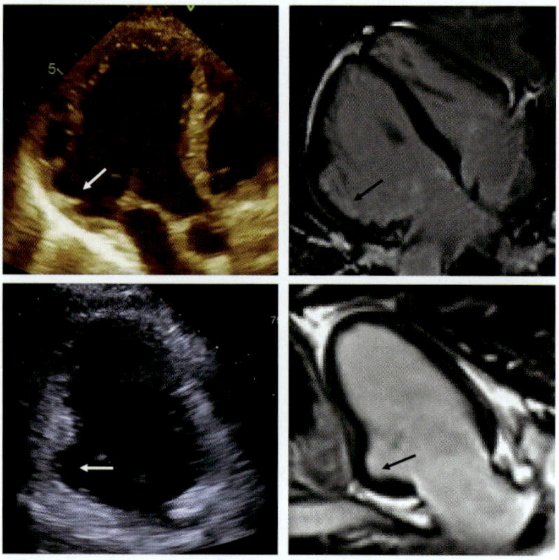

그림 20-40 LV diverticulum. CMR에서 scar 소견이 없으며 관상동맥질환이 배제되었다.

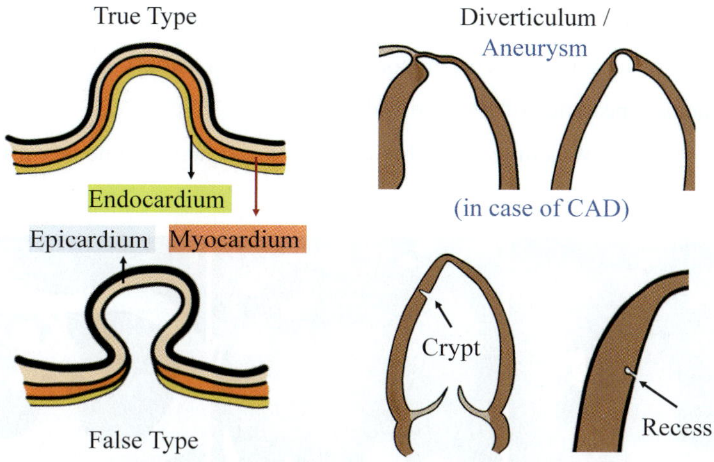

그림 20-41 LV Aneurysm, Diverticulum vs. Crypt vs. Recess 관계

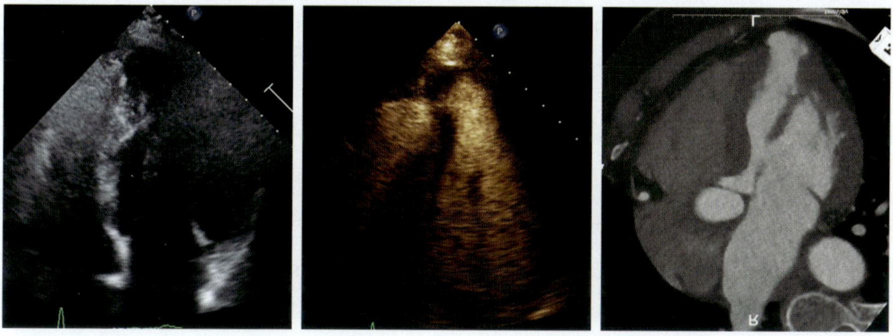

그림 20-42 LV Diverticulum. 2D에서 구분이 어려울 때는 LVO나 CT로 확인할 수 있다.

15 Congenital Pericardial Defect

선천성으로 부분적 또는 전체적으로 심낭 발생이 안된 경우로 좌 혹은 우심실 외측 심낭 부위가 결손된 경우가 많다. 이는 수축기와 이완기에 좌심실 첨부의 움직임이 좌우로 심할 경우에 의심할 수 있다.

Radiology

- Distortion (extreme left/or right-forward deviation) of cardiac apex/Clockwise rotation (left side defect)

- Radiolucency between inferior cardiac border and left hemidiaphragm
- Tongue of lung tissue between aorta and pulmonary artery
- Bulbous appearance of RV free wall
- Snoopy Sign: Widening space between aorta and main pulmonary artery

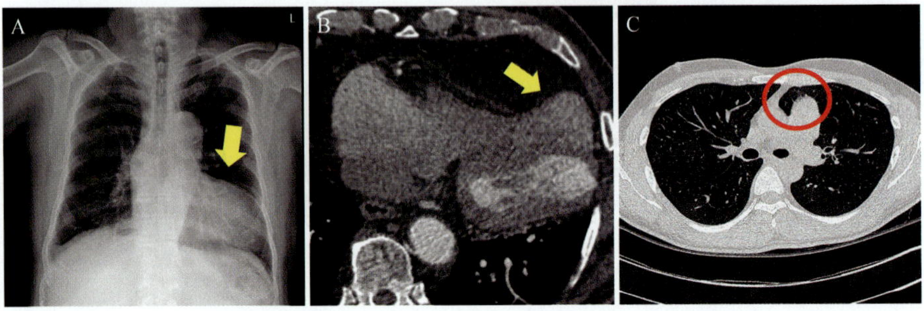

그림 20-43 심막 결손증의 방사선 소견. 흉부방사선에서 심실의 심한 좌측 편위(A, 화살표)와 CT에서 우심실의 bulging 소견(B, 화살표)이 동일하게 보이고, 다른 환자의 CT에서 'lung tissue의 tongue' 소견(C, 붉은 원)이 대동맥과 폐동맥 사이에 끼여 보인다.

Echocardiography

- Lateral displacement of the heart
- Compressed atria with the left lateral decubitus position
- Cardiac exaggerated movement/Ventricular septal "Rocking" motion
- Tear drop shape of heart
- Bulbous elongated atria in A4C
- Enlarged RV/RA or severe TR(right side defect)
- Apical LV thickening(LV herniation)

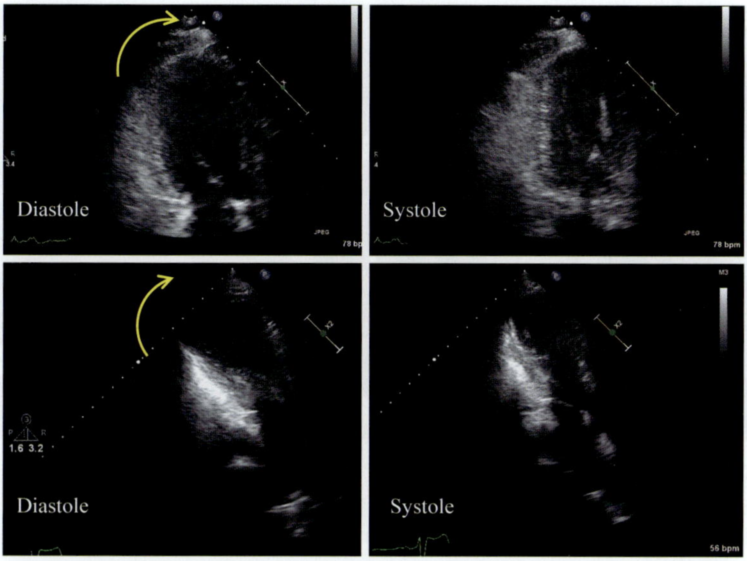

그림 20-44 우심실의 심막 결손증. 주로 A3C에서 수축기 시에 심실 첨부가 우심실 쪽으로 심하게 편위된다.

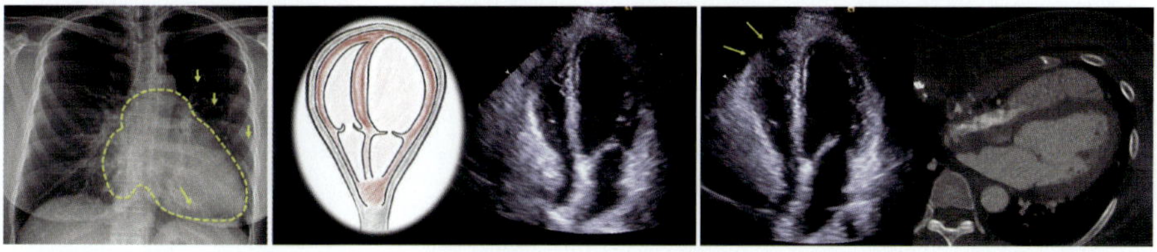

그림 20-45 선천성 심막 결손. 흉부방사선에서 Snoopy, 심초음파에서 Tear drop의 소견이 나타나고 우심실의 bulbous aneurysm이 관찰된다.

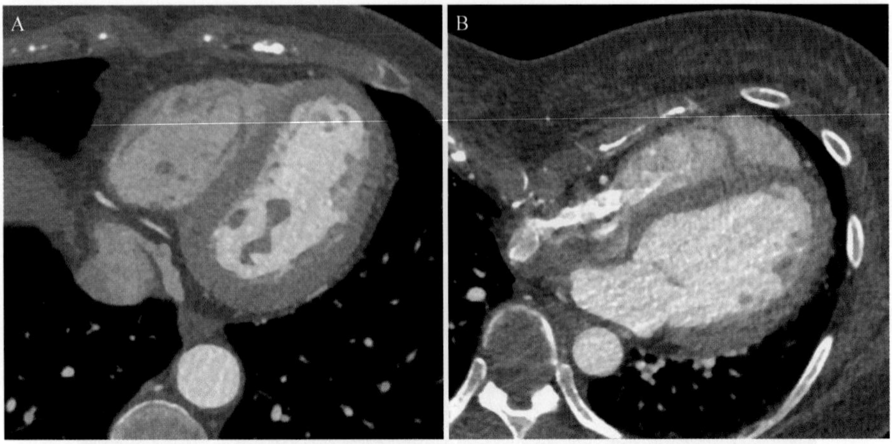

그림 20-46 선천성 심막 결손. CT에서 심막 결손 부위를 실제 찾기가 어렵지만 정상적인 경우에는 경계가 명확한 LV lateral wall의 접촉면이 보이나(A), 심막 결손이 있을 경우 epicardial fat과 폐의 경계가 흐려지고 indentation이 많이 관찰된다(B).

Chapter 21

동맥질환

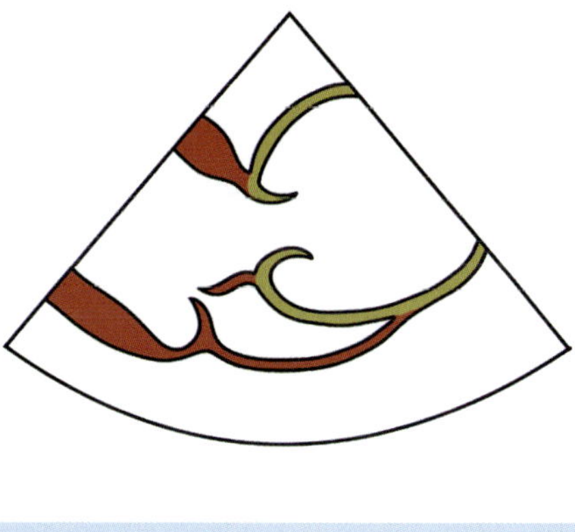

Chapter

21 동맥질환

주로 대동맥 확장으로 인해서 생기는 경우를 임상에서 흔히 볼 수 있다. 여기에는 Marfan 증후군과 함께 이엽성 대동맥판막 관련 질환들이 중요하며 임상에서 추적 관찰을 요하는 혈관 확장 수치를 잘 알고 있어야 한다. 또한, 대동맥 확장이 있는 환자에서 급성 흉통 발생 시 심초음파보다는 항상 컴퓨터 단층촬영을 더 유용하게 사용할 수 있음을 주지하고 있어야 한다. 그 외에 폐고혈압의 경우 선천성 심질환, 폐질환 혹은 류마티스 영역의 질환에 동반된 이차성 폐고혈압 질환을 많이 접할 수 있으며 일차성 폐동맥 고혈압과 구분할 필요성이 있다.

1 대동맥의 세부 해부학적 명칭

- Aortic root: AV annulus-ST junction
- Ascending aorta: ST junction-Innominate artery
- Aortic arch: Innominate artery-Left subclavian artery
- Descending aorta: Left subclavian artery-Diaphragm
- Abdominal aorta: Diaphragm-Aortic bifurcation

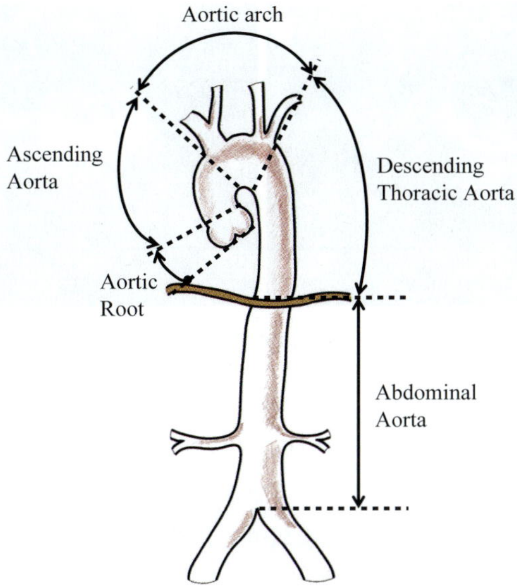

그림 21-1 대동맥의 해부학적 명칭

2 대동맥질환

대동맥 박리(Aortic Dissection)

- Intimal flap을 형성하여 true lumen과 false lumen으로 관찰된다.
- 심낭액 혹은 심낭압전이 동반될 수 있다.
- 대동맥판막륜까지 손상된 경우 대동맥판 폐쇄부전이 동반 가능하다.
- 관상동맥과 대동맥 분지혈관의 손상과 폐쇄가 가능하다.

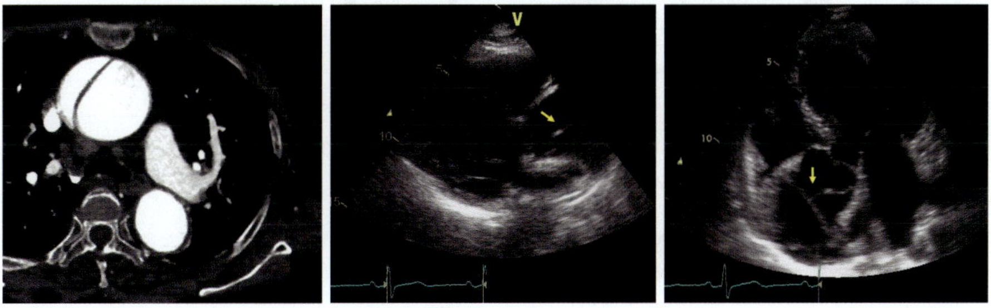

그림 21-2 CT에서 상행 대동맥의 확장과 flap이 관찰되고, 심초음파에서도 상행 대동맥의 확장 및 flap이 관찰된다.

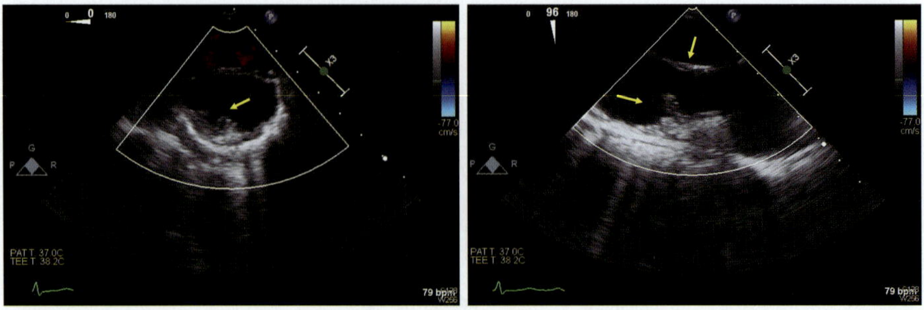

그림 21-3 TEE에서 상행 대동맥 내강에 intimal flap과 hematoma가 관찰된다.

대동맥 벽내혈종(Aortic Intramural Hematoma)

Dissection flap은 관찰되지 않고 벽내혈종으로 인하여 5 mm 이상 두꺼워진 대동맥벽이 관찰된다. 심초음파에서 의심되면 CT 촬영이 필요하다.

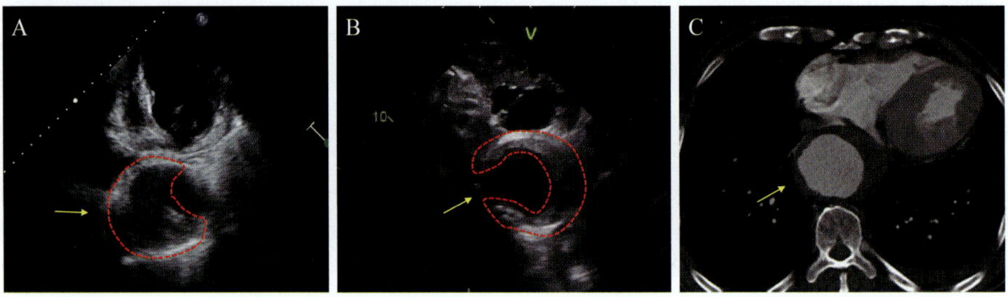

그림 21-4 대동맥의 벽내혈종. 대동맥벽의 두께 증가가 좌심실(A) 및 cyst 아래 부위(B)에서 관찰되나 flap은 관찰되지 않는다. CT(C)에서 벽내혈종을 진단할 수 있다.

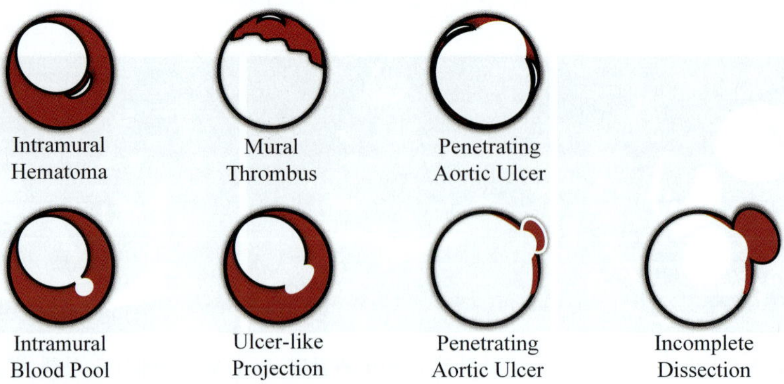

그림 21-5 Aortic syndrome의 형태학적 분류

대동맥류(Aortic Aneurysm)

- Dilation: Ascending aorta ≥ 4.0 cm(≥ 3.6 cm female) or ≥ 22 mm/m^2, Descending thoracic aorta 16 mm/m^2
- Aneurysm: ≥ 4.5 cm(≥ 3.0 cm, outer-to-outer diameter in abdominal aorta)
- 정상 성인의 대동맥 확장: 0.09 mm/y(0.07 mm/y, Female)

정상적으로 상행 대동맥은 0.07 mm/y 느리게 커지나, 4 cm 이상의 대동맥류로 진단된 환자에서 상행 대동맥은 0.25 mm/y(남), 0.3 mm/y(여)(최근 ASE에서는 0.1 mm/y), Valsalva sinus는 0.25 mm/y(남), 0.1 mm/y(여), Marfan은 0.45 mm/y, BAV의 경우 0.4 mm/y 확장이 생긴다. 남자는 Valsalva sinus, 여자는 Valsalva sinus보다 상행 대동맥이 빨리 커진다. 수술을 하게 되면 0.18 mm/y로 안정적으로 되며 최근 연구에서는 47 mm 이상에서 dissection이 시작됨을 보고하고 있기에 50 mm 되면 수술을 고려해 볼 수 있다.

대동맥 측정의 주의점

심초음파로 motion artifact가 적은 end-diastole 때 측정한다. Systole의 경우는 aorta가 2 mm 정도 확장이 생기며 aortic wall thickening이 있는 경우(atheroma, thrombus, IMH, dissection, abdominal aorta)는 outer-to-outer diameter를 잰다. 그 외에 CT/CMR에서도 end-diastole 때 inner-to-inner edge를 측정한다. CT/CMR의 cusp-to-cusp diameter가 심초음파와 잘 일치하며 echo에서 3 mm 이상 차이가 나면 CT/CMR로 반드시 확인한다.

표 21-1 정상 대동맥 크기(2024 ESC)

	Valsalva	ST Jn	Ascnd A	Arch	Prox. DTA	Distal DTA	Abd A
Size, mm(F)	40(34)	38(33)	40(36)	34(31)	29(26)	23(20)	23(19)

흉부 대동맥류의 원인

- Congenital: Bicuspid aortic valve
- Hereditary: Connective tissue disease-Marfan syndrome, Arterial tortuosity syndrome
  Familial aortic syndrome-Autosomal/Sporadic
- Acquired: Hypertension, Autoimmune-Takayasu, Behçet, Idiopathic arteritis

High Risk of Aortic Growth Rate

Ascending aorta/arch ≥ 3 mm/y, DTAA ≥ 10 mm/y (≥ 5 mm/6M), AAA ≥ 10 mm/y (≥ 5 mm/6M)

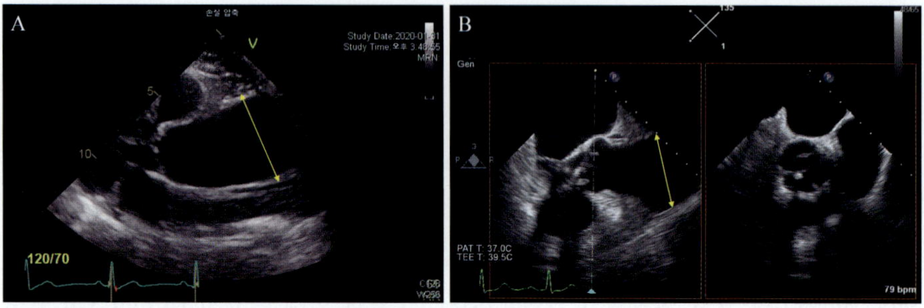

그림 21-6 (A) 상행 대동맥류의 확장 소견이 관찰된다. (B) 경식도 심초음파에서 이엽성 대동맥판막과 함께 상행 대동맥류가 같이 관찰된다.

Marfan Syndrome

Aortic root 혹은 상행 대동맥의 확장이 관찰되며 대동맥 박리로 진행되는 경우가 있다. Aorto-annular ectasia로 Sino-tubular junction의 effacement 기전으로 대동맥판 폐쇄부전이 생길 수 있다.

Marfan Syndrome의 High Risk

- Family history of aortic dissection
- Rapid aortic growth (≥ 3 mm/y)
- Diffuse aortic root/ascending aortic dilation
- Marked vertebral arterial tortuosity

수술 적응증(2024 ESC 참고)

Ascending aorta

- Surgery of root/ascending dilation ≥ 55 mm (≥ 45 mm in case of AVR, ≥ 50 mm in case of Non-AVR CS)
- Surgery of root/ascending dilation with 53-54 mm in low op risk.
- Surgery of ascending dilation ≥ 52 mm in low op risk
- Surgery of root/ascending dilation with 50-52 mm in high risk

- Root dilation ≥ 50 mm with growth ≥ 3 mm/y and high risk (pregnancy)
- BAV with root dilation ≥ 50 mm (≥ 52 mm in case of ascending dilation, ≥ 55 mm mandatory at any level)

Descending aorta

- Surgery of descending thoracic aorta dilation ≥ 55 mm
- Surgery of thoracoabdominal aortic aneurysm ≥ 60 mm (≥ 55 mm in high risk or in experienced op)

Abdominal aorta

Surgery of abdominal aortic fusiform aneurysm ≥ 55 mm (≥ 50 mm, Female, ≥ 45 mm in saccular form)

Surveillance

- TAA: 40-44 mm 2-3년, > 45 mm 1년, > 3 mm/y 6개월마다 검사하면서 수술 고려
- AAA: > 40 mm 1년

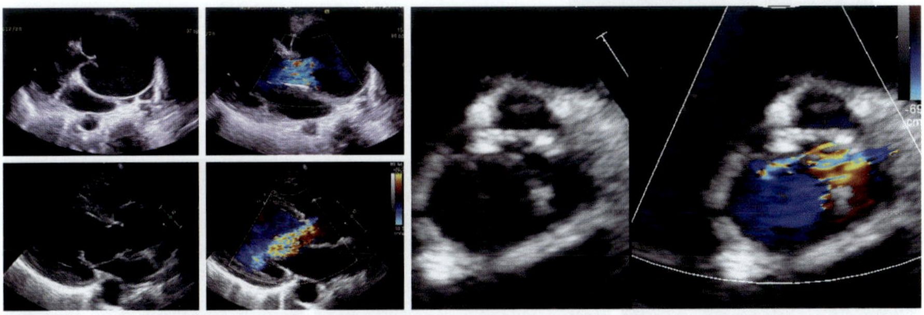

그림 21-7 Marfan 증후군에서 관찰되는 상행 대동맥류 및 대동맥판 폐쇄부전 소견

대동맥 죽상 경화반(Aortic Atherosclerosis/Atheroma)

대동맥벽의 irregular thickening이 관찰되며 2 mm 이상 되는 경우로 정의한다.

표 21-2 대동맥 죽상 경화반의 분류

Grade	Severity(Atheroma Thickness)	Description
1	Normal	Intimal Thickness < 2 mm
2	Mild	Mild(focal or diffuse) Intimal Thickening of 2-3 mm
3	Moderate	Atheroma > 3-5 mm(no mobile/ulcerated components)
4	Severe	Atheroma > 5 mm(no mobile/ulcerated components)
5	Complex	Grade 2, 3, or 4 Atheroma Plus Mobile or Ulcerated Atheroma

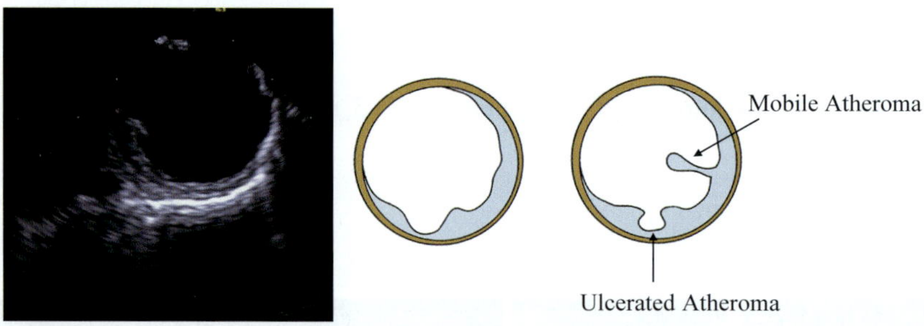

그림 21-8 경식도 심초음파에서 하행 대동맥 내강에 grade 4 및 5 atheroma가 관찰되고 있다.

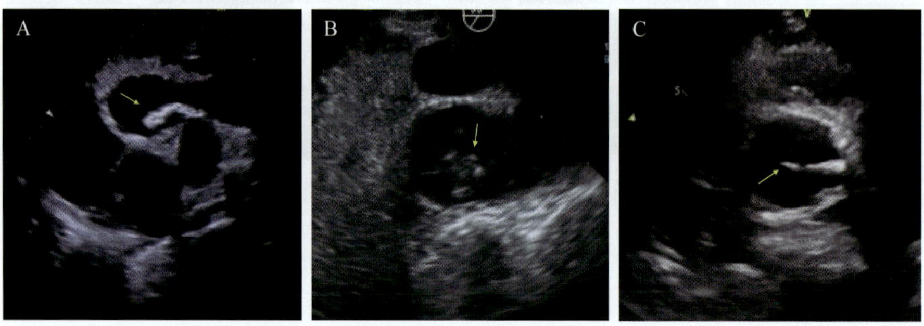

그림 21-9 대동맥 죽상경화증. Mobile atheroma(A), thrombus(B) 그리고 fibrin thread (C) 소견

대동맥 피브린 스레드(Aortic Fibrin Thread on Plaque)

Mobile atheroma보다 작고 가늘게 fibrin thread가 붙어 있는 경우를 따로 표현한다.

대동맥 혈전(Aortic Thrombus)

Wide vs. narrow based attachment, calcified vs. non-calcified attachment, protruding free-floating 등의 양상으로 high risk thrombus를 표시해주면 좋다.

대동맥류 및 대동맥 확장의 추적 검사

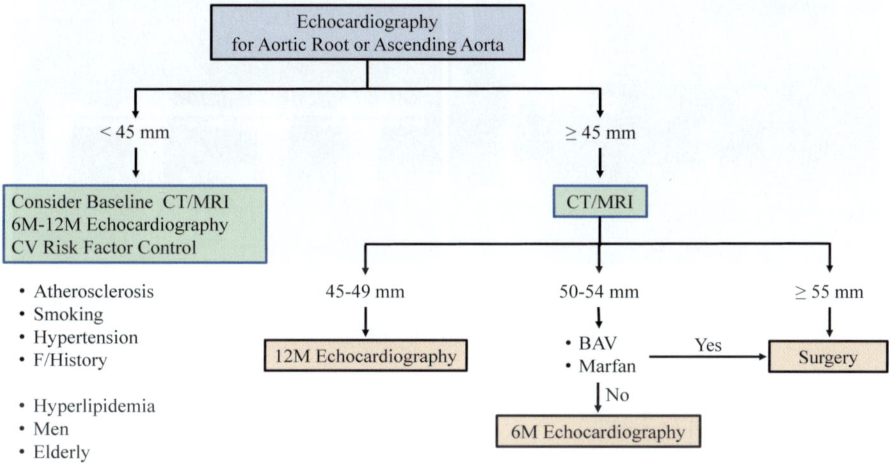

그림 21-10 대동맥류 및 대동맥 확장의 추적 검사

대동맥 축착(Coarctation of Aorta)

선천성 기형으로 주로 suprasternal view에서 aortic arch를 지나서 협착이 관찰되며 color Doppler와 continuous wave Doppler로 확인할 수 있다. Bicuspid AV와 다른 선천성 심장기형을 반드시 확인하여야 한다.

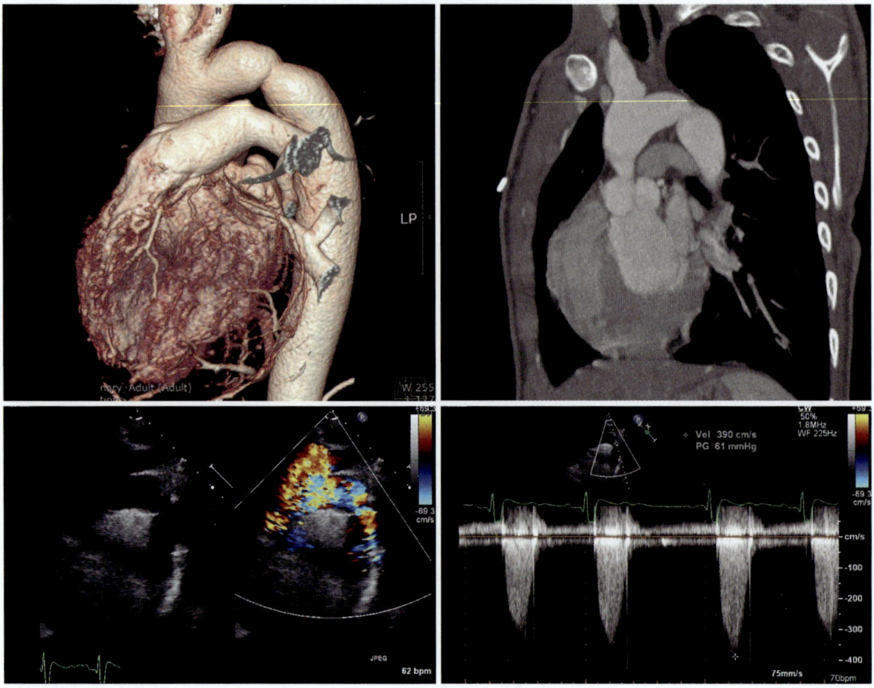

그림 21-11 대동맥 축착의 CT와 심초음파 소견. 대동맥궁 아래 부위에서 빠른 혈류(3.9 m/s)로 인해서 color Doppler의 모자이크 패턴과 PISA가 관찰된다.

염증성 대동맥질환(Aortitis)

대동맥벽의 염증성 변화로 나타나고 대동맥 확장, 대동맥류, 대동맥판 폐쇄부전, 그리고 대동맥벽의 비후 등이 관찰된다.

- Behçet's disease
- Takayasu's arteritis, giant cell arteritis
- SLE, sarcoidosis
- Long-standing ankylosing spondylitis, rheumatoid arthritis

3 폐동맥질환 및 폐고혈압

2022년 WSPH에서 폐고혈압 압력이 25에서 20 mmHg로 하향 조정되었다.

폐고혈압의 정의

- 안정시 폐동맥 평균 압력 > 20 mmHg

폐동맥 고혈압의 정의

- 안정시 폐동맥 평균 압력 > 20 mmHg
- 폐동맥 모세혈관 압력 < 15 mmHg
- 폐혈관 저항 > 2 Wood units

표 21-3 폐고혈압의 분류(2024년 7회 WSPH 수정)

WHO Class	Etiology of PH	PCWP	Cause
1	PAH	=	Idiopathic, Hereditary, Drug & toxin Connective tissue disorder, HIV, Portal hypertension Congenital heart disorder(associated with shunts) PVOD, Pulmonary capillary hemangiomatosis
2	PH(left heart)	↑	
3	PH(lung, hypoxia)	=	
4	PTE/CTEPH	=	
5	PH(unclear)	=/↑	Hematologic disorder(Hemolytic anemia, Splenectomy) Systemic disorder(Sarcoidosis) Metabolic disorder(Thyroid disorder) Chronic renal failure(with/without hemodialysis) Complex congenital heart disease

PAH; pulmonary arterial hypertension, PTE: pulmonary thromboembolism, PH; pulmonary hypertension, CTEPH; chronic thromboembolic pulmonary hypertension, PVOD; pulmonary veno-occlusive disorder

표 21-4 심도자술의 압력에 따른 폐고혈압 하위 분류

Definition	Characteristics	Clinical Group
PH	PAPm > 20 mmHg	
Pre-capillary PH	PAPm > 20 mmHg PCWP < 15 mmHg PVR > 2 WU	PAH Lung disease CTEPH Unclear mechanism
Post-capillary PH	PAPm > 20 mmHg PCWP > 15 mmHg	Left heart disease Unclear mechanism
• Isolated post-capillary PH	DPG < 7 mmHg and/or PVR < 2 WU TPG≤12 mmHg, PCWP > 15 mmHg	Left heart disease
• Combined post-/pre-capillary PH	DPG≥7 mmHg and/or PVR > 2 WU TPG > 12 mmHg, PCWP > 15 mmHg	Left heart disease ± lung disease overlap
Exercise PH	PAPm/CO slope btw. Rest and EXE > 3 mmHg/L/min	Preserved EF with normal resting PCWP

DPG나 TPG보다는 PVR을 주로 사용하는 것이 바람직하다.

CO, cardiac output; DPG, diastolic pressure gradient=diastolic PAP−PAWP; TPG, transpulmonary gradient=mean PAP−PWAP

폐동맥 수축기 압력의 중증도

표 21-5 폐동맥 수축기 압력의 중증도

Severity	Pulmonary Artery Systolic Pressure
Normal	< 35 mmHg
Mild	35-49 mmHg
Moderate	50-70 mmHg
Severe	> 70 mmHg

폐동맥 수축기 압력의 측정

TR이 없거나 약하다고 해서 폐고혈압이 없는 것은 아니다. TR을 만드는 driving force가 약해져 있기 때문이다. 따라서 여러 방법으로 cross-check하는 것이 중요하다. Agitated saline bubble은 폐동맥 수축기 압력의 측정에 있어서 contrast보다 심도자와 상관관계가 좋으며 bias 역시 contrast보다 더 낮을 수 있다(농도가 높을수록 초음파 빔 운동을 방해할 수 있다).

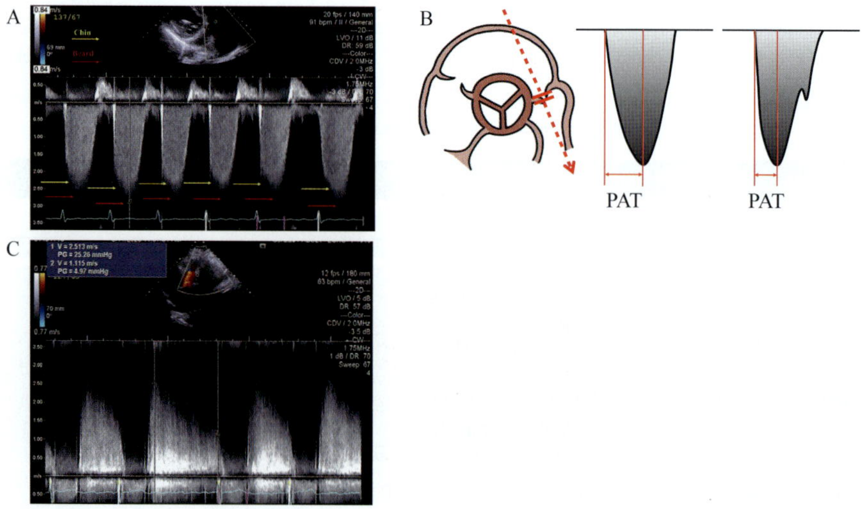

그림 21-12 도플러에서 density가 진한 'chin' 부위가 density가 연한 'beard'보다 폐동맥 수축기 압력을 더 잘 반영하기에 반드시 chin 부분을 측정하도록 주의한다(A). RVOT의 폐동맥 혈류 도플러는 폐고혈압이 증가하면 pulmonary acceleration time(PAT)이 짧아지고 mid-systolic notch가 생길 수 있다(B). 그리고 PR을 이용해서 평균 폐동맥압을 유추할 수 있다(C).

RVOT Doppler는 PSX PA bifurcation view에서 1-2 mm sample volume을 PV 아래에 위치시켜 호기말에 측정한다(정상 RVOT-VTI ≥ 18 cm, 정상 RVOT-AT > 105 ms; HR 60-100 bpm). RVOT 혈류의 mid/late systolic notching은 폐고혈압을 시사하지만 50%에서 일치하며 RVOT-acceleration time < 90-100 ms의 경우 PASP 38 mmHg 예측도는 25%에서 일치한다.

폐고혈압의 심초음파 소견

선천성 심질환으로 인한 폐동맥 고혈압 가능성을 반드시 확인해야 한다. 특히 심방중격결손, 심실중격결손, 동맥관 개존증 등이 흔히 동반된다.

- D-shaped left ventricle: pressure-/volume-loading
- RV hypertrophy: in a longstanding pulmonary hypertension
- RV dilation: increasing preload and afterload
- RV systolic dysfunction
- TR with RA dilatation: Increased tenting area, poor leaflet coaptation
- Pulmonary artery dilation
- Mid-systolic notch of pulmonary artery CW Doppler

폐동맥 고혈압을 시사하는 소견

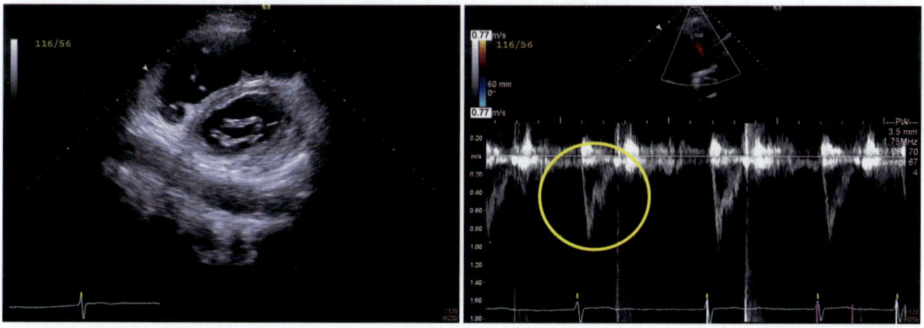

그림 21-13 폐고혈압으로 우심실이 확장되어 좌심실이 눌리게 되고 폐동맥 도플러에서 notching 소견이 관찰된다.

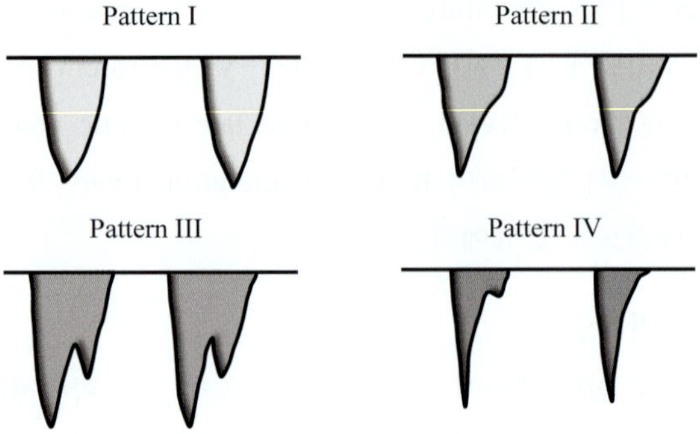

그림 21-14 폐고혈압이 심해지는 경우 우심실 유출로의 혈류 도플러에 notching이 나타나고 점차 수축기 시간이 짧아지고 가파른 상승 속도를 보이게 된다.

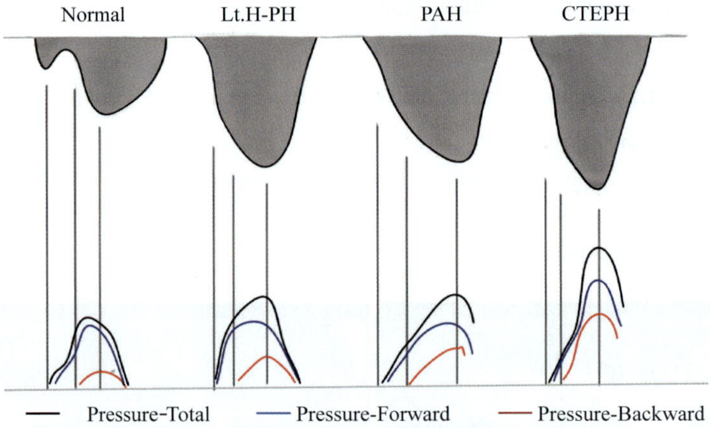

그림 21-15 폐고혈압에서 보이는 삼첨판 폐쇄부전의 혈류 도플러 소견. CTEPH인 경우에 특징적으로 backward flow (Pb)가 먼저 나타나서 accelerating time이 짧아지면서 가파른 상승을 보인다.

표 21-6 폐동맥 고혈압의 예후 분류표

Estimated 1-YR Mortality	Low Risk (< 5%)	Intermediate Risk (5-10%)	High Risk (> 10%)
A. WHO Fc	I. II	III	IV
B. 6MWD	> 440 m	165-440 m	< 165 m
C. NT-ProBNP or RA Pr.	< 300 μg/mL RA Pr. < 8 mmHg	300-1,400 μg/mL RA Pr. 8-14 mmHg	> 1,400 μg/mL RA Pr. > 14 mmHg
D. CI or SvO_2	> 2.5 L/min/m^2 SvO_2 > 65%	2.0-2.5 L/min/m^2 SvO_2 60-65%	< 2.0 L/min/m^2 SvO_2 < 60%

Low risk: 3개 이상의 low risk 기준을 만족하면서 high risk 기준이 없는 경우, High risk: CI 혹은 SvO_2 중 하나를 포함해 최소 2개의 high risk 기준을 만족하는 경우

폐동맥 고혈압과 좌심실 박출률이 보존되는 심부전의 폐고혈압

HFpEF에서의 폐고혈압의 경우는 우심방/우심실 수축기능이 마찬가지로 잘 유지되고 있으며 우심방/우심실 비대가 심하지 않다. 하지만 stiffness의 증가로 인해서 우심방 압력은 많이 증가되어 있다. 반면 폐동맥 고혈압의 경우 stiffness 증가가 심하지 않아서 우심방/우심실 확장이 심한 편이다.

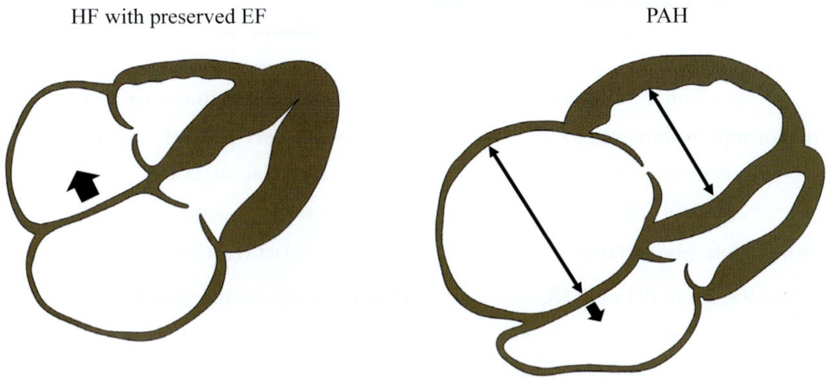

그림 21-16 폐동맥 고혈압과 좌심실 박출률이 보존된 심부전의 폐고혈압에서 우심방/우심실의 차이. 우심방 압력의 상승은 좌심실 박출률이 보존된 심부전의 폐고혈압에서 높이 측정되는데, 이는 우심실 기능부전으로 생기는 것보다는 좌심방의 높은 압력이 우심방으로 영향을 미쳐서 생기는 것으로 기인될 수 있다.

폐고혈압의 분류 및 접근법

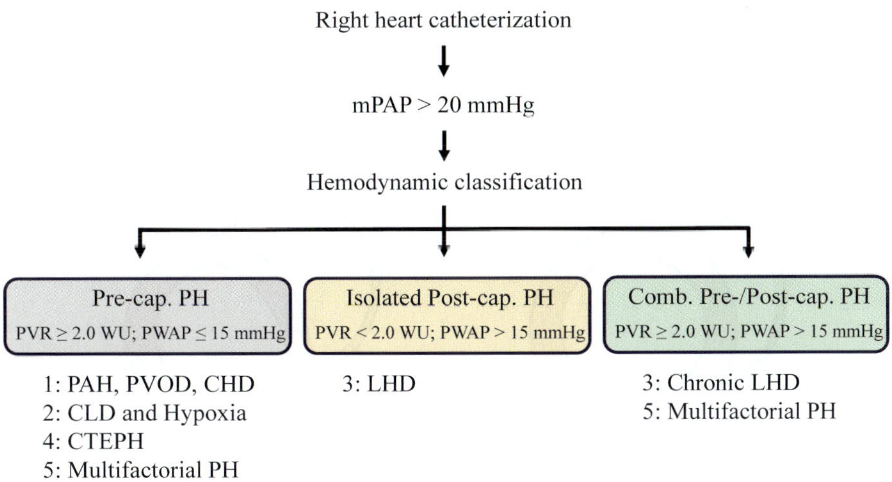

그림 21-17 판막질환에서 폐고혈압 생성 기전

폐고혈압과 폐질환과의 감별

최근에는 mild ventilatory impairment(FVC > 70% predicted, FEV_1 > 60% predicted)와 함께 CT에서 minimal lung parenchymal change가 동반되어도 PAH-target 치료가 확장 고려될 수 있다.

PAH	CLD-severe PH	CLD-PH	CLD without PH

Pulmonary vascular disease as a major hallmark	Pulmonary parenchymal / airway Disease as a major hallmark
Normal or mildly impaired PFT	Moderate or very severely impaired PFT
• FEV_1 > 60% predicted (COPD)	• FEV_1 < 60% predicted (COPD)
• FVC > 70% predicted (IPF)	• FVC < 70% predicted (IPF)
• Low DLCO relative to COPD/IPF	• Proportional DLCO to COPD/IPF
Moderate-to-severe PH on RHC	Mild-to-moderate PH on RHC
PHA risk factors present	PAH risk factors absent
Circulatory Exe. Limitation on CPET	Ventilatory Exe. Limitation on CPET

PAH Tx	PAH Tx considered	No PAH Tx	No PAH Tx

그림 21-18 폐동맥 고혈압 및 폐질환과의 연관성

폐고혈압에 따른 예후 예측

- 우심실-폐동맥 uncoupling
  TAPSE(mm)/PASP(mmHg) < 0.4 혹은 RV free wall strain(%)/PASP(mmHg) < 0.5인 경우에 예후가 좋지 않은 것으로 알려져 있다.

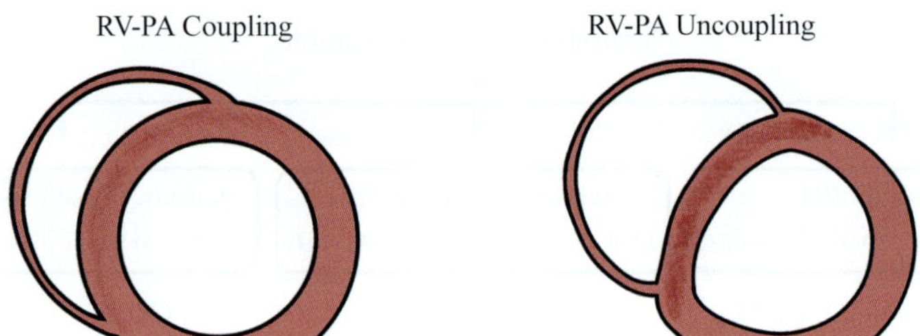

그림 21-19 폐동맥 고혈압에서 우심실-폐동맥 coupling의 의미

- RV remodeling
  Low volume-low mass가 예후 및 치료 반응이 좋으며, low volume-high mass 그리고 high volume-low mass가 중간 정도의 반응을 보이고 high volume-high mass가 가장 불량한 반응과 예후를 보인다.

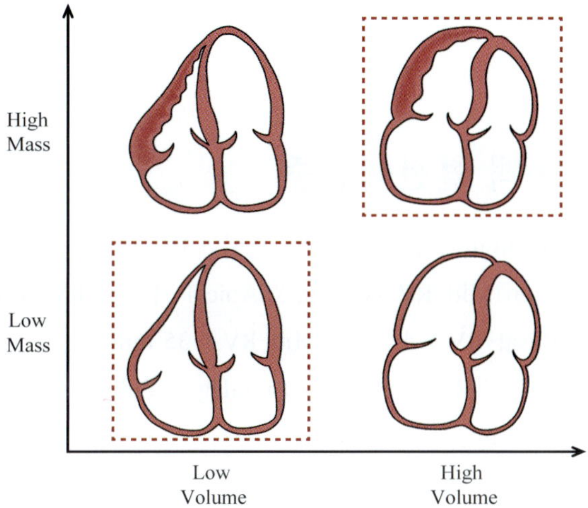

그림 21-20 폐동맥 고혈압에서 우심실 재형성의 패턴

표 21-7 폐고혈압의 우심실 수축기능 분류

2024 PVDOMICS Study		Classification		
Variables	Normal	Mild	Moderate	Severe
RVOT VTI, cm	≥ 18	> 13	11-13	≤ 11
TAPSE/PASP, mm/mmHg	≥ 0.31	> 0.22	0.22-0.17	< 0.17

약물 관련 폐고혈압

- 명확한 연관성 약제
  - 식욕억제제: 아미노렉스(aminorex), 펜플루라민(fenfluramine), 덱스펜플루라민(dexfenfluramine), 벤플루오렉스(benfluorex), 메쓰암페타민(methamphetamine)
  - 유채씨 기름: 독성 평지씨 기름(toxic rapeseed oil)
  - 항암제: dasatinib

• 가능성 있는 약제

- 마약류(각성제): 코카인, 암페타민, L-tryptophan, 페닐프로파놀아민(phenylpropanolamine), 서양 고추나물(St. John's wort)
- 항암제: Alkylating agent, mitomycin-C, cyclophosphamide, bosutinib, leflunomide, busulfan, melphalan, bleomycin, carmustine
- 항염증제(항바이러스제): 인터페론-알파/-베타, C형 간염 항바이러스제, indirubin

4 급성 폐동맥 혈전색전증

주로 intermediate-high risk로 의심되는 환자에서 심초음파가 유용하다.

- McConnell's sign (Mid-RV akinesia & Apical-/Basal-RV normal motion)
- RV dilation (Basal-RV > 41 mm, Mid-RV > 35 mm)
- Acute 60/60 sign (TR Peak PG > 60 mmHg & Pulmonary artery flow acceleration time < 60 ms)
- FAC (< 35%)
- RV free wall strain (< 20%) / TVI-s′ (< 10 cm/s)
- TAPSE (< 17 mm), TAPSE/PASP ratio (< 0.4)
- Pulmonary artery flow, early systolic notching

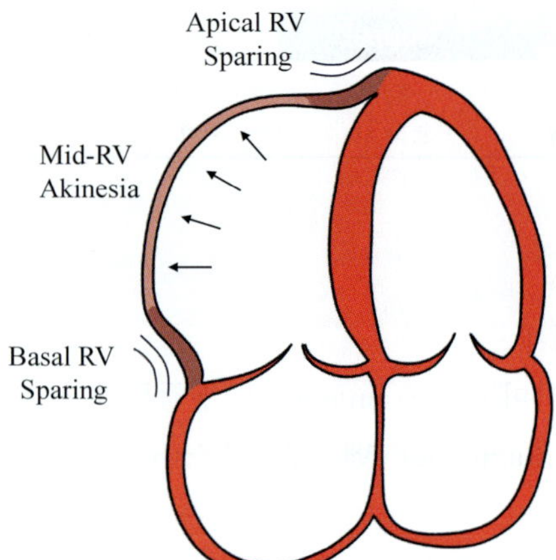

그림 21-21 급성 폐동맥 혈전색전증에서 관찰되는 McConnell's sign

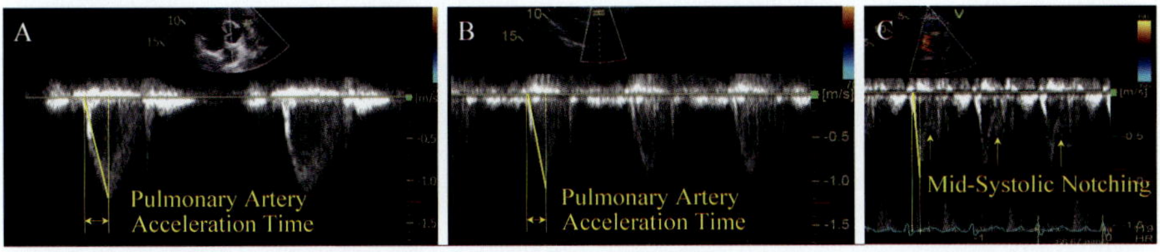

그림 21-22 폐동맥압 상승의 Doppler 특징. 정상적인 경우(A)에 비해서 중증도(B) 및 중증(C) 폐동맥압력이 상승하게 되면 pulmonary artery flow acceleration time<60 ms가 되면서 mid-systolic notching 소견이 관찰될 수 있다.

Chapter 22

스트레스 부하 심초음파

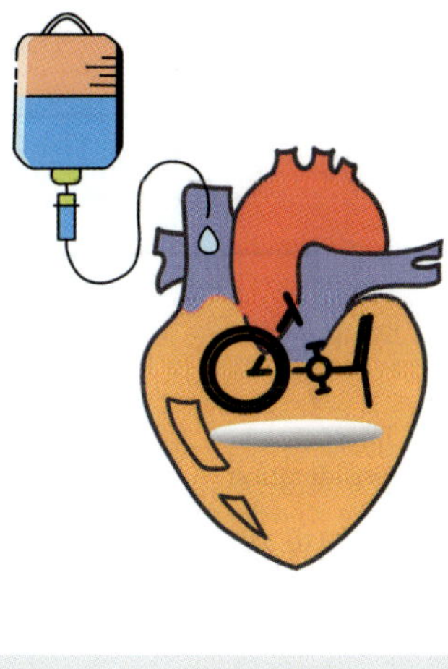

Chapter

22 스트레스 부하 심초음파

스트레스 부하 심초음파의 적응증을 알아야 한다. 특히 판막질환에 있어서 증상과 정도가 일치하지 않거나 수술적 시기를 정할 때 유용하게 사용할 수 있다. 그리고 허혈성 질환에서도 스트레스 부하 심초음파는 치료방향에 많은 도움을 줄 수 있기에 시행 절차 방법을 잘 숙지하고 있어야 한다.

본원에서는 운동 부하 목적으로 bicycle, 약물 부하 목적으로 도부타민 그리고 심근 관류 소견에 따른 허혈 정도 및 섬유화 등의 평가 목적으로 adenosine을 이용하고 있으며 조영 심초음파를 같이 병행하여 사용하고 있다.

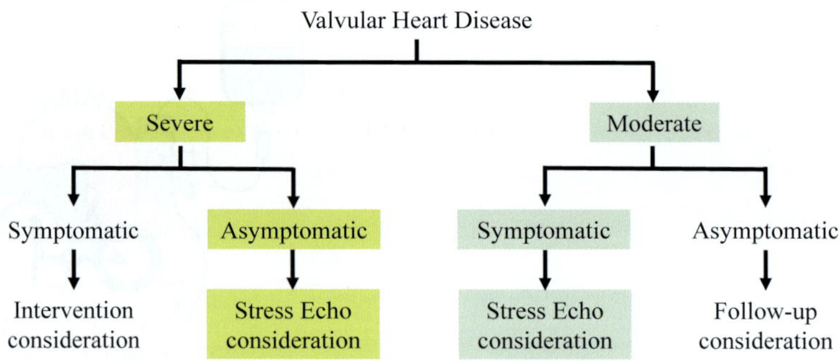

그림 22-1 판막질환에서 스트레스 부하 심초음파의 개괄적인 적응증

1 스트레스 심초음파 적응증

- 허혈성 관상동맥질환: 미세혈관의 허혈성 심질환 평가
- 판막질환의 평가
- 확장성 및 비후성 심근병증의 평가
- 위험도 및 예후 예측
- 이완기능 및 운동성 호흡곤란 평가
- 관상동맥 재개통술 후 평가

2 Bicycle 스트레스 방법

25 W, 60 RPM으로 유지하고, 2-3분 간격으로 증량하며, 심부전 환자의 경우 12.5-30 W부터 시작할 수 있으며 10-25 W를 1-5분 간격으로 증량 가능하다.

3 Treadmill 스트레스 방법

Bruce 혹은 Modified Bruce 방법을 이용하고 운동 중단 2분 이내에 영상 획득이 필요하다.

표 22-1 스트레스 심초음파의 양성 혹은 중단 기준

Discontinuation Criteria	
Maximal dose or workload	Hypertension, sBP > 220 mmHg, dBP > 120 mmHg
Target heart rate [(220-age)×0.85]	Hypotension, BP fall-down > 30 mmHg
New/worsening of RWMA	Development of sustained tachyarrhythmia; VT
Chest pain	ST change > 2 mm

표 22-2 스트레스 심초음파의 일반적인 양성 기준

Conditions	Cut-off Values
Intraventricular Obstruction	LVOT Gradient > 30 mmHg (or 50 mmHg)
Inadequate Functional Reserve	ΔLVEF < 7.5% in HF (ESE, DSE) ΔLVEF < 7.5% in Primary MR/AR (ESE) ΔGLS < 2% in Primary MR (ESE) ΔSV < 20% (DSE)
Limited Valve	ΔMPG > 15 mmHg in MS (ESE), > 18 mmHg in MS (DSE) ΔMPG > 18-20 mmHg in AS (ESE)
Prosthesis Dysfunction or PPM	ΔMPG > 10 mmHg in Prosthetic MV (ESE, DSE) ΔMPG > 20 mmHg in Prosthetic AV (ESE, DSE)
Functional MS after MV Repair	ΔMPG > 7 mmHg
RV Dysfunction	TAPSE < 19 mm in Primary MR (ESE)

표 22-3 허혈성 심질환의 스트레스 심초음파 결과 판정

Rest	Stress	Evaluation
Normokinesis	Normo-/Hyperkinesis	Normal
Normokinesis	Hypo-/Akinesis/Dyskinesis	Ischemia
Hypokinesis	Improve to worsening/Akinesis/Dyskinesis	Viable with ischemia
Akinesis	Hypo-/Normokinesis	Viable
Akinesis or Dyskinesis	Akinesis/Dyskinesis	Necrosis

표 22-4 판막질환의 스트레스 부하 심초음파 양성 기준

VHD	Sx	Type	Echocardiographic risk	Clinical risk	Additional high risk
Severe HG AS	ASx	Exe	Flow reserve/Contractile reserve Ex-induced PAP > 60 mmHg Ex-MPG increase > 20 mmHg	Sx (+) Drop in LVEF New RWMA	Slow HR recovery CIx: very severe AS
Severe LFLG-AS with Nl. EF	Asx	Exe	MPG and AVA during exercise Ex-induced PAP > 60 mmHg	Sx (+) Drop in LVEF New RWMA	
Severe LFLG-AS with Nl. EF	Sx	DSE	MPG and AVA at DSE Flow reserve/Contractile reserve	Drop in LVEF New RWMA	
Severe LFLG-AS with reduced EF		DSE	MPG and AVA at DSE Flow reserve/Contractile reserve	Drop in LVEF New RWMA	
Severe AR	Asx	Exe	Flow reserve/Contractile reserve Ex-increase in LVEF < 5% Ex-induced PAP > 60 mmHg	Sx(+) Drop in LVEF New RWMA	LVEF 50-55% LVESD > 50 mm LVESDI > 25 mm/m^2 LVESVI > 40 mm/m^2
Severe MR	Asx	Exe	Flow reserve/Contractile reserve Ex-induced PAP > 60 mmHg Ex-increase in EROA ≥ 0.1 cm^2 (Primary) Ex-increase in EROA ≥ 0.13 cm^2 (Second) Ex-increase in LVEF > 5% (or GLS ≥ 2%) Ex-increase in Reg. V > 10-15 mL	Sx(+) New RWMA	Abnormal HRR Onset of AF
Severe MS (MVA < 1.5 cm^2)	Asx	Exe DSE	Ex-MPG increase > 15 mmHg for Exe Dobu-MPG increase > 18 mmHg for DSE Ex-induced PAP > 60 mmHg	Sx (+) Drop in LVEF New RWMA	> 90% increase in PASP at 60 Watt

4 이완기능 평가를 위한 스트레스 심초음파의 소견

정상 스트레스 이완기 기능

Septal E/e′ < 10 at rest and with exercise

Peak TR velocity < 2.8 m/s at rest and with stress

Systolic PAP < 35 mmHg at rest and < 43 mmHg at exercise

비정상 스트레스 이완기 기능

Average E/e′ > 14

Septal e′ < 7 cm/s at baseline

Peak TR velocity > 3.1 m/s with exercise

스트레스 심초음파에서 Heart Failure with Preserved EF의 진단기준

Ischemia as a cause of dyspnea excluded

Reduced exercise compared to age and sex matched nomogram

Exercise E/e′ > 15

Peak TR velocity > 2.8 m/s

ΔStroke volume (CO)/ΔPCWP

- Severely diastolic dysfunction < 0.3
- Preserved diastolic function ≥ 0.3

일반적인 평가

Exercise intolerance: Exercise E/e′ > 13

Reduced exercise capacity: Exercise E/e′ > 15 & PCWP > 20 mmHg

표 22-5 Exercise-induced pulmonary hypertension

Diseases	Echocardiography
Normal healthy	PASP < 34 mmHg (Rest), < 43 mmHg (Exe) TR Vmax < 2.8 m/s (Rest), < 3.2 m/s (Exe) Resting-mPAP < 20 mmHg ΔmPAP/ΔCO < 3.0 mmHg/L/min (≅WU)
VHD	PASP > 60 mmHg (Exe)
HFPEF	PASP > 43 mmHg (Exe) TR Vmax > 3.2 m/s (Exe) TRPG > 50 mmHg + E/e′ > 15
PAH or pulmonary disease	ΔmPAP/ΔCO > 3.0 mmHg/L/min (≅WU) Exe-mPAP > 30 mmHg

5 Adenosine Stress Echocardiography

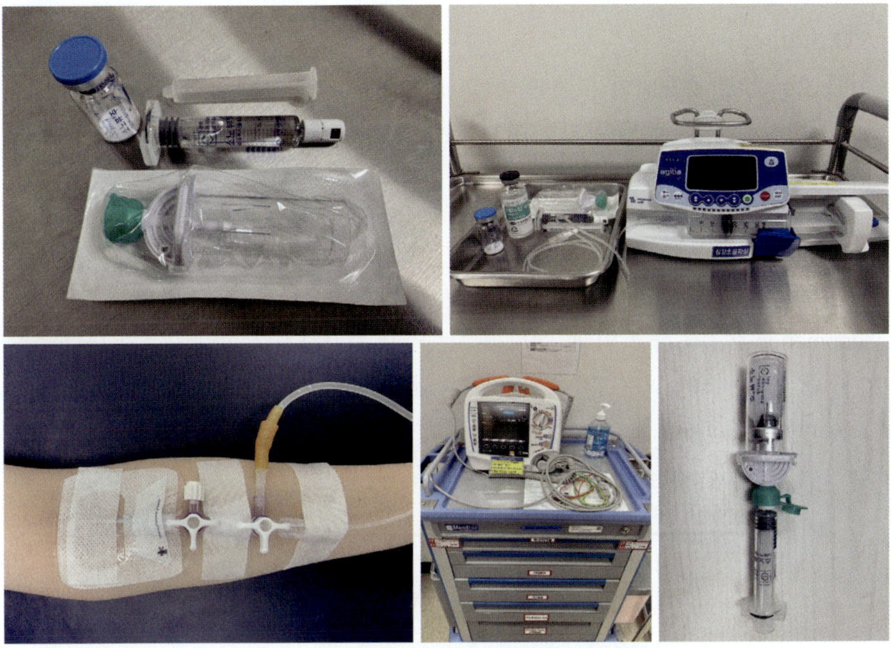

그림 22-2 조영 심초음파 시행의 준비 과정 및 응급 비품세트(DSMC)

LVO(Left Ventricular Opacification)

Tissue harmonic imaging을 이용할 수 있으나 real-time perfusion echocardiography(RTPE) 사용이 편리하다. RTPE의 경우 심근 및 심실 내부 모두를 조영할 수 있기에 심근 관류와 심근 벽운동 장애를 동시에 관찰 가능하다. 조영제의 주입은 0.1-0.2 mL shooting 혹은 연속 정맥 주입 모두 가능하다. 일반적으로 Definity는 3%, Optison의 경우 7.5%, SonoVue의 경우 12%로 주입한다. 조영제 투입 시 최소 20G 이상의 angio-needle을 이용한다.

- Definity: 0.8 mL of Definity + 29 mL of normal saline(total 30 mL of mixture)
- SonoVue: Diluted into 20 mL of normal saline

- 10 μg/kg bolus for 30-60 sec, followed by 10 mL of NS
- One set of 0.6-0.8 mL bolus slowly(+/- 10 mL of NS slow flushing at least 5 sec; 생략 가능), 8 repeats in 30 sec interval

- Infusion pump of one syringe of (SonoVue 2.5 mL + 27.5 mL of NS), after then repeat one more time

LVO Setting

Focus는 주로 승모판막 뒤쪽에 위치시키고 gain은 심근과 판막의 signal이 억제되도록 조절한다. 이때 MI는 0.2-0.3으로 조정해 준다. 가급적 frame rate는 30 Hz 이상으로 유지한다.

Adenosine

혈관확장제(adenosine)를 이용하여 관상동맥 혈류량을 4-5배 증가시켜 steal phenomenon을 유도하고 이때, 심박동수는 약간 증가하거나 혈압 감소가 나타날 수 있다. 반감기는 10초 혹은 그 이하로 짧다. 용량은 140 μg/kg/min over 4-6 min to a maximum of 60 mg을 이용한다.

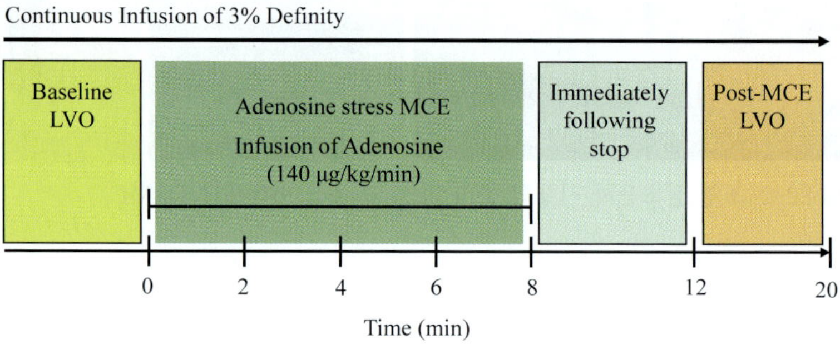

그림 22-3 Adenosine 부하 심초음파의 protocol (DSMC)

영상 획득

- Capture of baseline 2D image for 3 cycles
- LVO image for 3 cycles: 인접한 2-3개의 segment가 잘 관찰되지 않을 경우에도 시행할 수 있으며, Low to intermediate MI (MI 0.2-0.3)로 맞춘다.
  - Definity: 150-200 mL/hr
  - SonoVue: 200 mL/hr (50 mL of diluted NS)

- Imaging
  - Resting MCE for 10 cycles with FRT (flash replenishment technique); Frame rate 30-40 FPS (or 20-25 Hz)
  - MCE with low MI (MI 0.1 or < 0.2) contrast imaging; 본원은 0.1 이하로 시행 (MI 0.07-0.09)
  - Flash with high MI (8-10 up to 20) frames with MI > 0.8 (0.8-1.2), High MI frame duration (5-20 frames)
  - Stress MCE for 10 cycles
  - Post-MCE 2D image for 3 cycles
- Gain의 조절은 심근이 균일하게 조영제가 관류되도록 맞추고 flash의 경우 심근조영이 black-out이 되도록 맞추는 것이 중요하다. 가장 어려운 단점은 영상의 swirling과 attenuation이 있다.

길항제

Theophylline 혹은 caffeine (coffee)이 있으며, 최소 12시간 (혹은 24시간) 전에 음식물 섭취의 금기를 권유한다.

금기증

- Reactive airway disease with significant wheezing
- Advanced conduction abnormality (2nd or 3rd AV block), Sinus node abnormality

판독

수축기말에서 판독하는 것이 권장되나 실제로는 수축기말보다는 수축 중기 이전의 판독이 위양성을 줄일 수 있다. Perfusion defect가 보이는 경우는 일반적으로 허혈성 소견이 있음을 의미한다. 예후에 있어서는 1-2 segments의 경우는 low risk이며, 3 segments는 intermediate risk, 4 segments 이상의 경우는 high risk에 해당된다. 따라서 3 segments 이상인 경우는 관상동맥 조영술이나 CT 조영술 등으로 확인해 주는 것이 도움된다. 흔히 basal segment에만 국한되는 defect는 attenuation artifact 가능성이 많다.

표 22-6 Adenosine 부하 심초음파의 판독 양상

Resting MCE	Stress MCE	Interpretation
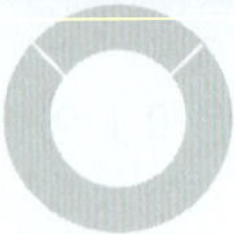	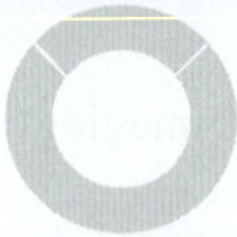	• Normal
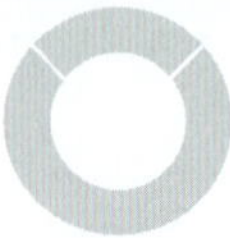	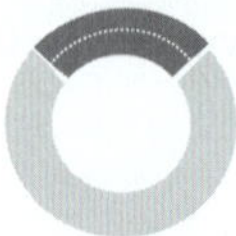	• Ischemia
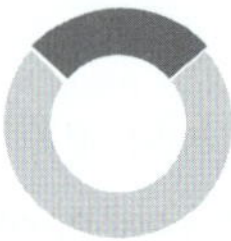	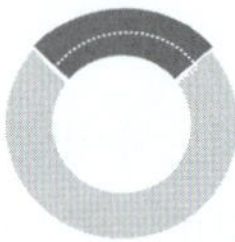	• Ischemia, Acute or Subacute
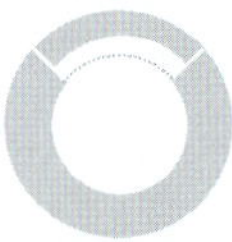	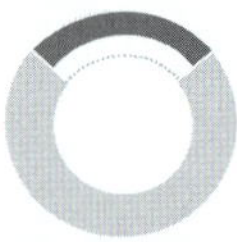	• Ischemia, Hibernating
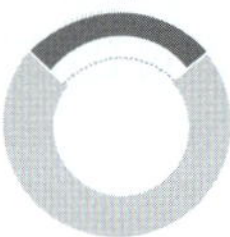	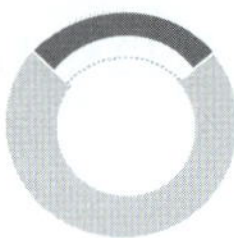	• Ischemia, Fixed
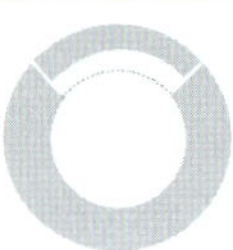	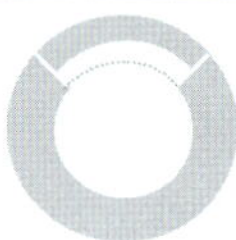	• Stunning, Acute • Reduced microvascular blood volume, Chronic • Nonischemic dilated cardiomyopathy

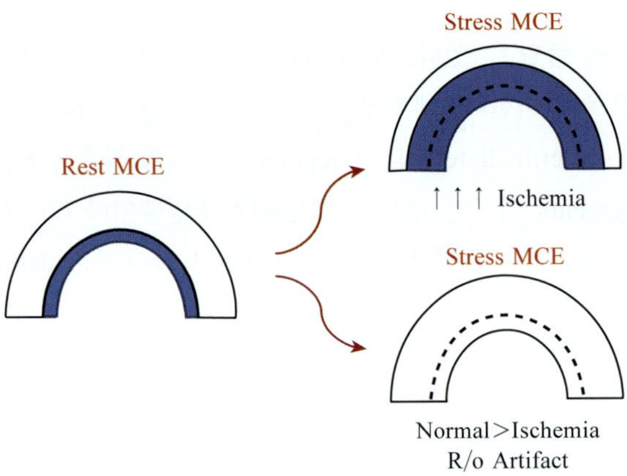

그림 22-4 Resting 및 stress MCE에서 허혈성 소견으로 대부분 약물 부하 시기에 관류장애가 심해짐을 알 수 있다.

6 주의점

- 스트레스 관련 부정맥이나 협심증이 나타나거나 악화될 수 있다.
- 심한 심부전이나 심한 심실 비대증을 보일 경우에는 금기
  예: Dobutamine-induced LVOT obstruction, hemodynamic shock
- Side-effect of Contrast: Definity보다 SonoVue에서 더 많이 발생한다.

Anaphylactoid reaction (1:10,000)은 드물다. 대신 Complement Activation Related Pseudo Allergy (CARPA) 기전으로 back/flank pain (0.5-6.0%), urticaria, 혹은 headache가 생길 수 있다. Flushing/urticaria (50%), Hypoxia/SOB (35%), Nause/vomiting/abdominal pain (20%), Swelling of lip/tongue or throat tightness (15%), Isolated back pain/dizziness/headache (15%) 그리고 Chest pain (9%) 등이 생기며 드물게 cardiac arrest나 loss of consciousness가 3%에서 올 수 있다. Infusion보다는 bolus에서 잘 생기는 것으로 보고된다.

7 Agitated Saline (Bubble) Test

PFO, ASD, Extracardiac shunt (pulmonary AVM, hepatopulmonary syndrome), Persistent left SVC에 활용되며 IV line은 왼팔에 확보하고 8-10 mL saline과 0.5 mL 이하의 air를 섞는다. Provocative maneuver를 이용하고 우심방이 가득 차고 나서 4-6 cycles 전후를 관찰하고 폐정맥에서 bubble 흐름이 나오는지 확인한다. 가급적 biplane 사용을 권장한다. Grade는 PFO와 AVM을 같이 사용하기도 한다.

Grade of Agitated Bubble Test in PFO

- Grade 0: Negative, No bubble in LA
- Grade 1: Small, 3-10 bubbles in LA
- Grade 2: Moderate, 11-29 bubbles in LA
- Grade 3: Large, ≥ 30 bubbles in LA

Grade of Agitated Bubble Test in Pulmonary AVM

- Grade 1: Minimal bubbles, < 20 bubbles in LV
- Grade 2: Moderate opacity in LV
- Grade 3: Extensive opacity without outlining the endocardium of LV
- Grade 4: Extensive opacity with endocardial definition of LV

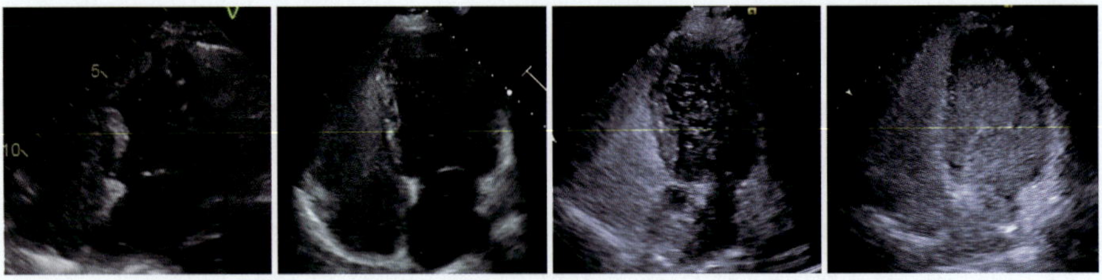

그림 22-5 Pulmonary arteriovenous malformation(fistula)의 bubble test grade 1-4

8 Hibernating

- Partially or fully restored contractility
- Not always directly proportional to the severity of the CAD
- Repetitive episodes of stunning can lead to hibernation

9 Viability

- Echocardiography: End-diastolic wall thickness ≤ 0.4 cm(sensitivity > 90%, specificity < 50%)
- Dobutamine stress echocardiography
- FDG-PET
- CMR
- MCE: Stunning-homogenous contrast showing normal blood flow with intact microcirculation

10 Stunning과 No-reflow의 Myocardial Perfusion 소견

Stunning의 경우 벽운동 장애(hypokinesia 및 akinesia)가 있지만 perfusion defect는 없고 나중에 벽운동 장애는 회복된다. 하지만 no-reflow의 경우는 벽운동 장애와 함께 perfusion defect가 동반되고 나중에 벽운동 장애가 계속 유지되고 변화가 없음을 볼 수 있다.

Chapter 23

전신성 질환

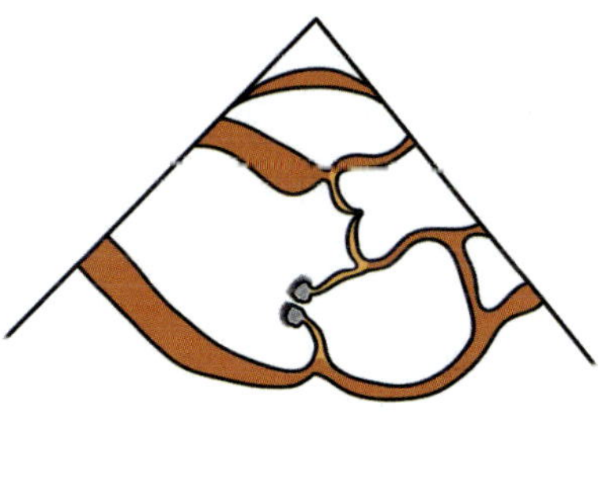

Chapter 23 전신성 질환

류마티스 판막질환에 따른 승모판막과 대동맥판막의 변성을 잘 파악하고 있어야 퇴행성 변화와 구분할 수 있다. 감염성 심내막염의 경우 역류 혹은 협착에 따른 vegetation 관찰이 중요하다. 하지만 인공심장판막 치환술을 시행한 환자의 경우 접근이 어렵기 때문에 필요시 추적 심초음파나 경식도 심초음파 혹은 다른 영상 기법이 필요할 수 있다. 그 외에 류마티스 관련 질환에 대한 특이적인 심초음파 소견을 잘 알고 있어야 한다.

1 감염성 심내막염(Infective Endocarditis)

Native valve에서는 moderate나 high risk 모두 비슷한 감염율을 보이며, 인공판막의 경우 조직판막에서 더 잘 생기고 TAVI는 60%에서 초기 1년 안에 잘 생긴다. 최근 원인 감염의 15%로 Spondylodiscitis(Streptococcus)가 알려져 있다. 균주는 PVE, TAVI 모두 *S. aureus*가 많고 native는 *Staphy. aureus*와 *Strep. viridans*가 많다. TEE는 처음 TTE 양성이더라도 시행함이 좋고, 처음 TTE 음성이면 TEE는 5-7일에 새로 시행하고, 항생제 IV에서 PO로 바꾸기 전에 TEE를 시행하고, 항생제 치료 종료에도 시행함을 권유한다.

심내막염 고위험군

- PHV, Any prosthetic material(valve repair), VAD
- Previous IE
- CHD with unrepaired cyanosis, with prosthetic material within 6 months, with residual defect

심내막염 의심 소견

- Physical examination
  - Splinter hemorrhages: 사슬알균 감염에 의한 손톱 아래 출혈반
  - Janeway lesion: 손바닥이나 발바닥에 통증 없는 붉은 반점
  - Osler's node: 통증을 동반한 손-발톱 말단의 결절
  - Roth spots: 망막에 관찰되는 혈관성 출혈

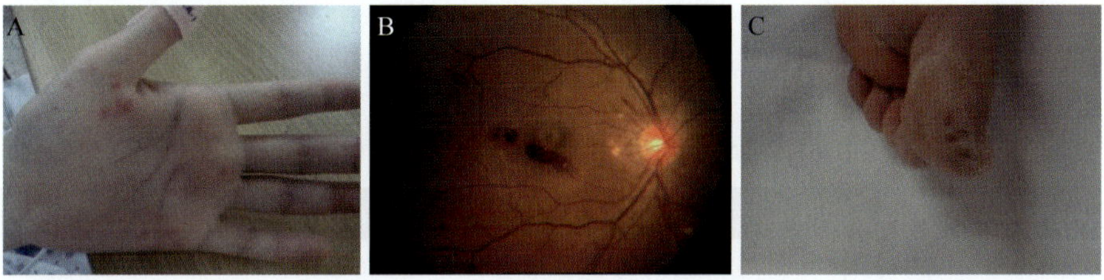

그림 23-1 (A) Janeway lesion으로 손바닥에 붉은 반점이 보이고 통증은 없다. (B) 각막에 점상 출혈이 보이는 Roth spot이 관찰된다. (C) 발가락 끝에는 통증을 동반한 Osler's node가 관찰된다.

Vegetation

- 조직 양상: 심근과 비슷한 gray scale 및 조직 소견을 보인다.
- 위치: 판막 혹은 인공 구조물의 혈류 부위에 잘 생긴다.
- 특징적 움직임: 판막과는 별개로 일정하지 않는 움직임을 보인다.
- 모양: lobulated/amorphous/irregular shape, discrete echogenic mass attached to endocardial surface, oscillating or non-oscillating motion 모두 가능하며 심내 구조막과는 분명한 차이가 있다.

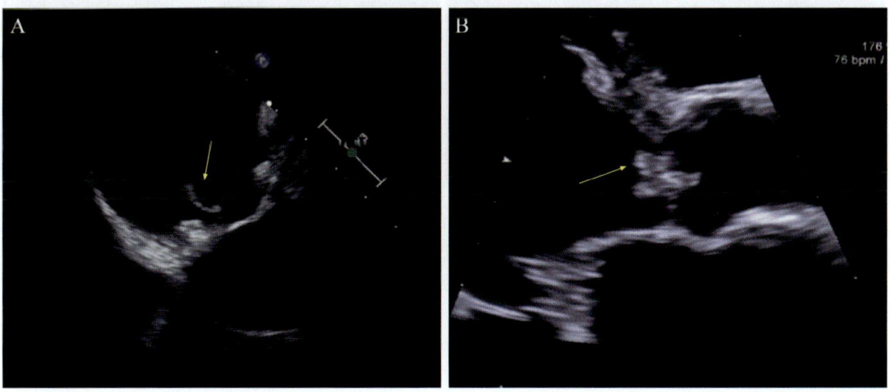

그림 23-2 감염성 심내막염. 인공 승모판막(A)과 대동맥판막에(B) 발생한 vegetation

심초음파 소견

- Abscess: 심전도에서 BBB가 나타날 경우 특히 주의한다.
- Fistula formation
- Perforation, aneurysm, pseudoaneurysm of leaflet: 판막의 경우 saccular bulging처럼 보일 수 있다.
- Flail leaflet/regurgitation
- Dehiscence of prosthetic valve with or without rocking motion of the prosthesis

표 23-1 Vegetation의 심초음파 감별 소견

Vegetation	Other Masses
Attached to Valve, Upstream Side	Attached to Valve Downstream Side
Mobile, Oscillating	Nonmobile
Irregular Shape	Smooth Surface or Fibrillar
Low Reflectance	High Echogenicity
Associated Valvular Regurgitation or Perivalvular Lesion	Absence of Valvular Involvement
High Risk of Embolization (if size > 1 cm)	

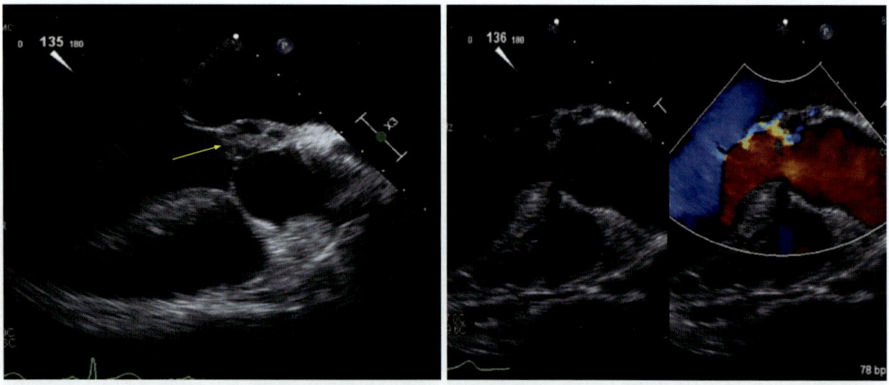

그림 23-3 감염성 심내막염으로 인한 대동맥판막 주위 농양

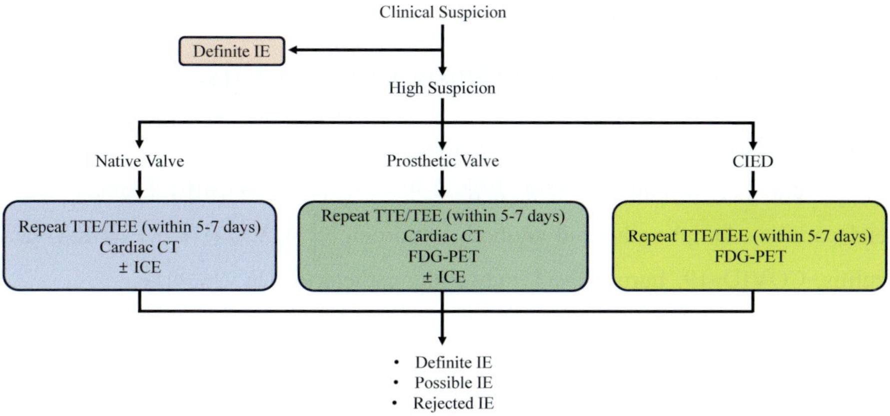

그림 23-4 감염성 심내막염의 진단 순서도

Vegetation과 구별해야 할 질환

- Papillary fibroelastoma
- Myxomatous mitral valve disease
- Nonbacterial thrombotic endocarditis
- Thrombus
- Normal valve variants such as a Lambl's excrescence

표 23-2 감염성 심내막염의 수술적 치료

Timing	Heart failure	Uncontrolled infection	High risk of embolism
Emergency, < 24 hours (Class I)	Cardiogenic shock Pulmonary edema		
Urgency, < 5 days (Class I)	Unstable hemodynamics	Local complication Abscess, false aneurysm Fistula, Enlarging vegetation Resistant bacteria or fungi	> 10 mm & emboli Ischemic stroke Without hemorrhage Microbleeds
(Class IIa)		Persistent blood culture	
(Class IIb)		PVE of *S. aureus* or GNB	> 10 mm & no emboli
Delay, > 4 weeks			ICH, Coma, Large stroke

2 무균성 심내막염 (Non-Bacterial Thrombotic Endocarditis: NBTE)

Hypercoagulability와 endothelial dysfunction의 기전으로 승모판막과 대동맥판막에 1 cm 전후 thrombi로, 악성 종양 혹은 류마티스 질환(SLE; Libman-Sacks endocarditis, Antiphospholipid antibody syndrome)에서 호발된다. 그 외 RA/vasculitis, COVID-19, burn, sepsis, indwelling catheter에서도 가능하다.

심초음파 소견

- Irregular borders, broad-base, immobility
- Absence of independent motion
- Valve thickening
- Upstream (atrial surface) of MV / Downstream (ventricular surface) of TV
- Kissing lesion at closing margins (Marantic kiss)

동반되는 합병증

- Stroke/Systemic embolization
- Consistent coronary embolism

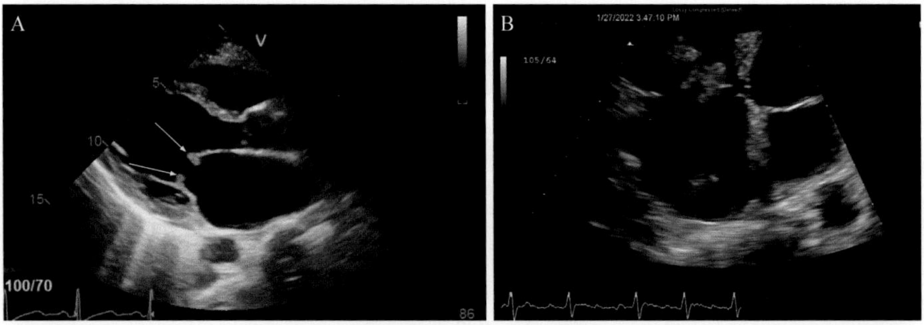

그림 23-5 (A) 루푸스 환자에서 발생한 무균성 심내막염으로 승모판막 전엽 및 후엽 주변에 발생한 vegetation이 관찰된다. (B) 췌장암 환자로 삼첨판막에 oscillating mass가 관찰되나 악성전이와 무균성 심내막염의 구분이 어려울 수 있다.

3 전신성 홍반성 낭창(Systemic Lupus Erythematosus)

SLE의 40%에서 strain이 감소될 수 있으며 LV dysfunction은 SLE가 계속 만성적인 활성 상태임을 의미한다. 특히, pericarditis 혹은 effusion이 동반되는 경우 염증 상태가 현재 진행 중일 수 있음에 주의한다. 그 외 다양한 형태로 영향을 미칠 수 있다.

- Pericardium (10-50%): Pericarditis/effusion
- Myocardium (10%): Myocarditis, chloroquine cardiomyopathy
- Valve (10-70%): Libman-Sacks endocarditis, valvular thickening
- Coronary artery (5-10%): Angina/myocardial infarction
- Aorta: Aortic stiffness, atheroma
- Pulmonary hypertension

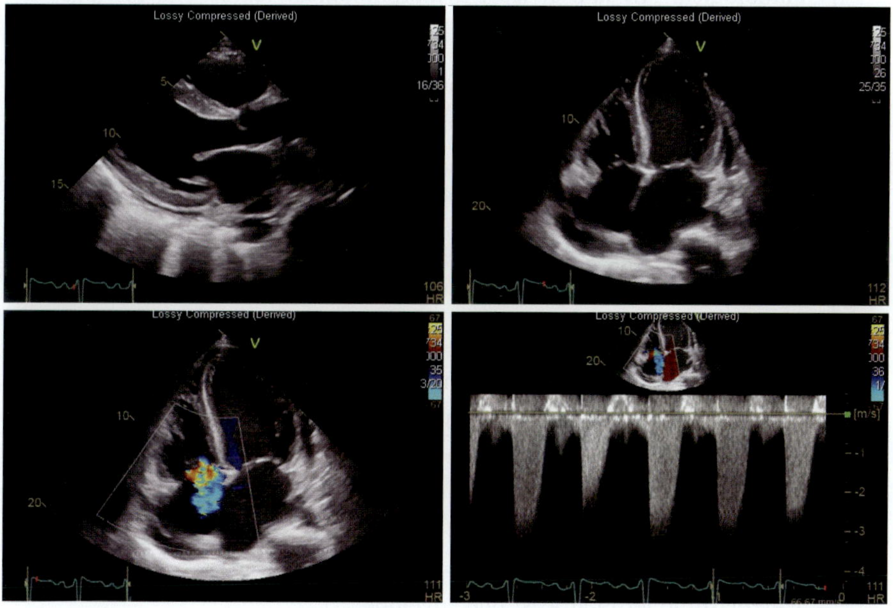

그림 23-6 루푸스 환자의 심장 침범 소견. 승모판막의 비후와 함께 소량의 심낭액이 관찰된다. 심한 심기능 감소가 동반되어 있고 이는 치료약 chloroquine induced cardiomyopathy 가능성이 많고 삼첨판 폐쇄부전과 폐고혈압이 발생하였다.

4 류마티스성 심질환(Rheumatic Heart Disease)

종류

- Latent RHD: 심초음파 등의 스크린 검사를 통해서 진단된 모든 clinical 혹은 subclinical RHD
- Clinical RHD: 임상적 증상 혹은 징후, 또는 심잡음이 있는 모든 RHD
- Subclinical RHD: 임상적 증상 혹은 징후, 또는 심잡음은 없이 심초음파로만 진단된 RHD

류마티스성 심질환의 진단

- Definite RHD (age > 20 years)
  - Pathological MR and at least 2 morphological features of MV
  - MS with mean pressure gradient ≥ 4 mmHg
  - Pathological AR and at least 2 morphological features of AV (age < 35 years)
  - Pathological AR and at least 2 morphological features of MV

류마티스성 판막의 도플러 소견

- Pathological MR (4가지 기준 모두 만족)
  - Seen in at least 2 views
  - Jet length ≥ 2 cm in at least one view
  - Peak velocity > 3 m/s
  - Pan-systolic jet in at least one envelope
- Pathological AR (4가지 기준 모두 만족)
  - Seen in at least 2 views
  - Jet length ≥ 1 cm in at least one view
  - Peak velocity > 3 m/s
  - Pan-diastolic jet in at least one envelope

류마티스성 판막의 형태학적 소견

- 급성 승모판막 변성
  - Annular dilation
  - Chordae elongation

- Chordae rupture (flail) with severe MR
- Leaflet tip prolapse
- Beading or nodularity of leaflet tips

• 만성 승모판막 변성

- Leaflet thickening: anterior MV $\geq$ 3 mm (age < 20), $\geq$ 4 mm (20–40), $\geq$ 5 mm (> 40)
- Chordae thickening and fusion
- Restricted leaflet motion
- Calcification
- Excessive leaflet tip motion during systole

• 급/만성 대동맥판막 변성

- Irregular or focal leaflet thickening
- Coaptation defect
- Restricted leaflet motion
- Leaflet prolapse

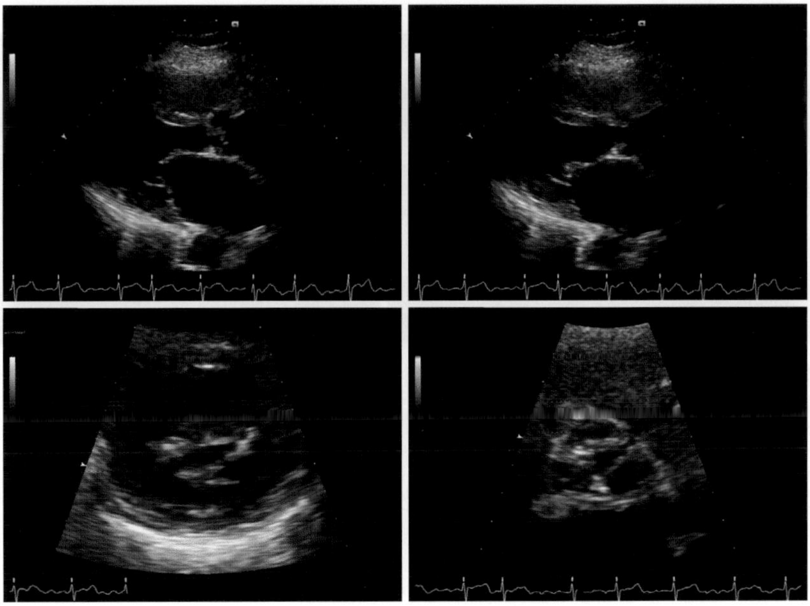

그림 23-7 류마티스성 심질환. 30대 여성 환자에서 발견된 류마티스성 대동맥판 협착증 및 승모판 협착증 소견으로 주로 판막의 commissure fusion이 특징적이다.

5 베체트 질환(Behçet's Disease)

다양한 장기들을 침범하는 전신 자가면역질환으로 주로 심장 판막에 손상을 미칠 수 있다. 아래의 소견들 중 비교적 젊은 환자에서 일반적인 AR의 원인이 없는 경우에 반드시 베체트 질환을 의심해야 한다.

베체트 관련 판막질환

AR(80%)이 우세하며, prolapse(50%), vegetation-like lesion(20%), cusp aneurysmal change(10%), echo-free space: abscess or interventricular septal dissection을 보일 수 있다.

판막 이외 특징적인 소견

- Pulmonary artery aneurysm(main pulmonary trunk or major PA)
- RVOT: Intra-cavitary thrombus(like vegetation), endomyocardial fibrosis
- Coronary arteritis
- Myocardial infarction
- Endocarditis/myocarditis/pericarditis

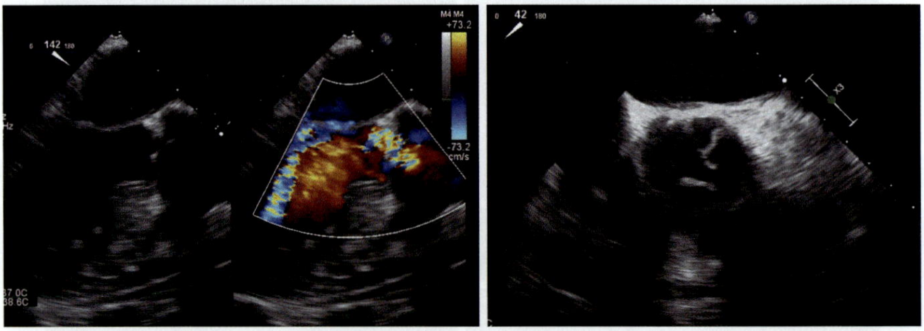

그림 23-8 베체트 환자에서 대동맥판 소엽의 prolapse와 redundancy 소견이 보이고 심한 역류가 관찰된다.

6 타카야쓰 동맥염 (Takayasu's Arteritis)

대동맥과 큰 분지 혈관의 granulomatous vasculitis로 특징되는 만성 염증성 질환이며 대동맥 주행 경로를 따라서 대혈관 주위에 aneurysm 혹은 혈관벽 두께를 확인하는 것이 중요하다.

특징적 소견

- Irregular intimal thickening
- Accumulation of inflammatory tissue in the proximal aorta and ostia of major branches
- Aneurysm in usually in aortic root, leading to AR
- 호발 부위: renal artery, carotid artery, brachial artery 주변

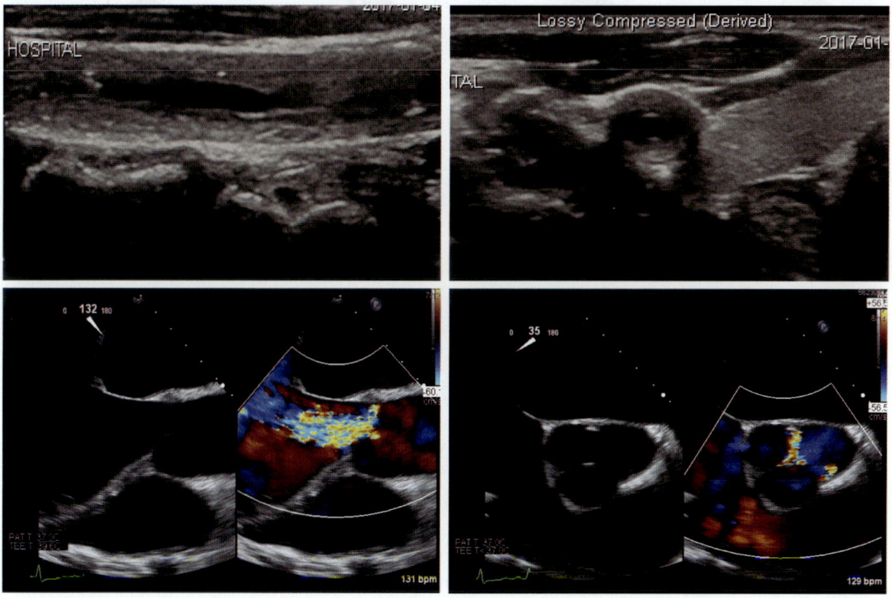

그림 23-9 타카야쓰 동맥염 환자에서 경동맥 벽이 두꺼워져 있으며 베체트와 달리 대동맥판의 prolapse나 redundancy보다는 coaptation failure로 인한 역류가 생긴다.

면역질환 혈관염의 심초음파 감별 특징

표 23-3 혈관염의 종류에 따른 심초음파의 특징적인 소견

Ankylosing spondylitis	Libman-sacks endocarditis	Behçet's diseases	Takayasu's arteritis
• Valve thickening / calcification • Inward rolling of the aortic cusps • Subaortic bump • Annular dilatation / coaptation gap	• Various sizes of irregularly shaped, sessile, and homogenous echoreflectant lesions (Kissing Lesion)	• Thinning/elongation of leaflets • Redundant coronary cusp or prolapse • Vegetation like mobile lesions • Periaortic echo-free spaces(pseudoaneurysm) • Aortic root dilatation	• Normal aortic cusps • Aortic annular dilation • Thickening of the annulus and ascending aorta • Thickening of sinus-base attachment

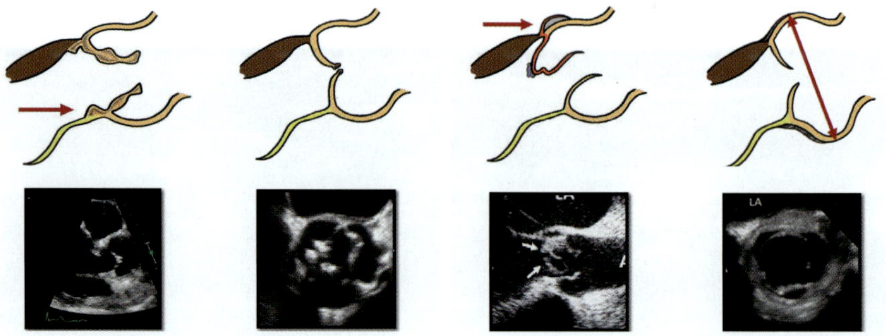

타카야쓰 동맥염의 진단 기준

ACR 기준이 있지만 Modified Ishikawa 기준이 간단하여 임상적으로 더 권장되며 2 major 혹은 1 major+2 minor, 혹은 4 minor 기준을 만족하면 진단 가능하다.

- 3 Major
  - Left mid-subclavian artery lesion
  - Right mid-subclavian artery lesion
  - Characteristic signs and symptoms of at least 1 month duration
- 10 Minor
  - High ESR(> 20 mm/h)
  - Carotid artery stenosis with tenderness on palpation
  - Hypertension
  - AR or annuloaortic ectasia: echocardiography, arteriography

- Pulmonary artery: lobar or segmental artery occlusion/ stenosis or aneurysm of pulmonary trunk
- Left mid common carotid: stenosis or occlusion of mid 5 cm starting 2 cm form its orifice
- Distal brachiocephalic trunk: stenosis or occlusion in the distal 1/3
- Descending thoracic aorta: narrowing, aneurysm, or luminal irregularity
- Abdominal aorta: narrowing, aneurysm, or luminal irregularity
- Coronary artery: in patients < 30 years and without risk factors for atherosclerosis

타카야쓰 동맥염의 임상적 특징

- Carotidynia
- Hypertension
- Angina pectoris
- Vertigo and syncope
- Extremity claudication
- Absent/weak peripheral pulses
- Discrepant BP in the upper limbs (> 10 mmHg)
- Arterial bruits
- Aortic regurgitation

타카야쓰 동맥염 관련 심질환

Dilated cardiomyopathy, cardiac amyloidosis, myocarditis, pericardial effusion, aortic regurgitation이 연관되어 나타날 수 있다.

표 23-4 Connective tissue disease와 대동맥판막질환의 관계

AR	AS	AS/AR	AV Thickening
Ankylosing Spondylitis	Systemic Sclerosis	SLE	RA
Behçet Disease	Primary APL Synd.	Sjögren Syndrome	Granulomatosis with Polyangiitis
Takyausu Arteritis			
Primary APL Syndrome			
Ehler-Danlos Syndrome			
Churg-Strauss Syndrome			

APL, antiphospholipid

7 심내막하 섬유증(Subendocardial Fibrosis)

과호산구 증후군의 한 형태로 나타날 수 있다. 과호산구 증후군은 호산구가 1,500/μL 이상으로 조직학적 확진과 다발성 장기 손상 및 과호산구의 원인이 있는 경우에 진단할 수 있다. 심질환으로는 심내막하 섬유화로 나타나게 된다.

분류

- Eosinophilia: 500/μL 이상 그리고 1,500/μL 이하의 호산구 절대 수치
- Hypereosinophilia: 호산구 절대 수치 > 1,500/μL이면서 호산구 침범된 조직학적 확진(혹은 Charcot Leyden crystal/free granule 등의 호산구 탈과립된 간접적인 조직 소견)이 가능한 경우
  - Primary neoplastic HE: Chronic myelomonocytic (myelogenous) leukemia
  - Secondary reactive HE: 기생충, 아토피(천식, 피부염), 약물 알레르기, paraneoplastic (adenocarcinoma: lung/GIT/cervical cancer), T cell lymphoma/Hodgkin's lymphoma), 자가면역 질환(혈관염, IgG4, IBD)
  - Undetermined significant HE: 원인 미상(cholesterol emboli, radiation)
- Hypereosinophilic syndrome: HE + 장기 부전
  - Neoplastic HES: FIP1L1-PDGFRA (+) rearrangement (in BM)
  - Reactive HES: Lymphocytic variant HES
  - Idiopathic HES: 원인 미상(chronic eosinophilic pneumonia, eosinophilic GI disease, systemic multiorgan HES)

임상 경과

주로 3가지 임상 경과를 나타내며 troponin-I는 과호산구 관련 심근 손상의 지표로 사용 가능하다.

- Acute stage: Necrotic stage, systemic illness (30%), acute myocarditis (50%)
- Intermediate stage: Thrombus formation (20%)
- Fibrotic stage: Heart failure, restrictive myopathy (10%), valve regurgitation

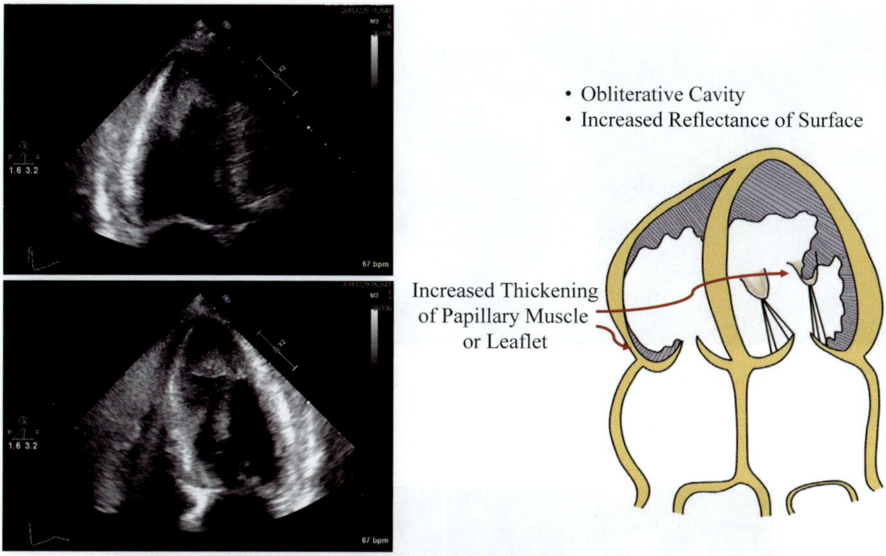

그림 23-10 심내막하 섬유화 환자의 특징적 소견

특징적인 심초음파 소견

2 major 혹은 1 major+2 minor 이상으로 정할 수 있다.

- Major 소견
  - Endomyocardial plaques > 2 mm in thickness
  - Thin (< 1 mm) endomyocardial patches affecting more than one ventricular wall
  - Obliteration of RV or LV apex
  - Retraction of RV apex
  - AV valve dysfunction: Adhesion of valve apparatus to ventricular wall
- Minor 소견
  - Thin endomyocardial patches localized to one ventricular wall
  - Restrictive flow pattern across MV or TV
  - PV diastolic opening
  - Diffuse thickening of anterior MV
  - Enlarged atrium with normal sized ventricle
  - M-movement of septum related to obliteration or restriction of LV apex
  - Hyper-echogenicity of moderator band or other bands

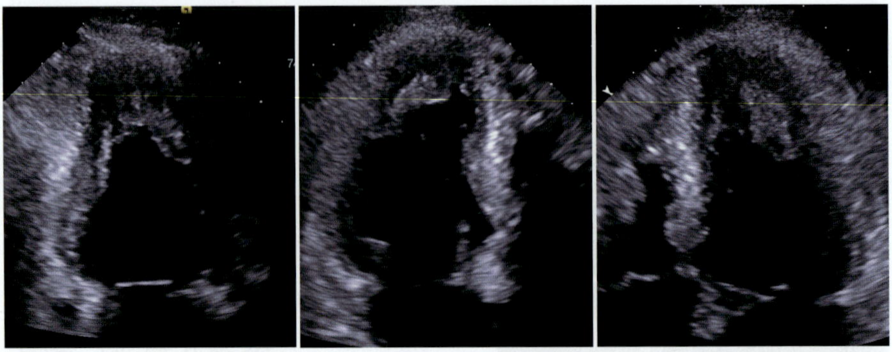

그림 23-11 Endomyocardial fibrosis. 심첨부에 국소적으로 붙어 있기에 혈전과 구분이 요구된다.

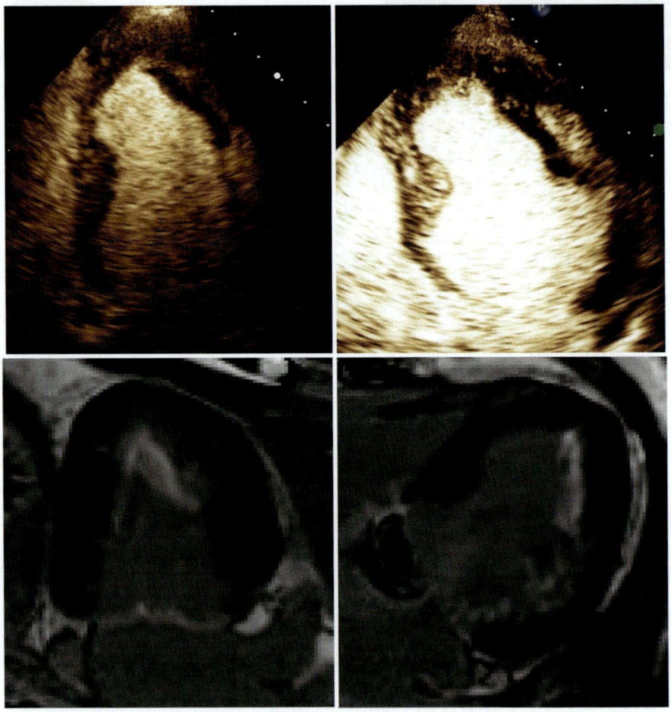

그림 23-12 Endomyocardial fibrosis의 LVO/MCE와 CMR. LVO/MCE에서 contrast 충만이 되지 않는 black out 소견과 CMR에서 LGE 소견이 관찰된다.

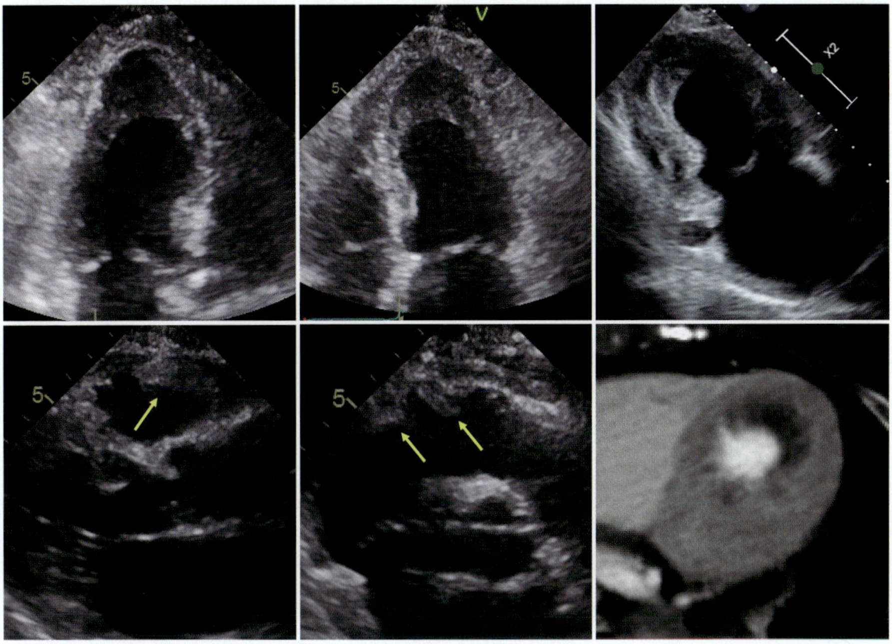

그림 23-13 Endomyocardial fibrosis. 심첨부를 가득 채우는 양상으로 나타날 수 있으며 RVOT(화살표) 혹은 RV apex에서도 관찰될 수 있다. CT에서 low density로 보인다.

8 급성 심근염

대부분(75%)의 경우 좌심실 박출률은 유지되지만, complicated clinical presentation(ex. VT), septal LGE, 혹은 LVEF < 50%인 경우에는 예후가 불량하다. 심초음파 소견은 다음과 같다.

- Non-dilated 혹은 mildly dilated LV
- Increased wall thickness
- Abnormal echogenicity
- Mild GWMA(especially in the inferior/inferolateral wall) 혹은 severe GWMA
- Diastolic dysfunction
- Pericardial effusion
- Impaired GLS

9 임신

혈역류학적 변화

임신 초기부터 변화되어 2nd trimester와 3rd trimester 초기까지 최고가 되고 출산 때까지 유지된다. 혈액양은 34주까지 30-40% 증가된다. 심박출량의 증가는 초반에는 말초혈관저항의 감소로 생기며 후반에는 심박동수 증가로 일어난다.

심장 구조의 변화

좌심방은 40% 정도 커지게 되고 좌, 우심실 직경도 증가되고 심실벽도 두꺼워진다. 이러한 변화는 출산 후 12주 이내에 회복된다. 심기능에 대해서는 의견이 분분하다.

판막 역류

Mild MR이 30%, TR은 90%까지 보고되고 있다. 하지만 AR은 발생하지 않는다.

심낭액

20-40%에서 생길 수 있고 12 kg 이상의 체중증가로 잘 생긴다. 간혹 preeclampsia, 특히 혈압 상승과 연관성이 있을 수 있다. 출산 2개월 내에 자연적으로 소실되는 경우가 많다.

표 23-5 임신에 따른 심혈관 혈역류학적 변화

	Normal Pregnancy	Gestational HTN	Preeclampsia
Hemodynamics	Cardiac Output, 30-40% ↑	Total Vascular Resistance ↑	Total Vascular Resistance ↑
Systolic Function	LVEF ↔	LVEF ↔	Stroke Volume ↓
Diastolic Function	↓ E/A E/e′ ↔	↓↓ E/A	↓↓ E/A E/e′ ↑
Cardiac Structure	Adequate ↑ in LV Mass	↑↑ LV Mass	↑↑ LV Mass

Inadequate Changes

임신성 고혈압 질환

임신 20주를 기준으로 고혈압의 존재 유무를 나누고 단백뇨 동반 기준으로 preeclampsia를 구분한다.

표 23-6 임신성 고혈압 질환의 분류

Diagnosis		Facts		Diagnosis
Chronic HTN	←	New onset of HTN < 20 wk Already HTN Tx prior to 20 wk	→	**Gestational HTN**
↓				↓
Superimposed Preeclampsia	←	Significant Proteinuria or Multisystem Involvement	→	**Preeclampsia**
Primary or Secondary HTN (for workup)	←	Persistent HTN 3 months after delivery	→	**Hypertensive Disorder of Pregnancy**

Peripartum Cardiomyopathy

EF ≤ 45%이면 진단 가능하며 LV dimension은 정상일 수 있다. 주로 third trimester에서 출산 후 1-2개월 내에 잘 생기며 산후 6개월까지 발생할 수 있다.

Pre-eclampsia

임신 20주 이후에 흔히 생길 수 있는 임신성 부작용으로 진단은 고혈압 발생과 단백뇨가 있으면 가능하다. 출산 후 대부분 소실된다.

임신의 위험 예측 인자

고위험 산모의 경우 임신 20주 이후 심초음파 검사가 유용할 수 있다.

- Echocardiographic high risk
  - Wall thickness ≥ 1.0 cm
  - LVEF < 50%
  - Lateral e′ < 14 cm/s

표 23-7 임신의 심혈관 위험 예측 인자

Risk factors
Impairment of LVEF < 40%
History of CV or arrhythmic event
NYHA Class ≥ II
$SaO_2 < 90\%$
Severe left heart obstruction (peak PG > 50 mmHg)
Mechanical valve prosthesis
Moderate/Severe MV/TV disorders (due to associated ventricular dysfunction)
Unrepaired cyanotic heart disease
Use of cardiac medication prior to pregnancy

심혈관 위험률: 0점=5%, 1점=27%, 2점 이상=75%

심혈관질환에 따른 산모 위험 정도의 분류

표 23-8 산모 위험 정도 분류표

Class I	Class II	Class III	Class IV	Class V
Low	Intermediate	Intermediate to high	High	Extremely high
Uncomplicated small or mild	Unoperated ASD Repaired TOF	Mild LV dysfunction HCM	Mechanical valve	Pulmonary HTN of any cause
PS/VSD/PDA MVP			Systemic RV CCTGA TGA	LVEF < 30% NYHA III-IV
Successfully repaired simple ASD/VSD/PDA	Most arrhythmias	Native/tissue valve disorder without Cl IV		Hx of PPCM with any residual LV impairment
TAPVR		Repaired CoA	Post-Fontan repair Cyanotic heart disease Other complex CHD	Severe left heart obstruction
		Marfan without aorta dilation	Marfan with aorta > 40 mm	Marfan with aorta > 45 mm
		Heart Tx		

Pregnancy-related Cardiometabolic Conditions

기존의 고혈압 및 당뇨의 악화, 임신성 당뇨/고혈압의 발생과 자간전증의 발생 등은 35세 이상의 나이에 따라서 증가하고(위험률 3.1배), 전체 임신에서 20% 정도로 나타난다. 심부전, 심근경색, 뇌졸중 그리고 중증도 이상의 심혈관질환 등이 1%로 발생될 수 있음을 보고하고 있다.

10 항암제 관련 심장 독성(Cardiotoxicity)

- Chemotherapy related cardiac dysfunction은 20%에서 생길 수 있으며 breast cancer보다 lymphoma에서 더 잘 생기고 예후가 조금 더 불량하다. 그 외 low BMI, DM 그리고 trastuzumab의 사용이 연관성이 있을 수 있다.
- 항암제 치료 전/중/후 혹은 추적 관찰 동안 심기능 감시가 필요하며 LVEF와 GLS를 측정한다.

- 좌심실 박출률 40-53%인 경우 4주간 심장약물 치료 후 새로 평가하고 좌심실 박출률이 45% 이상 유지되거나 감소율이 < 10%인 경우에는 항암 치료를 유지할 수 있다.
- 항암 치료의 중단 혹은 약제 감량 고려
  - 좌심실 박출률 30-40%인 경우(혹은 30% 이하인 경우는 즉시 중지하고 심장내과 의뢰)
  - 좌심실 박출률 절대 수치 감소가 10% 이상인 경우
  - GLS 상대 수치 감소가 15% 이상인 경우
- Immune Checkpoint Inhibitors-related Myocarditis 진단
  - Troponin-I+Major criteria: CMR
  - Troponin-I+ ≥2 minor criteria: Symptom, ventricular arrhythmia, LV systolic dysfunction, Complication of other immune related adverse events, CMR suspected

    * Rule out of ACS or Takotsubo syndrome

11 유암종(카르시노이드) 심질환(Carcinoid)

주로 right heart structure를 침범하여 우측 판막의 폐쇄부전 혹은 협착을 일으키며 PFO/ASD가 있을 경우 10%에서 좌측 판막에도 영향이 미칠 수 있다.

- Severe TR: Retracted, flail, large perforation
- Severe PR: Thickened, retracted, reduced mobility, often invisible on echocardiography
- RV: Endocardial thickening

Chapter 24

심장 종양

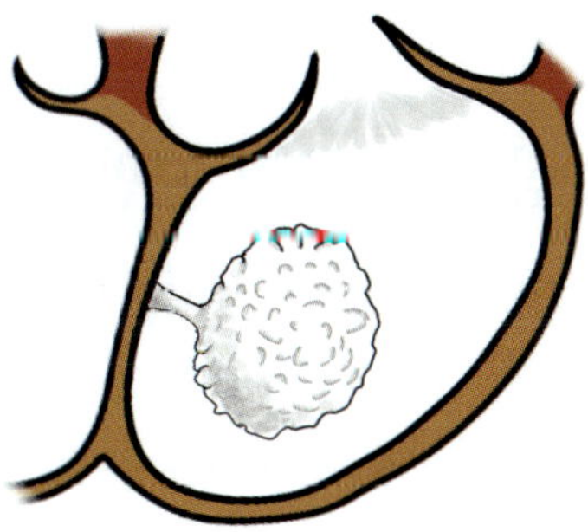

Chapter

24 심장 종양

심장 종양의 진단에 있어서 심초음파 역할은 심장 종양의 유무 확인에 도움을 주는 정도이며 종양의 진단까지는 다소 제한적이다. 종양의 위치, 크기, 부착된 양상 등을 반드시 기술해 주는 것이 중요하다. 분류는 일차성 혹은 이차성, 양성 혹은 악성으로 크게 나누며, 위치에 따라서 심방, 심실 혹은 판막 등을 기술해 주면 도움이 된다. 간혹, 정상적인 심장 내 구조물이나 허상을 심장 종양으로 오해하는 경우가 있으니 주의해야 한다.

양성 종양의 경우 pedunculated, mobile, adherent to interatrial septum 소견을 보이며, 악성의 경우에는 infiltration, moderate to severe pericardial effusion, non-left localization, sessile, inhomogeneous 소견을 잘 나타낸다. 하지만, 악성은 60-70%, 양성에서도 30% 정도에서만 상기 소견이 나타날 수 있음을 유념해야 한다.

1 심장 종양의 일반적 기술

종양이 관찰되면 위치와 함께 가급적 종양의 특징적인 모양을 기록해 주는 것이 좋다. 영어 용어가 마땅치 않을 경우 한글로 설명해 주는 것도 좋다.

- 크기: Small, moderate, large, measured size
- 형태: Flat(mural), protruding, pedunculated, spherical, regular, irregular, multi-lobular, infiltrating, well-defined, stippled, shimmering
- 질감(texture): Solid, layered, echogenic, hypoechogenic, calcified
- 위치

표 24-1 심장 위치에 따른 심장 종양의 흔한 종류

Site	Frequent Tumor Type
LA	Myxoma, Thrombus, Sarcoma
RA/IVC	Myxoma, Thrombus, Rhabdomyoma
MV/AV/TV	Fibroelastoma
LV	Thrombus, Fibroma, METs
RV	Myxoma, METs

2 일차성 심장 종양

양성 종양

- Myxoma

  두 번째로 흔한 종양이며 좌심방에 주로 부착되어 있고(LA >RA >ventricle) 종양으로 인해 판막 협착이 유발될 수 있다. 7-10%에서는 가족력이 있을 수 있다.

  - Gelatinous, mobile to blood flow
  - Narrow stalk (pedicle) attached to interatrial septum
  - Heterogenous nature, neovascularization, papillary, calcified
  - Friable, villous, polypoid, lobular, and prolapsing (; high embolic) vs. round and smooth (; less embolic)
  - 가족력이 있는 경우는 다음과 같은 특징이 나타날 수 있다.
    - Skin myxoma (single or multiple), cutaneous lentiginosis, myxoid fibroadenoma of breast, pituitary adenoma, primary adrenocortical micronodular dysplasia with Cushing syndrome, testicular tumor
  - Carney complex
    - LAMB (lentigines, atrial myxoma, blue nevi) 혹은 NAME (Nevi, atrial myxoma, myxoid neurofibroma, ephelides)의 형태로 나타날 수 있다.

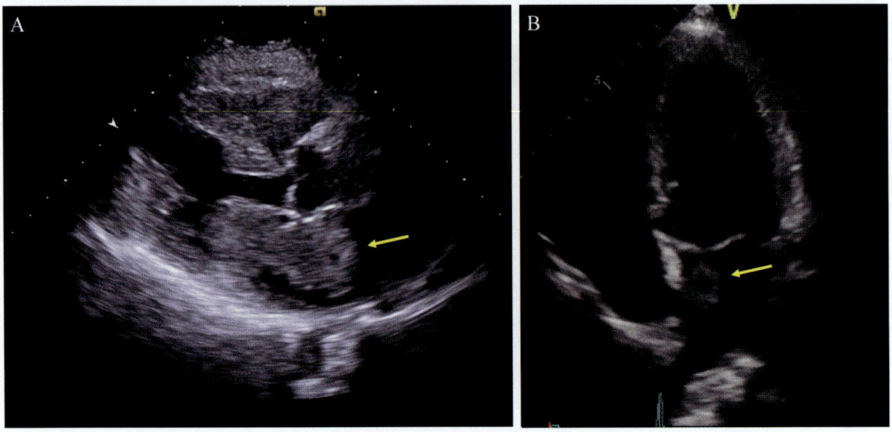

그림 24-1 좌심방 내 myxoma(A) 소견이며 심방 중격에 주로 붙어 있다(B).

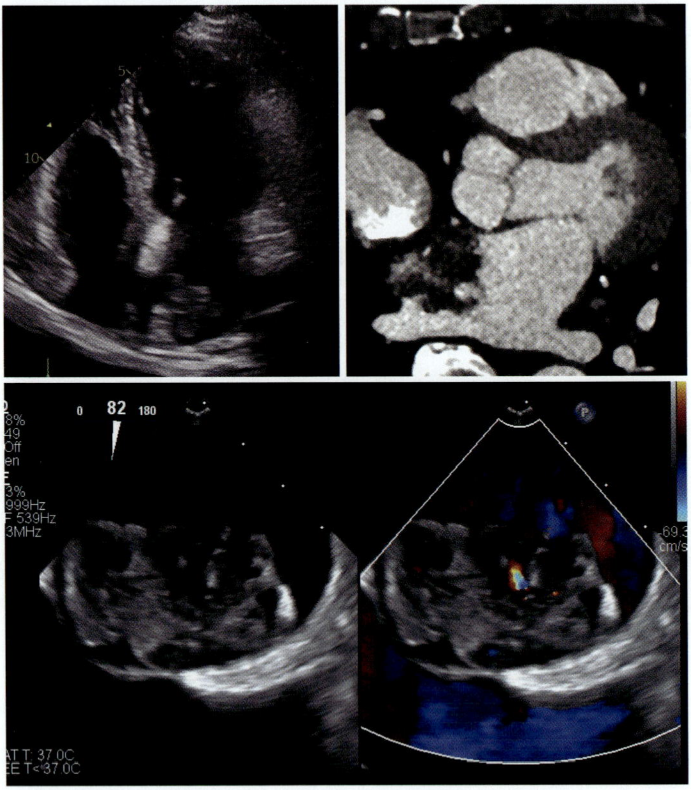

그림 24-2 Polypoid lobular myxoma. 내부에 neovascularization을 가지는 경우도 흔히 있다.

- Lipoma

양성의 fatty tumor로서 좌심실에 가장 호발하고(LV > RA > atrial septum) 대부분 sub-epicardium에 부착되며 pericardium 및 판막 등에도 잘 생기며 경계가 잘 구분되는 형태를 보인다. CMR은 T1, high signal을 보이나 fat saturation sequence에서 fat suppress되는 특징이 있다.

- Sessile, polypoid, low mobility
- Homogeneous, hyperechogenic
- Lipomatous hypertrophy of interatrial septum: dumbbell-shaped, spares fossa ovalis

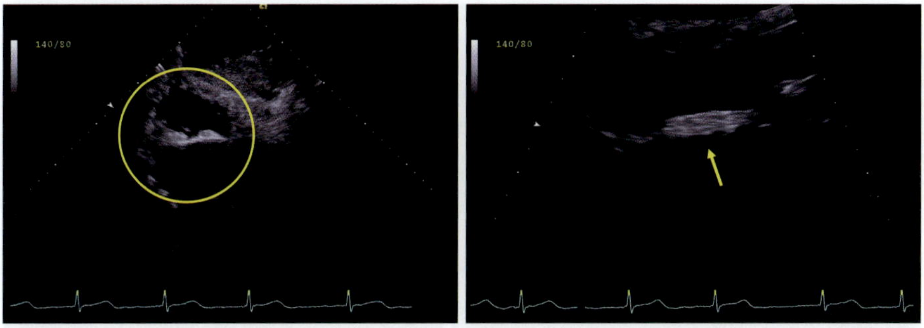

그림 24-3 심방중격에 위치한 lipoma

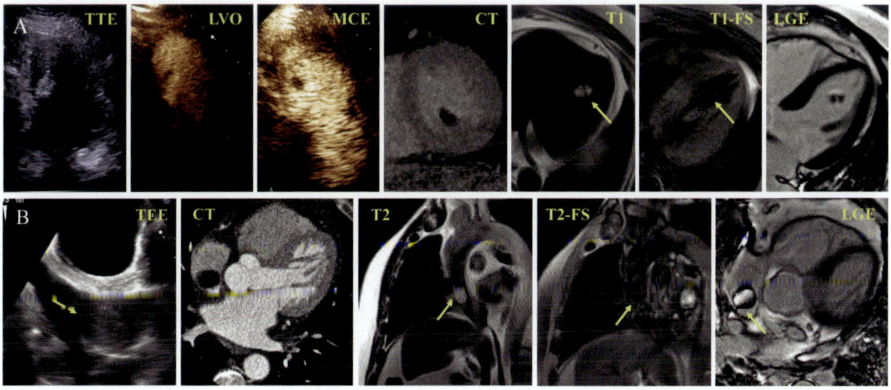

그림 24-4 Lipoma. (A) 좌심실 벽에 붙어 있으며 avascular LVO/MCE, fat density의 CT, T1-high signal/fat suppression 그리고 No LGE(chemical shift artifact) 소견이 보인다. (B) SVC 근처 우심방에 있으며 T2-high signal/fat suppression 그리고 chemical shift 소견이 보인다.

- Papillary fibroelastoma: 가장 흔한 일차성 양성 종양이며(myxoma의 2배 정도) endocardial surface에서 발생하고 valve endocardium에서 흔하게 생기지만 심장의 모든 endocardium에서 생길 수 있다(AV > MV > TV > PV). 주로 판막의 low pressure side(downstream)에 부착되지만 가끔 반대 부위에서(upstream, 좌심실 방향으로) 생길 수도 있다.
  - Small size, stippled edge, homogenous, echolucent, shimmering 혹은 vibration(가장자리가 혈류에 따라 떨리는 현상)의 초음파 소견을 보인다.
  - 증상이 있거나 뇌졸중의 원인이 될 경우 그리고 mobile하거나 1 cm 이상의 경우에는 수술적 제거가 권장된다.

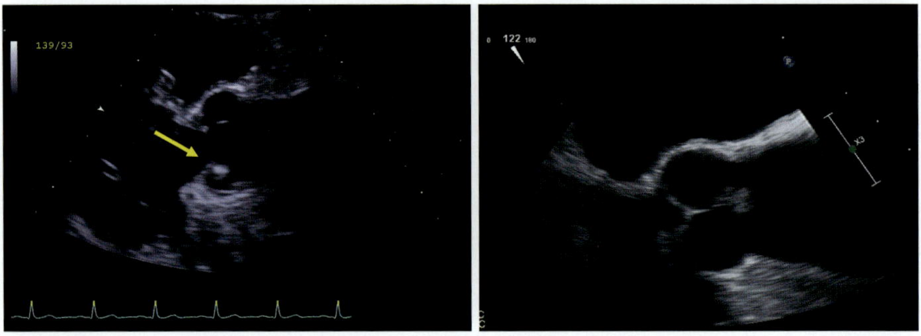

그림 24-5 대동맥판막에 붙어 있는 papillary fibroelastoma

- Rhabdomyoma
  소아기에 가장 흔하며(tuberous sclerosis와 연관이 많음) 주로 좌/우심실의 myocardium에 생기고 심초음파에서 multiple, homogenous, hyper-echogenicity 소견을 보인다.
- Fibroma
  소아기에 흔한 양성의 connective tissue tumor로서 심실 중격, free wall 및 apex에 잘 생긴다. 석회화 소견이 동반되어 경계가 명확하게 보이며 hyper-echogenic, solitary tumor이다. 심부전, 부정맥 및 급사가 간혹 생기며 특징적 CMR 소견은 T1에서 iso-signal, T2에서 heterogenous low-signal 그리고 fat suppression이 되지 않고 LGE-hyperenhancement를 보이게 된다.

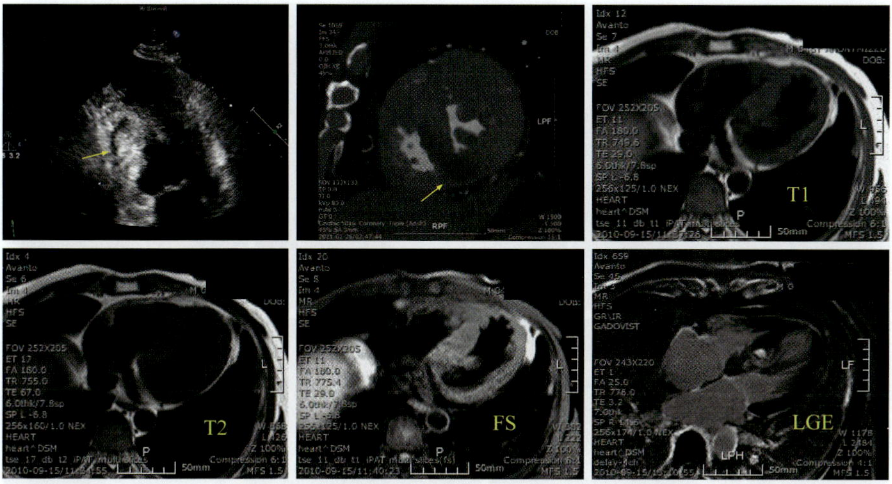

그림 24-6 Fibroma의 심초음파, CT, CMR 소견. CMR에서 특징적인 종양 질감이 잘 나타난다.

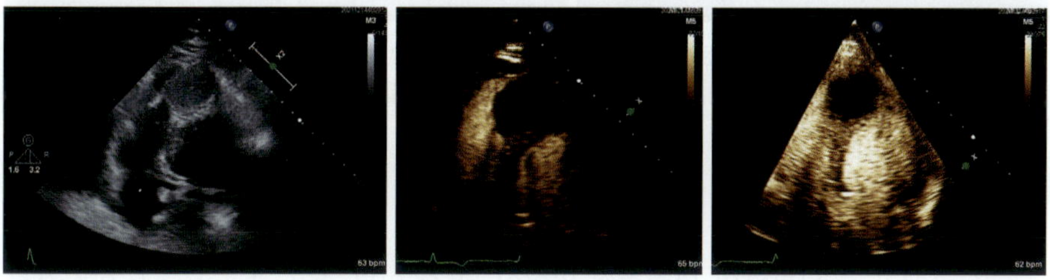

그림 24-7 Fibroma. 심근 내부에 경계가 뚜렷하고 조영 심초음파에서 종양 내 혈관 생성이 거의 없는 소견을 나타낸다.

- Hemangioma

Homogenous, well-defined/-circumscribed, nonencapsulated, round tumor를 보이며 흔히 1cm 전후 크기로 호발 부위는 RA, LV, RV, LA 순위다. Ventricular septum, atrial surface of mitral valve 혹은 interatrial septum에도 생기게 되면 myxoma와 구분이 어렵다.

CMR 소견은 다음과 같다. Cine SSFP-low signal, T1-invariably iso or intermediate signal(slow blood flow), T2-invariably homogenous high signal over the entire mass, First pass perfusion-rapidly enhancement, Early GE-peripheral nodular EGE(Centripetal filling-High vascularized mass를 의미한다) with heterogenous(calcification and internal septation), Late GE-iso signal or no LGE.

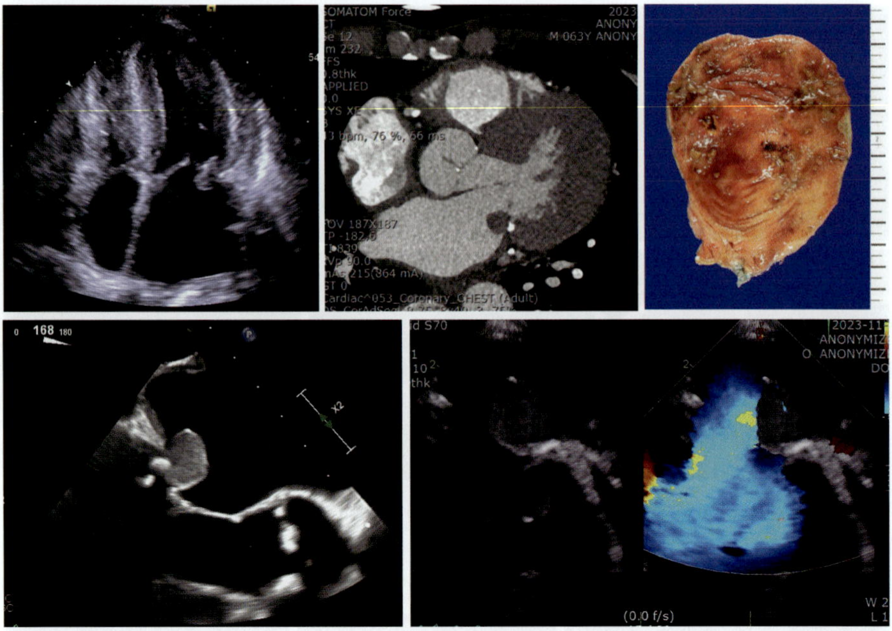

그림 24-8 Hemangioma. 심초음파 소견에서 둥근 형태로 내부가 치밀하고 혈류가 보일 수 있고 CT에서는 iso-density의 enhance와 석회화가 관찰될 수 있다.

- Lambl's excrescences

  고령에서 잘 나타나며 뇌졸중의 원인이 될 수 있다. Valvular strands 양상으로 filiform morphology, small, highest density를 보이며 valve cuspid의 closure margin(hinge point)에 붙어 있다.

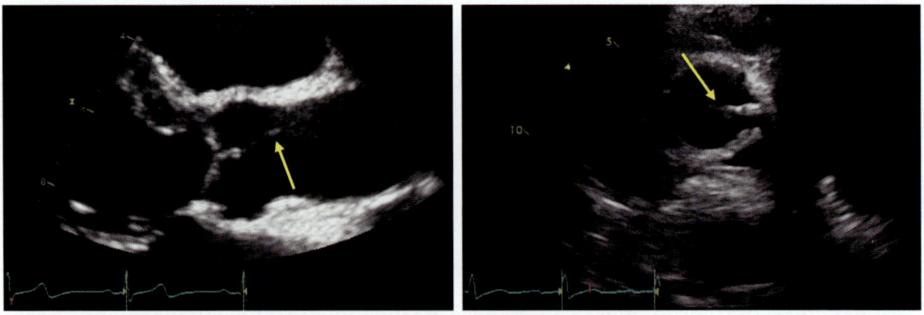

그림 24-9 대동맥판막 주변에 붙어 있는 Lambl's excrescences

표 24-2 중요 일차성 양성 종양의 영상학적 특징

Imaging	Echo	CT	CMR
Fibroma	Hyperechoic slightly ↑ Homogenous Calcified flecks Embedded in myocardium No contrast enhance	Low attenuating, homogenous Soft ts. attenuation/Calcified Clear demarcated/infiltrative	Homogenous Calcified low signal Intense homogenous LGE T1: Iso-signal T2: Low-signal
Myxoma	Heterogenous Generally, stalk Intracavitary Contrast enhance	Low attenuating Negligible enhance	Heterogenous LGE T1: Iso-signal T2: High-signal
Rhabdomyoma	Hyperechoic ↑↑ Often multiple Embedded in wall or protrude into chamber	Iso to hypoattenuating May contain fat	No LGE T1: Iso-signal T2: Iso to high-signal
Lipoma	Hyperechoic ↑↑ Broad based attached No contrast enhance	Low density matching fat No enhance	Similar signal to fat Chemical shift artifact No LGE T1: High-signal, Fat Sat. T2: High-signal
Hemangioma	Homogenous, round Well-circumscribed Nonencapsulated	Low attenuating, Homogenous Peripheral/internal enhance Calcified stalk	First pass: Rapid enhance EGE: Peripheral EGE LGE: No LGE T1: Iso-signal T2: High-signal

악성 종양

- Sarcoma

  일차성 악성 종양 중 sarcoma가 가장 흔하며, 우심방 및 우심실에 주로 생긴다. Hemangiosarcoma가 과반수이며 다음으로 spindle cell sarcoma, giant cell sarcoma, leiomyosarcoma, synovial sarcoma, rhabdomyosarcoma, fibrosarcoma, myosarcoma, liposarcoma가 모두 비슷하게 5% 전후를 차지한다. Angiosarcoma는 우심방(atrioventricular junction)에 잘 생기며 우심부전이나 심낭액을 동반하고, rhabdomyosarcoma의 경우는 심장 내강에 다발성으로 잘 생긴다.

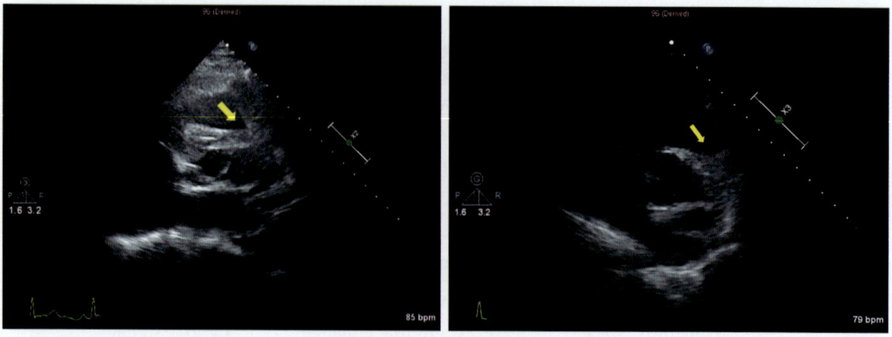

그림 24-10 우심실에서 폐동맥 유출로 벽에 붙어 있는 sarcoma

- Lymphoma

  일차성 악성 종양 중 매우 드문 유형이지만 면역력이 저하된 환자에게서 볼 수 있으며 주로 우심방에 잘 생기고 심낭액을 동반한다.

일차성 심장 종양의 종류

표 24-3 일차성 양성 혹은 악성 심장 종양의 분류

Benign	Malignant
Myxoma	Angiosarcoma
Lipoma	Lymphoma
Papillary Fibroelastoma	Leiomyosarcoma
Fibroma	Rhabdomyosarcoma
Hemangioma, Teratoma	Fibrosarcoma, Mesothelioma

표 24-4 중요 일차성 악성 종양의 CMR 특징

Imaging	Echo	CT	CMR
Angiosarcoma	Unclear RV visualization Hemorrhagic pericardial effusion Irregular or infiltrative mass	Hypervascular Rare enhancement RA or Rt. AV groove	LGE (++) T1: Variable T2: Variable
Rhabdomyo- sarcoma	Heterogenous echogenicity Ventricular wall Irregular or infiltrative mass	Low attenuation, hypodense Minimal enhancement Necrotic, myxoid change	Intense LGE T1: Iso-signal T2: High-signal
Lymphoma	Polypoid, ill-defined infiltrative Rt-sided predominance, AV-groove Low or iso-echogenicity, Effusion	Iso-to hypoattenuation Hypo-enhancing Mostly, RA/RV, large effusion	Variable LGE T1: Iso-signal T2: Iso-signal
METs			LEG (++) T1: Low-signal T2: High-signal

3 이차성 심장 종양

악성 종양의 심장 전이는 hematogenous, lymphatic, direct, 혹은 venous pathway에 의해 이루어지며, 주로 심낭에 위치하고 심낭액이 흔히 동반된다. 실제 종양이 보여지더라도 심초음파보다는 임상적 양상에 따라서 진단하는 것이 도움 된다. Diffuse large B-cell lymphoma의 심근 전이 시에 'Broad bins in pod' sign의 심초음파 소견이 말기에 나타날 수 있다.

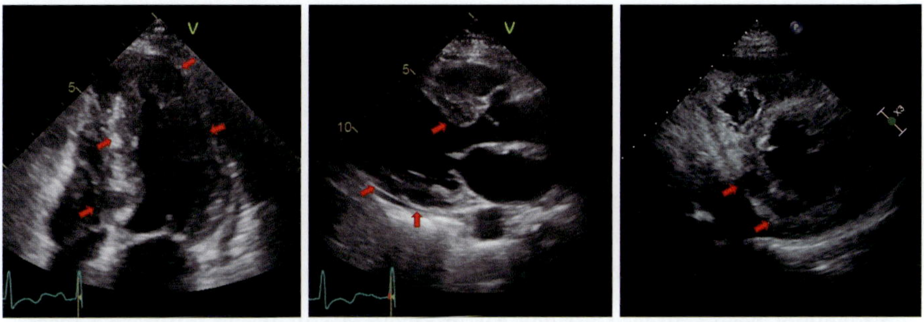

그림 24-11 'Broad bins in pod' sign. Diffuse large B-cell lymphoma에서 심근 침범의 경우 타원형의 inhomogeneous echogenicity 소견을 관찰할 수 있다(화살표).

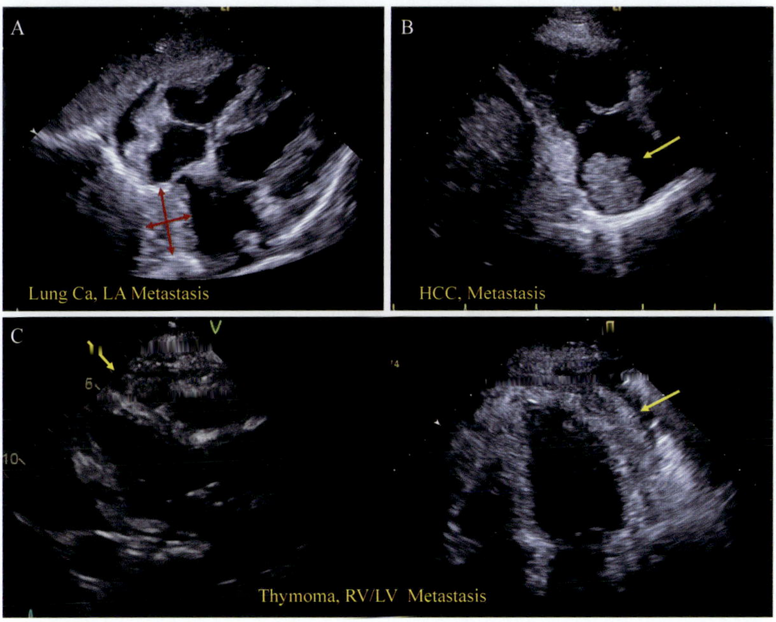

그림 24-12 이차성 심장 종양. (A) 폐암의 좌심방 전이 소견, (B) 간암의 우심방 전이 소견, (C) 흉선종의 전이 소견

4 AV Groove Tumor

Right AV groove, 특히 우관상동맥 주변에서 tumor가 보이면 3가지 감별 질환이 필요하다. 우선 일차성 심장 종양으로는 cardiac lymphoma, 이차성 심장 종양으로는 Erdheim-Chester disease가 있을 수 있다. Erdheim-Chester의 경우 하행 대동맥을 둘러싸는 plaque-like soft tissue('coated aorta')를 같이 관찰할 수 있다. 그 외 중요한 감별 질환으로는 IgG4-related disease가 있다.

Mass

Solid, infiltrative mass effect를 나타내고 대부분 전이성 종양이고 angiosarcoma가 흔하며 주로 우심방에서 infiltration된다. 다음으로 cardiac lymphoma가 있고 관상동맥을 둘러싸면서 infiltration된다. 그 외 direct invasive malignancy, thymoma, paraganglioma, lymphangioma, schwannoma가 있을 수 있다.

Inflammatory/Proliferative

Erdheim-Chester disease는 right AV groove에서 soft tissue infiltrative mass로 나타나고 관상동맥을 둘러싸고 pericardial thickening/effusion과 우심방의 nodular or mass-like thickening을 보여 준다. 그 외 IgG4-related disease와 cardiac sarcoidosis가 있을 수 있다.

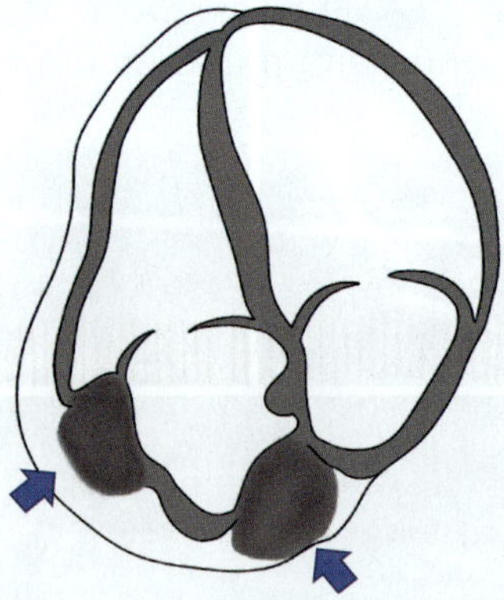

그림 24-13 Erdheim-Chester disease의 심장 침범 부위

Pseudo-lesion

AV groove fatty proliferation이 가장 흔한 소견이며 소량의 effusion이 생기면 fat이 protrusion되고 focal mass는 실제 보이지 않는다. 혹은 large, mobile, globular collection되어 마치 hematoma와 유사한 epicardial lipomatosis가 관찰될 수 있다.

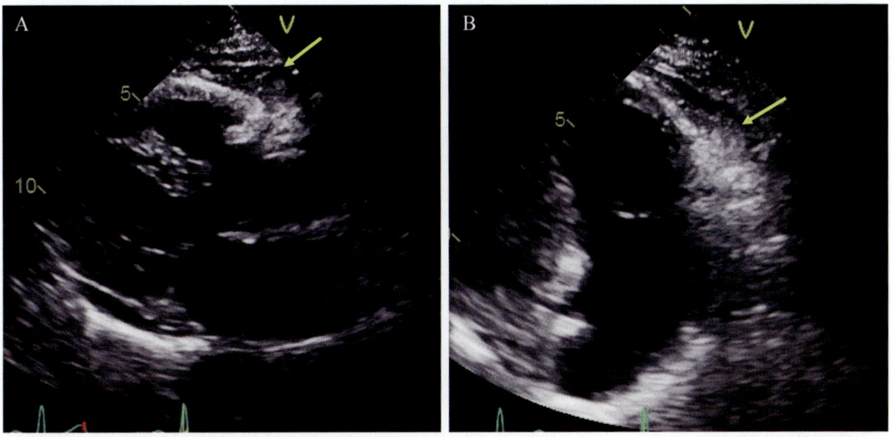

그림 24-14 Fat in AV groove. LV(A) 및 RV(B) AV groove 근처에 irregularly lobulated protruding fat이 관찰된다.

5 변이형 정상 구조물(Normal Variant)

Chiari Network

Venous sinus의 잔여 조직으로 IVC 입구에서 시작하여 심방 중격에 이르는, 구멍이 뚫린 그물막 구조물로 highly mobile한 소견을 보인다.

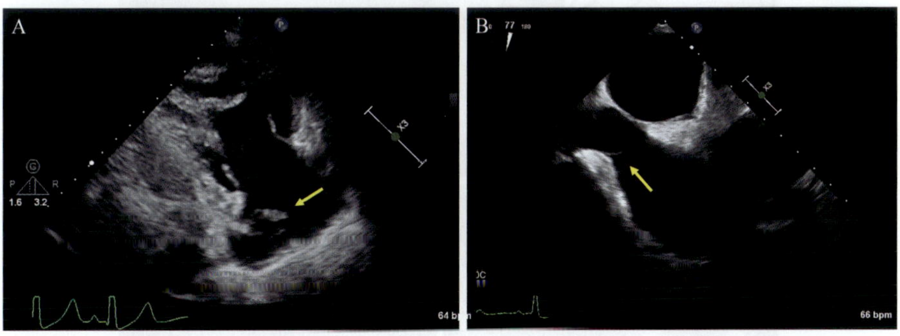

그림 24-15 하대정맥 근처에서 Chiari network(A)와 Eustachian valve(B)가 관찰된다.

Eustachian Valve

하대정맥과 우심방 접합부에서 관찰되며 태생기에 하대정맥에서 fossa ovalis로 혈류를 이동시키는 통로 역할을 한다.

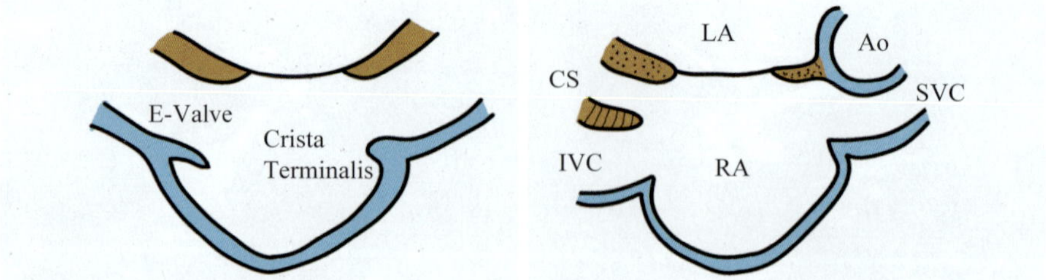

그림 24-16 경식도 심초음파에서 E-valve를 잘 관찰할 수 있다. 하대정맥과 관상정맥동의 주행 경로를 잘 구분해야 한다.

Crista Terminalis

우심방에서 'smooth' portion과 pectinate muscle 두 영역을 구분 짓는 경계 부분으로 SVC 오른쪽 가장자리에서 심방 아래로 주행하여 IVC 오른쪽 가장자리까지 이른다. IVC보다는 주로 SVC 쪽에서 가장 크게 두꺼워져 있기에 종양으로 오인할 수 있다. A4C view에서 우심방 SVC 근처 posterolateral wall에서 관찰되고 smooth round margin을 가지고 심장주기에 따라 크기 변화를 보일 수 있다.

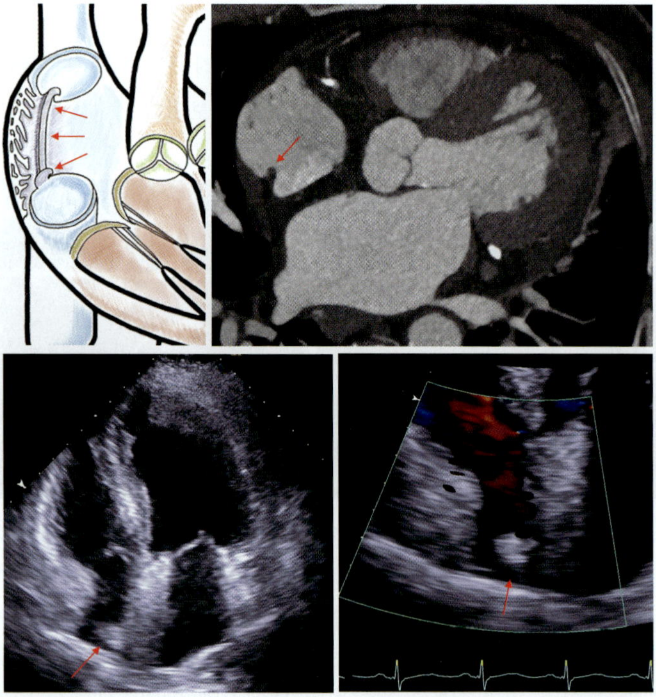

그림 24-17 Crista terminalis. IVC에서 SVC까지 연결되는 경계 구조물이지만 주로 SVC 근처에서 잘 생긴다.

Coumadin Ridge (Q-tip)

좌심방이와 좌상부 폐정맥의 경계 부위로 두꺼운 근육 ridge가 돌출되어 보이는 경우이다.

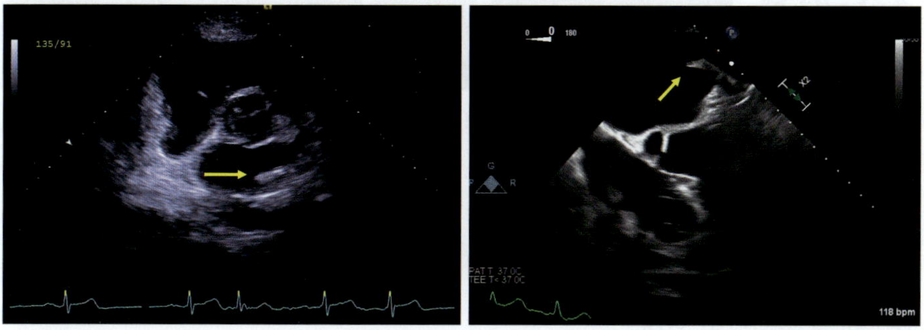

그림 24-18 좌심방 내부에 폐정맥 근처 Q-tip이 관찰된다.

Moderate Band

주로 우심실 내강을 가로지르는 두꺼운 band 조직으로 관찰된다.

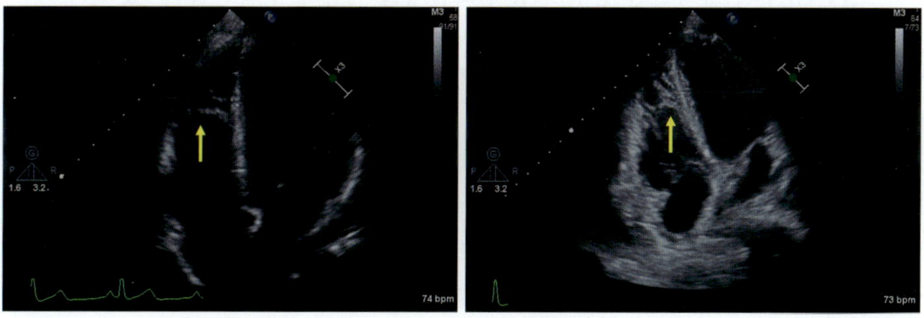

그림 24-19 ARVC 환자에서 moderator band가 관찰된다.

False Tendon

좌심실 내강을 가로지르는 band이며 우심실의 moderate band보다 얇게 보인다. 대부분 중격에서 anterolateral (혹은 posteromedial) papillary muscle로 연결되며, papillary muscle 사이, septum to apical free wall, 드물게 mid-septum to apical septum, 혹은 free wall to free wall로 연결되기도 한다.

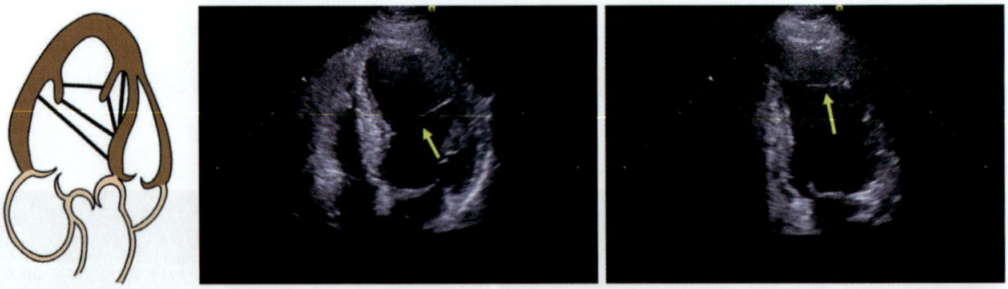

그림 24-20 좌심실 내부에 false tendon이 관찰된다.

6 혈전(Thrombus)

좌심방 및 좌심방이 혈전

- 좌심실 수축기능 감소(EF < 35%)와 좌심방이 혈류 속도 감소(< 55 cm/s)가 뇌졸중의 예측 인자로 알려져 있다. 특히 좌심방이 혈류 속도가 20 cm/s 이하인 경우에 혈전이 잘 생길 수 있다.
- 좌심방이 속도가 25 cm/s 이하의 경우에 SEC이 잘 동반된다.
- 혈전 유무가 불확실한 경우 조영 심초음파를 이용해서 확인할 수 있다.

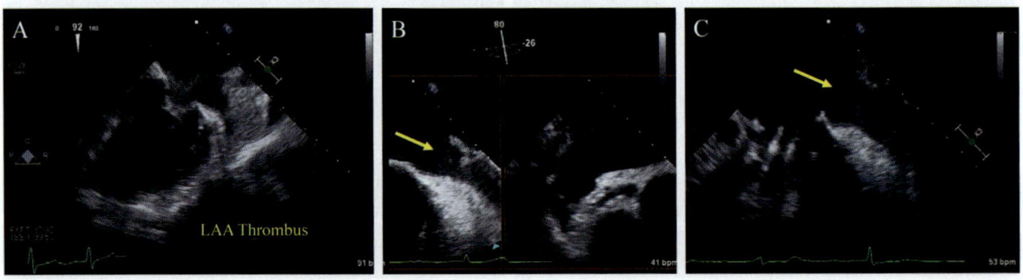

그림 24-21 경식도 심초음파에서 좌심방이 내부에 혈전(A), SEC(B) 그리고 sludge(C)가 관찰된다.

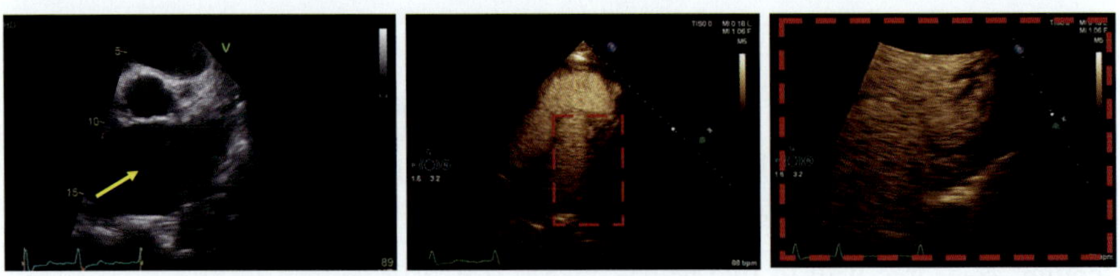

그림 24-22 좌심방이 근처에서 혈전이 의심되나 조영 심초음파에서는 혈전이 보이지 않는다.

좌심실 혈전

심근경색증 후 좌심실의 RWMA가 동반되면서 관찰될 수 있다.

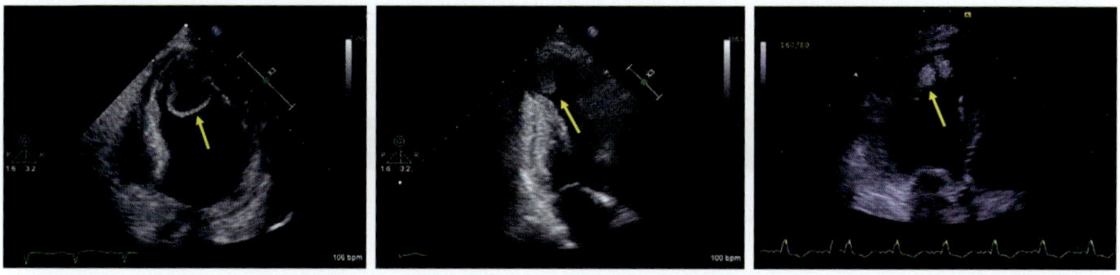

그림 24-23 심근경색증 후 좌심실 심첨부에 혈전이 관찰된다.

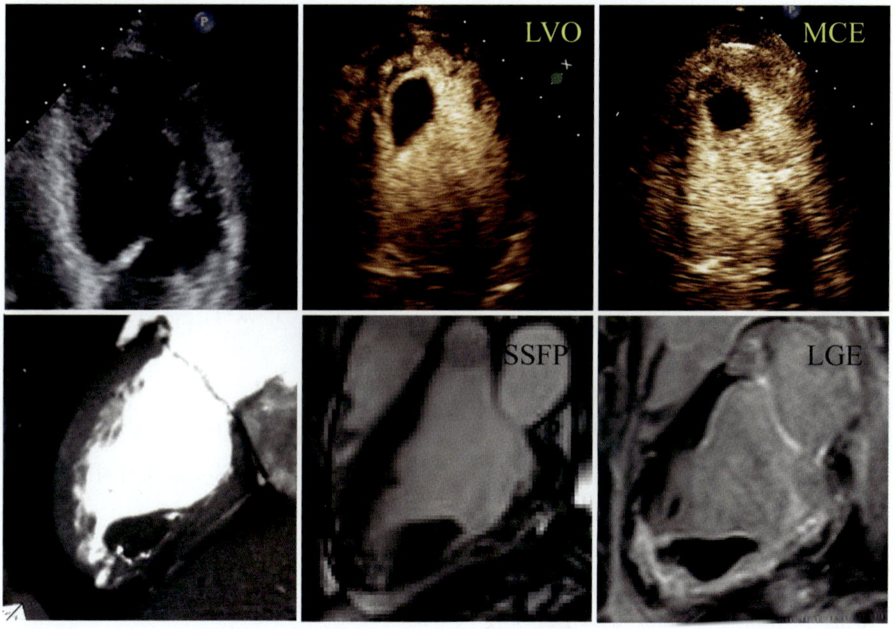

그림 24-24 좌심실 혈전. LVO와 MCE에서는 low echogenicity, CT는 low density 그리고 LGE 및 SSFP에서는 low signal 소견을 보인다.

7 Bands in Heart

심장 내부에 band가 보이는 경우에 다음과 같은 질환 감별이 중요하다.

표 24-5 심장 내부에서 관찰되는 정상 혹은 비정상적 구조물

Normal	Aberrant	Pathologic
Crista Terminalis	Aberrant Papillary Muscles	Double-Chambered RV/LV
Taenia Sagittalis	Accessory Chordae	Cor Triatriatum
	Aberrant Ventricular Bands	Shone Complex
	Aberrant Atrial Bands	

Taenia sagittalis

우심방이를 두 개의 공간으로 나누는 격벽으로 crista terminalis에서 시작하여 우심방 내부 벽에 이른다. 심초음파로는 잘 보이지 않고 CT/CMR에서 간혹 종양으로 의심될 수 있다.

Aberrant Papillary Muscle

비후성 심근병증에서 관찰될 수 있고 PSX에서 잘 볼 수 있다.

Aberrant LA band

폐정맥과 연관성은 없으며 태생기 때 발생한 이상 조직이다. Fossa ovalis 근처에서 시작되어 좌심방벽 어디에나 이를 수 있으나 혈류 장애는 일으키지 않는다. Cor triatriatum과 혼동될 수 있다.

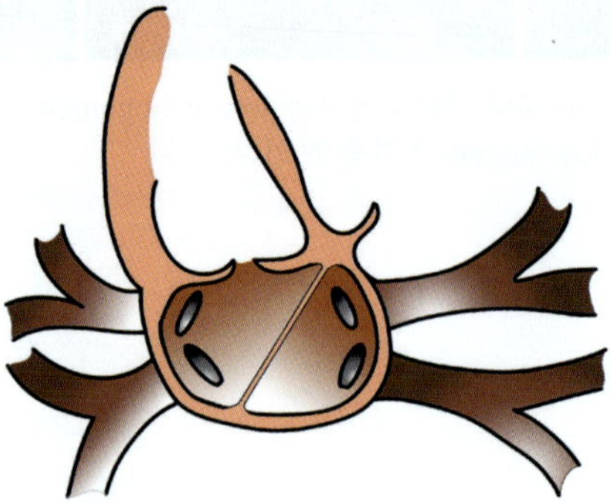

그림 24-25 Aberrant LA band. 폐정맥 입구와 무관하게 LA를 가로지르는 구조물에 해당된다.

8 Cardiac Mass in Contrast Echocardiography

- 용어

  Echogenicity: uniform/non-uniform, homogenous/in-homogenous

  Boundary: well-demarcated/ill-demarcated (indistinct)

  Base: narrow with peduncle/narrow with notch/broad

  Mass perfusion: no-/mild-/moderate-/intense-perfusion

  Motility: absent/present

- Contrast echo finding of malignancy

  Higher non-uniform echogenicity, indistinct boundary, wider base, higher perfusion density (than adjacent myocardium)

  예외) Necrotic core tissue in malignancy

- Contrast echo finding of thrombus

  일반적으로 no penetration이 80%이며 peripheral penetration이 40% 정도로 나타난다.

  Non-fresh thrombi: No perfusion density (dense texture and no penetration of contrast)

  Fresh thrombi: Higher perfusion density (loose texture of thrombi and peripheral penetration of contrast)

- Contrast echo finding of benign

  Lower or iso-perfusion density (than adjacent myocardium)

  예외) Higher perfusion of benign: Hemangioma, Rhabdomyoma, Fibroma

Chapter 25

심방 세동

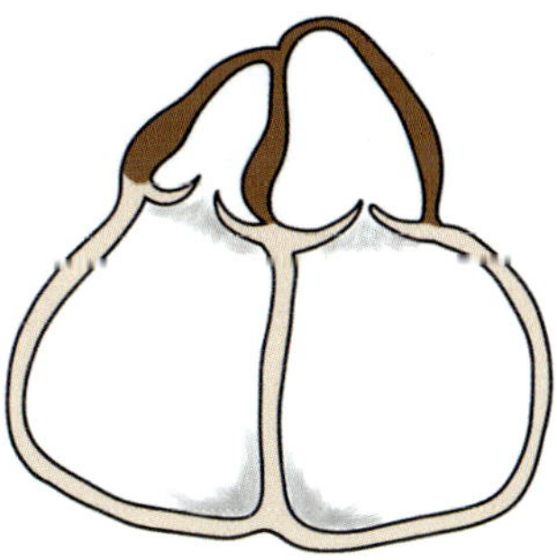

Chapter

25 심방 세동

최근 고령화로 심방 세동을 흔히 접하게 된다. 심방 세동이 발생하게 되면 좌, 우심방의 확대가 쉽게 생기고 이와 함께 삼첨판 및 승모판막륜 확장이 동반된다. 따라서 심실과 심방 확장이 이루어지면서 판막 폐쇄부전이 이루어진다.

특히, 좌심방 비대가 심해지면 좌심방 혹은 좌심방이의 혈전이 생길 수 있으므로 심초음파에서 반드시 확인이 필요하고 만성 심방 세동의 경우 심실기능부전이 동반될 수 있다. 증상이 없는 심방 세동의 경우 3/4 정도에서 조기 이완기성 심부전 소견을 나타내는 것으로 알려져 있다. 따라서, 치료가 더 어려워지기 전에 심방 세동의 정상 동조율 전환과 그 유지가 중요하다.

1 심초음파의 역할

구조적 심질환을 확인하고 심방, 심실의 크기와 기능, 심장 내 혈전 유무를 평가하고 치료 방향의 설정을 위해 심초음파가 권고된다.

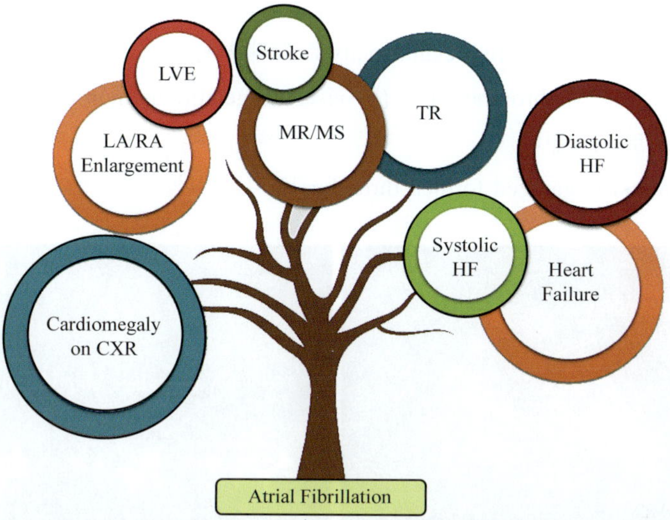

그림 25-1 심방 세동 환자의 경우 심초음파에서 고려해야 할 위험 요소

좌심방 및 우심방의 크기

좌심방 비대는 심방 세동의 지속 기간이나 예후 예측의 중요한 지표이므로 정확한 직경과 용적 측정이 중요하다. LA volume index ≥ 34 mL/m^2 그리고 RA volume index > 39 mL/m^2 (> 33 mL/m^2, 여성)인 경우 심방 확장으로 간주할 수 있다.

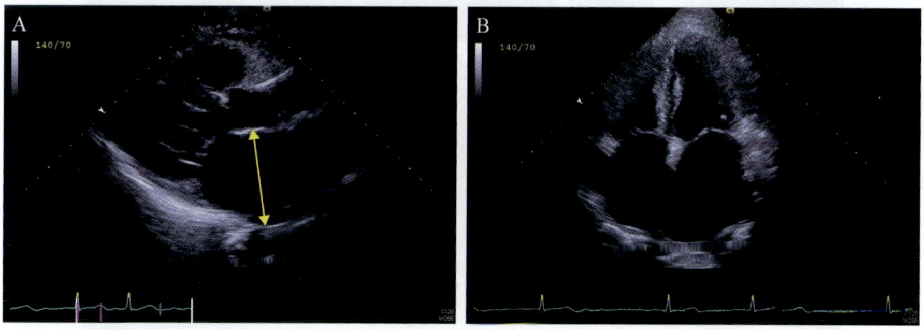

그림 25-2 좌심방 증가 소견을 볼 수 있고(A) 좌심실보다 더 커질 수 있다(B).

좌심방 및 좌심방이 혈전 유무 확인

심방 내부 혈전이 흔하고 경식도 심초음파로 좌심방이의 emptying flow velocity를 측정할 수 있다. 정상은 50 cm/s 이상이지만 심방 세동의 경우 50 cm/s 이하가

되고 20 cm/s 이하인 경우 좌심방이 내부에 혈전 형성 가능성이 높다.

- SEC: 심방 내에 swirling echodensity로 정의한다.
- Sludge: SEC와 thrombus의 중간, 'viscous, gelatinous morphology, not well formed'로 기술된다.
- Thrombus: Organized formed thrombus로 기술된다.

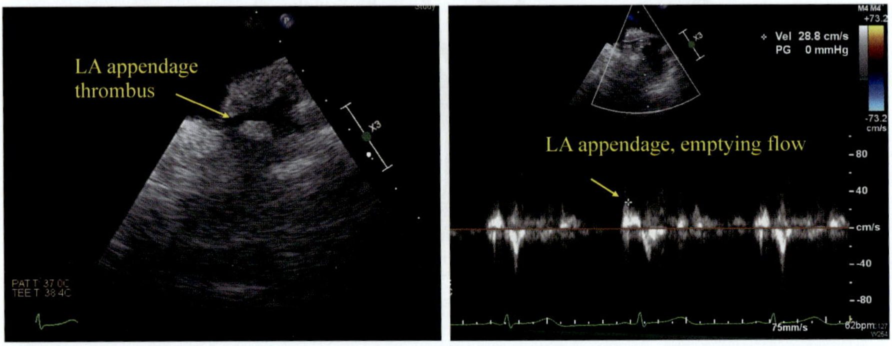

그림 25-3 경식도 심초음파에서 좌심방이 내부에 혈전 혹은 sludge 소견을 관찰할 수 있고 좌심방이의 수축기 혈류가 감소되어 있음을 확인할 수 있다.

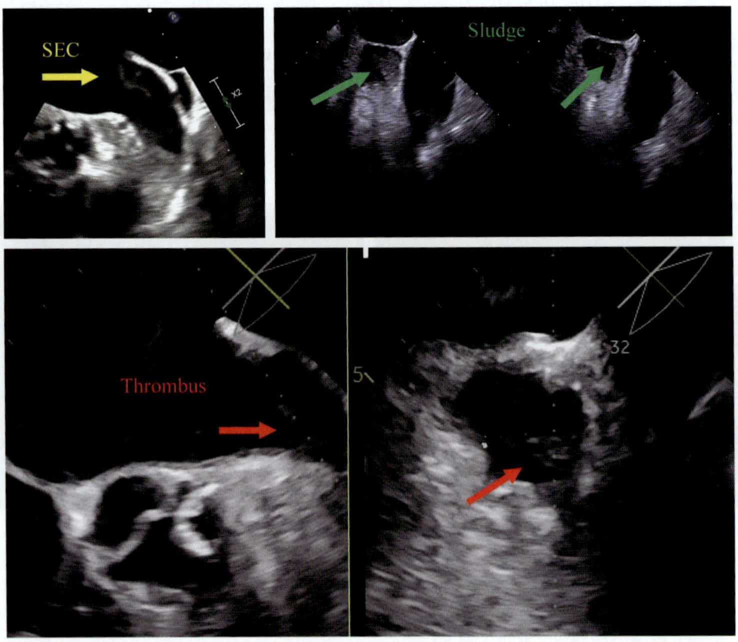

그림 25-4 TEE에서 관찰되는 SEC(노란색 화살표), Sludge(초록색 화살표) 그리고 혈전 소견(붉은 화살표). Sludge의 경우 amorphous, gelatinous material로 heart beat에 따라서 느린 움직임을 보이며 thrombus의 경우 일정한 mass 소견을 보여 준다.

Spontaneous Echo Contrast (SEC)

표 25-1 Spontaneous Echo Contrast 중증도 분류

Grade	Severity	Characteristics
0	None	None
1	Mild SEC	Minimal density in LAA, sparsely distributed in LA Only transiently detectable during cardiac cycle Imperceptible when operating gain settings
2	Mild to moderate SEC	Similar distribution with mild SEC More dense swirling than mild SEC Detectable without increased gain settings
3	Moderate SEC	Dense swirling in LAA but lesser intensity in LA Fluctuate in intensity but detectable constantly throughout cardiac cycle
4	Severe SEC	Intense density, very slow swirling in LAA Similar density in main LA cavity
Sludge	Severe SEC	Without becoming a thrombus Gelatinous density

좌심실 수축기능 평가

TDI에서 s′ 속도 저하가 나타나고, 심방 세동이 만성적으로 지속되는 경우에 좌심실 박출률 감소가 생기고 좌심실 확장 혹은 비대가 생길 수 있다.

좌심실 이완기능 평가

대부분의 경우 이완기능 감소가 생겨 TDI로 쉽게 확인 가능하고, septal e′ 속도가 8 cm/s 이하로 측정된다.

표 25-2 심방 세동에서 심기능 감소가 의심되는 도플러 소견

Cut-off Value in AF
Peak Acceleration Rate of Mitral E velocity ≥ 1,900 cm/sec^2
IVRT ≤ 65 ms, DT ≤ 160 msec
DT (Pulmonary Vein Diastolic Velocity) ≤ 220 msec
E/Vp Ratio ≥ 1.4
Septal E/e′ ≥ 11
TR Velocity > 2.8 m/s

2 Atrial Functional Mitral/Tricuspid Regurgitation

특징

- 심방 세동과 관계된 좌심방 비대
- 비교적 정상적인 승모판막 및 승모판막륜
- 좌심실 수축기능의 유지와 좌심실 크기는 정상

유병률

- 10년 미만의 심방 세동인 경우 moderate TR (17%)이 MR (5%)보다 더 흔하다.
- 10년 이상의 심방 세동인 경우에는 TR > moderate가 30%에서 발생하며 그 중 50%는 left heart disorder와 25%는 isolated TR, 나머지 25%는 폐고혈압과 동반되는 TR의 유병률을 보여준다.
- 10년 이상의 심방 세동은 두 판막 모두 25% 전후의 비슷한 moderate TR/MR의 유병률을 보인다.

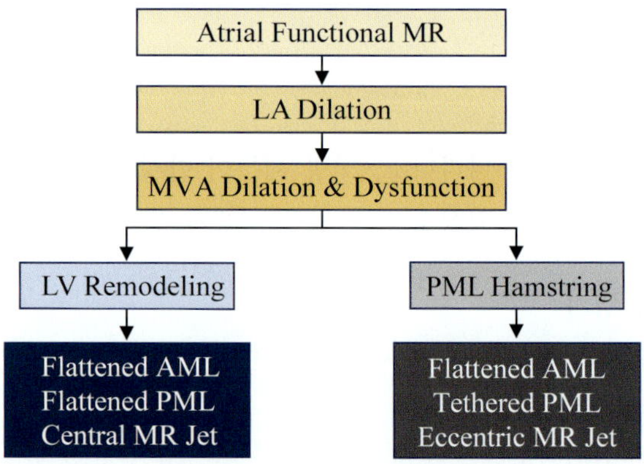

그림 25-5 Atrial Functional MR의 기전

기전

심방 세동이 장기간 지속되면서 LA posterior wall이 post MVA보다 뒤로 커지게 된다. 이로 인해서 LV basal posterior segment는 hamstring 역할을 하여 상대적으로 MVA 안으로 굽어지고(bending) post MVA는 더욱 뒤로 밀리면서 PML tip은 LV posterior쪽으로 tethering된다. 그 결과 PML의 curve가 생기면서 mobility와 coaptation은 소실된다.

- MR로 인한 이차성 LA/LV 확장은 MVA를 더욱 확대시키고 MR을 악화시킨다.
- PML curve는 tethering과 hamstring 현상이 생겨서 flattened AML로 인해 eccentric MR이 생긴다.
- PML의 flattening과 AML의 flattening이 같이 존재하면 central MR이 생긴다.

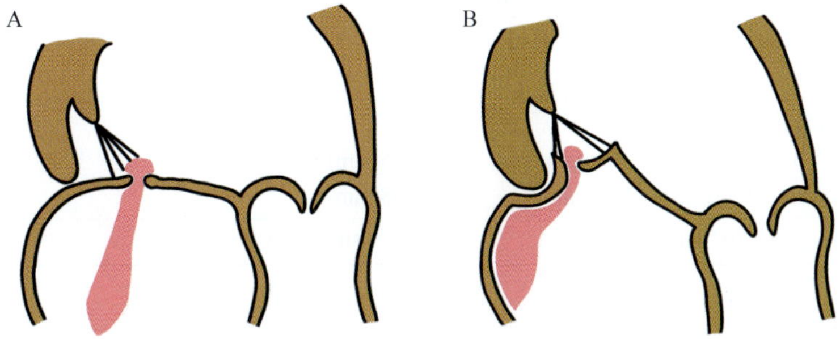

그림 25-6 Atrial MR. 양측 leaflet이 편평해지게 되면 central MR이 잘 동반되고(A), posterior leaflet이 pseudoprolapse가 되어 hamstring 역할을 하게 되면 좌심방 후벽은 뒤로 밀리게 되어(bending) annulus는 안쪽으로 밀려져, 결국 eccentric MR이 동반된다(B).

Secondary functional tricuspid regurgitation

Atrial functional TR은 RA dilation/dysfunction 이후 TA dilation과 conical RV remodeling이 온다. Tenting height(A4CV) ≤ 9 mm 정도로 제시되고 있다. 2nd TR에서 RV-focused view의 두 가지 RAVI > 48 mL/m^2와 RA strain < 13%는 예후가 좋지 않다. Severe functional TR의 원인으로 left-sided cardiac disease (60%), atrial functional TR (25%), RV dysfunction (10%), 그리고 pulmonary hypertension (5%)를 고려할 수 있다.

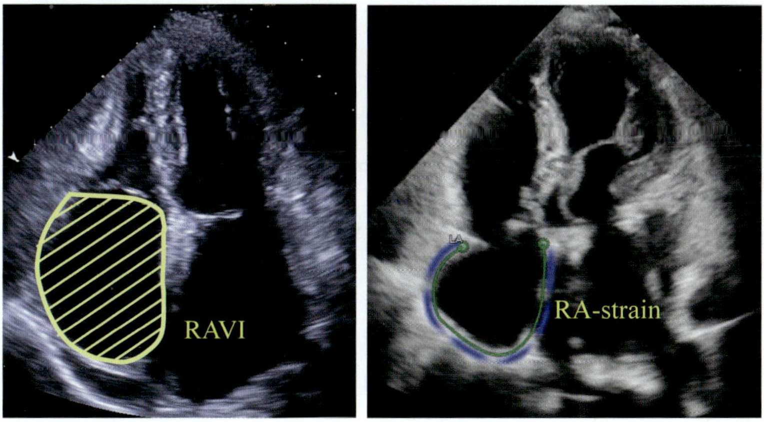

그림 25-7 RA volume index와 RA strain

표 25-3 Atrial secondary tricuspid regurgitation

Moderate secondary TR + All of the below	
1. TV annulus dilation	> 40 mm (M), > 35 mm (F) in 4CV > 41 mm (M), > 38 mm (F) in RVFV
2. RA dilation with ↑ end-systolic RA/RV volume ration	2D-RA volume > 34 mL/m^2 (M), > 29 mL/m^2 (F) RA/RV volume ratio > 1.5
3. Absence of significant TV leaflet tenting	Height < 9 mm, Area < 2.1 cm^2, Vol. < 25 mL, Angle < 15°
4. RV conical remodeling with RV basal dimension enlargement with Normal midventricular diameter	 > 45 mm (M), > 40 mm (F) < 38 mm
5. Preserved LV/RV function	LVEF ≥ 50%, RVEF ≥ 45%

3 Atrial Cardiomyopathy

좌심방의 구조적(structural), 전기생리학적(electrophysiological) 그리고 기능적(functional) 이상을 보이며 정상 동조율 혹은 심방 세동이 나타날 수 있다.

- LA enlargement (LA diameter > 46 mm or LAVI > 36 mL/m^2)
- Increased BNP (BNP > 100 pg/mL or NT-proBNP > 400 pg/mL)

그 외 부가적 소견으로 low amplitude or absent P wave, low A wave velocity, low TDI-a', low LA strain 그리고 LA fibrosis on CMR이 있다.

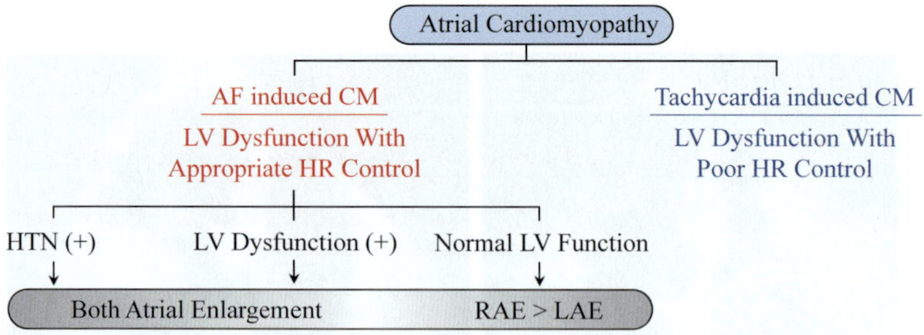

그림 25-8 Atrial cardiomyopathy의 분류

Atrial Fibrillation-induced Cardiomyopathy

Tachycardia-induced cardiomyopathy와 구별이 필요하며 AF이 동반된 비허혈성 심근병증에서 rate control이 적절함에도 불구하고 좌심실 기능 감소가 있을 경우에 진단할 수 있다. CMR에서 좌심실 LGE < 10%의 경우 심근 회복의 가능성이 있을 수 있다.

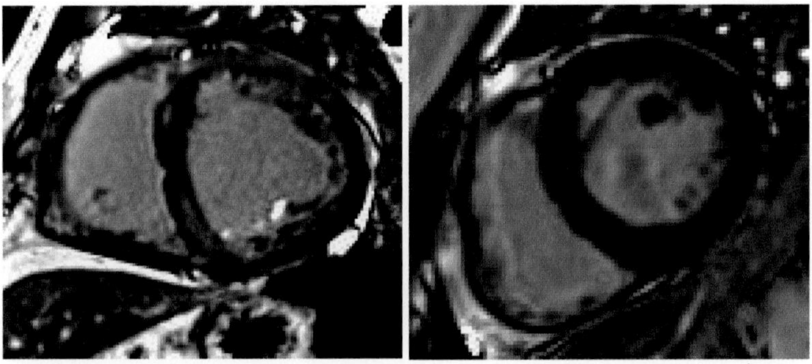

그림 25-9 Atrial Cardiomyopathy의 CMR. LGE가 심근에 심하게 나타날 수 있는 경우에는 심근 회복 가능성이 낮다.

표 25-4 Atrial fibrillation-induced cardiomyopathy에서 AF 치료 결정 인자

Favorable for Ablation	Unfavorable for Ablation
AF-Related Cardiomyopathy, Suspected	Advanced HF or Severe LV Dysfunction
NYHA I, II	NYHA III, IV
No Significant CMR-LGE on LV	Significant CMR-LGE on LV
None or Mild Atrial Fibrosis	Severe Atrial Myopathy (LA Dilation/Fibrosis)
Paroxysmal & Early Persistent AF	Long-Standing Persistent AF
Younger Patients	Advanced Age
No Significant Comorbidities	Significant Comorbidities

AF과 stroke 발생은 반드시 일치하지 않기에 atrial myopathy는 ESUS (Embolic Stroke of Undetermined Source)로 간주될 수 있다.

- AF과 stroke 발생은 모든 환자에서 같지 않고 lone AF로 항응고제 사용은 하지 않는다.
- Paroxysmal AF에서 stroke 발생은 AF 발생과 일치하지 않는다.
- AF에서 정상 율동을 유지해도 stroke 발생 위험도는 없어지지 않는다.
- LA fibrosis와 같은 구조적 문제는 AF가 생기면 stroke 위험은 아주 높아지게 된다.

4 Atrial Fibrillation과 Heart Failure 발생

HFPEF: Loss of atrial systole, irregularity, diffuse fibrosis of LA가 주된 기전으로 작용한다.

HFREF: Tachycardia와 irregularity가 주된 기전으로 작용한다.

고혈압이 있는 경우 양측 atrial enlargement가 심하게 진행될 수 있다. 좌심실 기능부전이 있으면 양측 mitral과 tricuspid annulus를 같이 비슷한 정도로 확장되지만 정상 기능을 보일 경우 tricuspid annulus가 더 확장될 수 있다. 여성의 경우 AF-tricuspid regurgitation을 심하게 만들 수 있다.

Chapter 26

심낭 질환

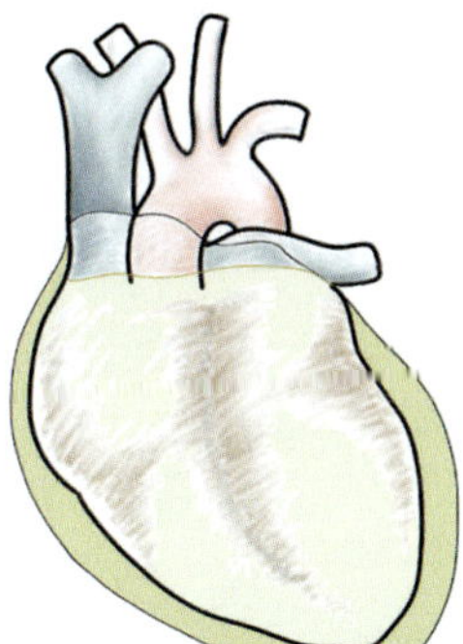

Chapter

26 심낭 질환

심낭액과 흉수를 구분할 수 있어야 하고 심낭액과 심막 주변 지방조직과의 감별이 중요하다. 또한 심낭압전의 소견을 반드시 숙지하고 있어야 한다. 심낭액에 연관된 압착성 심막염과 제한성 심근병증과의 감별이 중요하다. 압착성 심막염의 경우 승모판 및 삼첨판 유입 혈류의 호흡에 따른 변이 관찰이 중요하기에 흡기 혹은 호기에 따른 도플러 변화 양상을 잘 이해하여야 한다. 임상에서 증상을 일으키지 않을 정도의 소량 혹은 중등도의 심낭액은 정기적인 심초음파 추적관찰이 중요하다.

1 심낭 구조

심장을 싸고 있는 섬유성 막으로 visceral (장측)과 parietal (벽측) pericardium으로 구분하며, 그 사이 (심낭강)에는 약 15-50 mL의 액체가 있어서 마찰을 감소시켜 주는 역할을 한다. 심낭액 증가가 없는 일반적인 경우 심초음파나 CT에서는 visceral과 parietal pericardium의 구별이 어려울 정도로 밀착되어 한 층으로 관찰된다.

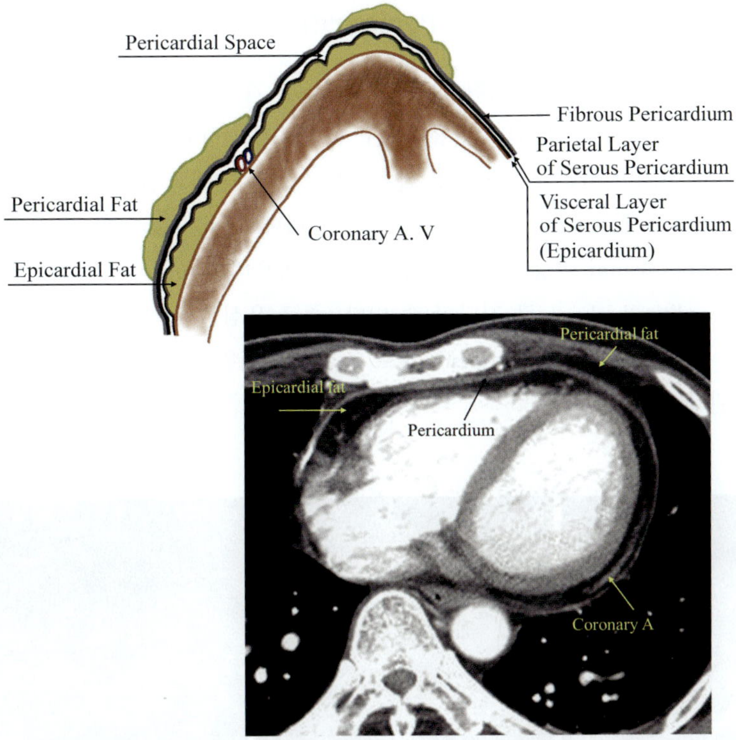

그림 26-1 정상적으로 벽측과 장측 심막 사이에 소량의 심낭액이 있고 관상동맥혈관은 심근 위쪽, 장측 심막 아래에 위치해 있다. CT에서 지방 구분은 쉽게 보이지만, 심막액이 많지 않아서 일반적으로 벽측과 장측이 잘 구분되지 않는다.

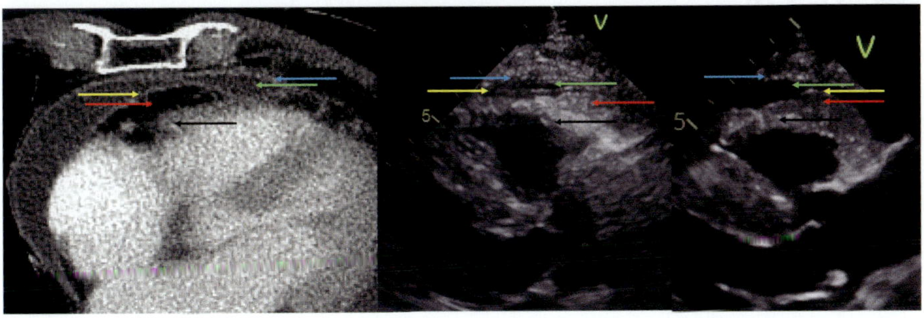

그림 26-2 Visceral pericardium (노란색 화살표)이 myocardium (검은색 화살표) 혹은 epicardial fat (붉은 화살표)을 감싸고 있고 그 위에 pericardial space (초록색 화살표)가 위치하고 이를 parietal pericardium (파란색 화살표)이 둘러싸고 있다. 이때 parietal pericardium 위에 fibrous pericardium이 있으나 실제로 parietal pericardium과 구분이 어렵다.

2 급성 심막염(Acute Pericarditis)

심낭 염증이 급성으로 발생한 상태로 심막 비후가 관찰될 수 있으며 pericardial sac이 밝게 보이고 심근과 심막의 유착으로 움직임이 저하되거나 간혹 effusion이 보일 수 있다. 하지만 이러한 특징적인 심초음파 소견은 대부분 잘 관찰되지 않는다.

정상 심막 두께는 1 mm 이하이지만 영상 검사에서는 2 mm까지 정상 소견이 나타날 수 있다. 4 mm 이상부터 두껍다고 할 수 있으며 5 mm 이상부터는 constrictive pericarditis thickness로 진단할 수 있다. 주로 우심실 앞쪽에서 잘 관찰되나 후벽에서는 반사되는 hyper-echogenicity로 측정이 어려워 정확한 측정은 CT와 CMR이 권유된다.

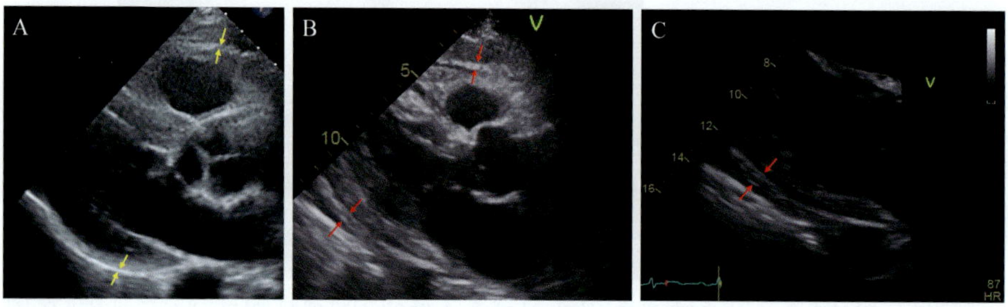

그림 26-3 정상 심막 두께(A)와 두꺼워진 벽측 심막 두께(B, C)

3 심낭액(Pericardial Effusion)

건강한 성인의 10%에서 관찰될 수 있으며 그 중 60%는 저절로 흡수되고 30%는 유지되고 5%에서 심낭액이 증가될 수 있다. 양의 정도와 분포(circumferential/loculated)를 기술해주며, 혈액검사로 TFT, tumor marker(CA 125, CA 19-9, CEA), IgG4, ADA, IFN-gamma, ANA, RF, ESR, CRP을 확인할 수 있다.

측정

심낭액의 양은 이완기말에 측정을 한다. 가장 많은 곳의 window에서 동일한 방법으로 추적 측정하도록 한다.

원인 감별

- 양성: Idiopathic (15%), perimyocarditis (10%), reactive/post-viral (5%), para-pneumonic (5%), uremic (5%), tuberculosis (5%), bacterial/HF/autoimmune disease
- 악성: Lung (25%), hematological (10%), breast (5%), unknown (5%), GIT/gynecological (3%), sarcoma/thymic/germ cell tumor

표 26-1 양성 및 악성 심낭액 감별 특징

	Malignant	Benign
Serum LDH (U/L)	1-2 cm > 600 (up to 1,200)	< 400 (up to 600)
Effusion LDH (U/L)	> 1,500 (up to 3,000)	< 1,200 (up to 1,800)
Effusion/serum ratio LDH	~ 1.7 (up to 3.5)	~ 2.6 (up to 4.0)

표 26-2 심낭액의 원인 감별

1. Infection		
A. Bacterial		
	Tbc	Pneumonia Cervical Necrotizing Fasciitis/Mediastinitis/Actinomyocosis Complicating Dental Abscess, Ludwig Angina, Lemierre Syndrome Purulent Pericarditis (Staphylococcal, Pneumococcal)
B. Viral		
	Acute Idiopathic Pericarditis (viral infection/inflammatory)	
		COVID-19; severe/critical illness (pleural 28%, pericardial 16%) HIV/Human Herpesvirus 8
C. Fungal / Parasitic		
2. Inflammatory		
	Acute Idiopathic Pericarditis (inflammatory/viral infections) Postcardiac Injury (Dressler) Syndrome following MI or PTE with Infarction SLE/RA/MCTD Sjögren's syndrome/SS/Polymyositis/Dermatomyositis Systemic Vasculitis Still's Disease, Adult Onset IgG4 Disease (idiopathic recurrent effusion)	

(계속)

3. Neoplasm
A. Hematologic
NHL (B-cell, common); Primary Effusion, Lymphoma HL (mediastinal involvement, common) Leukemia/Multiple Myeloma Amyloidosis
B. Carcinoma
Lung ca./Breast ca./UGI-esophageal or gastric ca. Gynecological ca./METs
C. Other malignancies
Mesothelioma/Sarcoma-Germ Cell Tumors
D. Benign tumors
Thymoma/Myxoma Meig's Syndrome (benign ovarian fibroma) Castleman Disease Erdheim-Chester Disease

약제 관련

- 항암제

  Tyrosine kinase inhibitor-dasatinib, imatinib (Gleevec), sunitinib (Sutent), ATRA, cytarabine, carmustine, azacitidine, arsen, docetaxel, cyclophosphamide, gemcitabin, ipilimumab

- 비항암제

  Dabigatran, amiodarone, MTX, drug-induced lupus

기타

Sarcoidosis, retroperitoneal/mediastinal fibrosis

검사 소견

일반적으로 심초음파보다 CT에서 심낭액 양이 많이 측정되며 그 이유는 reduced image quality (technically difficult studies)와 loculated effusion으로 생각된다 (A4C에서 shadowing artifact로 인해 양이 잘 관찰되지 않을 수 있다).

표 26-3 심낭액 양의 중증도 분류

Pericardial Effusion Quantitation		
Echocardiography	Dimension at End-diastole	Volume
Minimal	(+) just in systole	
Small	< 1 cm	50-100 mL
Moderate	1-2 cm	100-500 mL
Large	> 2 cm	> 500 mL

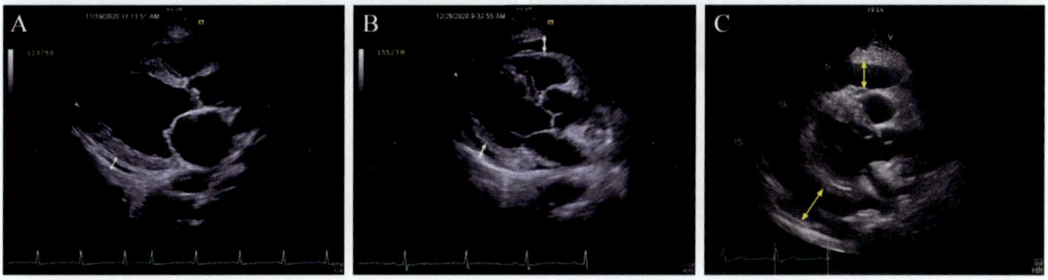

그림 26-4 심낭액 양의 분류. 소량(A), 중간양(B) 그리고 다량(C)의 심낭액을 보여 주고 있다.

심낭액 양의 디스크 용적 측정법

- 기존 심낭액 깊이 측정은 심장 크기나 심낭액 저류 위치에 따라서 상당한 변이로 측정 오류가 일어날 수 있으나, 디스크 용적 측정법은 실제 양과 좋은 상관관계를 보여준다. 주의할 점은 심장 및 심낭액 모두가 관찰되도록 스캔해야 정확한 용적 측정이 가능하다.
- 심낭액 양의 용적 = pericardial border로 구한 전체 용적 − epicardial border로 구한 심장 용적

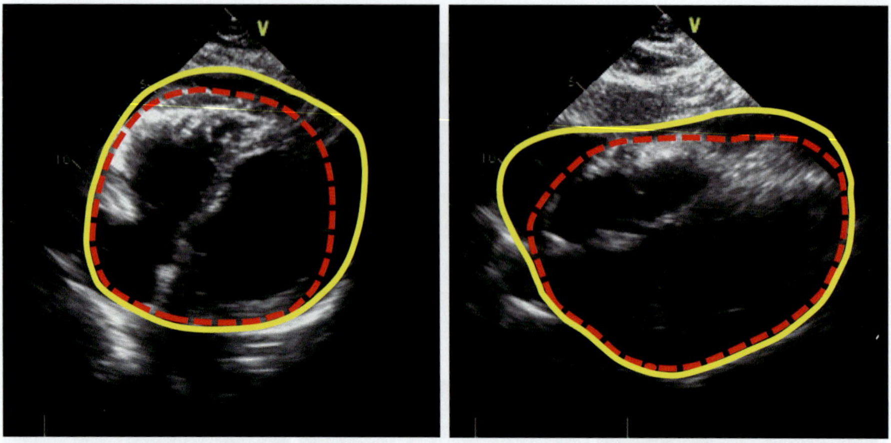

Apical 4 Chamber View　Subcostal 4 Chamber View

그림 26-5 A4C나 subcostal 4C에서 쉽게 측정할 수 있으며 subcostal view가 좀 더 추천되는 방법이며 모든 심낭액이 관찰되도록 스캔한다.

감별점

- Loculated pericardial effusion: Septation이 있을 수 있고 cavity를 누르는 양상을 보인다.
- Pleural effusion: PLX에서 하부 대동맥 후방부터 위치한다. 간혹 흉수가 좌측 하방에서 cardiac margin을 따라 올라와서 parietal pericardium과 thoracic wall 사이에 보일 수 있다.
- Epicardial fat: 심근 바로 위쪽에 위치하고 다소 과립성 에코를 보인다.
- Strands: 결핵과 같은 염증성 원인이나 응고된 혈액일 수 있고 만성 심낭염에서 주로 보인다.

급성 심낭염의 일반적 치료

- Ibuprofen 600 mg TID for 1-2 wk
- Steroid 0.2-0.5 mg/kg/day for 2 wk (First episode) or 4 wk (Recurrence)
- Colchicine 0.5 mg BID (> 70 kg) or QD (< 70 kg) for 3 M (First episode) or 6 M (Recurrence)

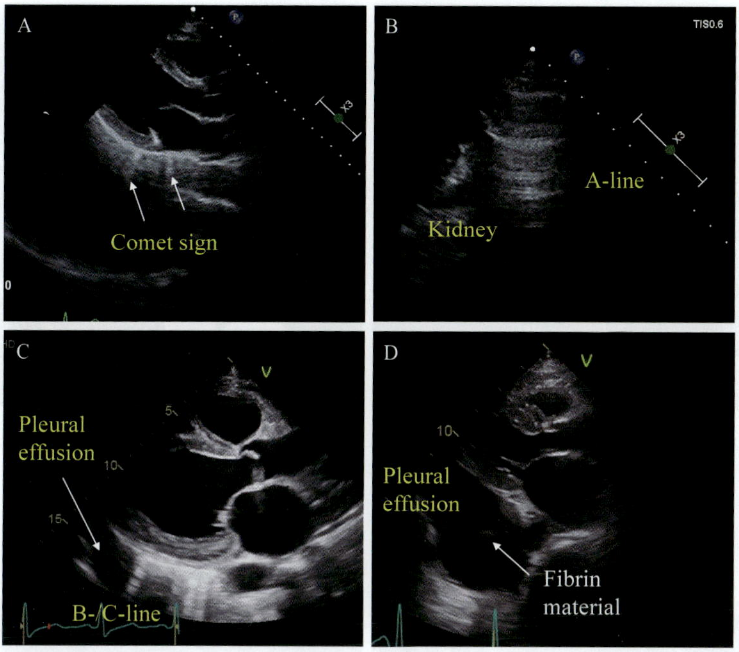

그림 26-6 심낭액의 구분. 정상적인 폐의 경우 균일한 echogenicity가 보이고 심막 뒤로 B-line이라기보다는 Comet sign 정도로 보인다(A). 정상 폐의 경우 흉막으로 인한 reverberation 허상으로 A-line이 나타나며(B) 심낭액과 폐부종이 같이 동반되는 경우에는 echolucent 부위와 B 혹은 C-line이 관찰된다(C). 심낭액이 증가하면서 하행 대동맥 밑에까지 echolucent 영역이 보이며 effusion 내부는 A/B/C-line 등이 관찰되지 않는다(D).

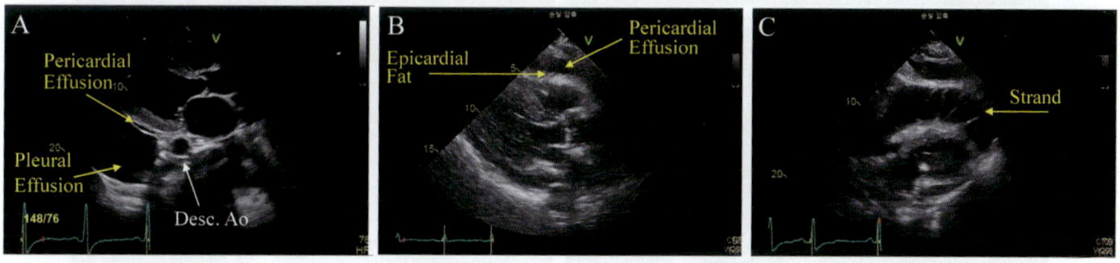

그림 26-7 심장 주변 저류액의 감별. 흉수와 심낭액의 감별은 하부 대동맥을 기준으로 감별할 수 있다(A). 심장 주위 지방은 비균질성, 과립성 에코를 보인다(B). 특히, 심낭액 내부에 strand가 보일 경우 염증 상태가 심한 경우이거나 혈액 응고가 이루어지는 시기일 수 있다(C).

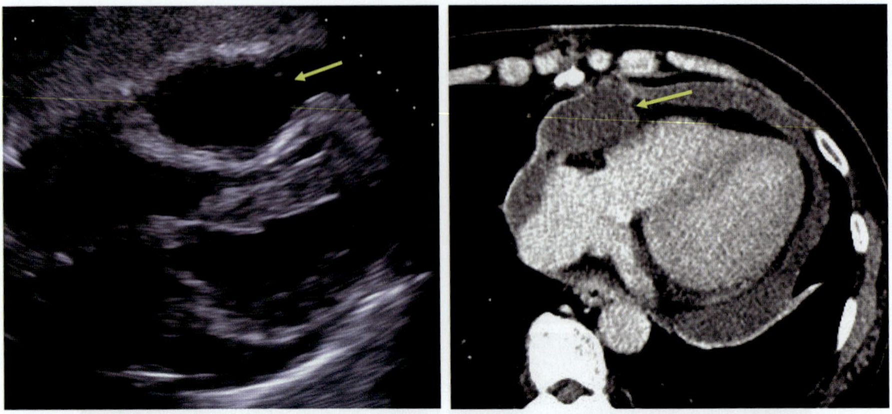

그림 26-8 Loculated pericardial effusion. Capsule(화살표)을 가진 loculated effusion으로 인한 volume effect로 이완기 때 우심실 확장이 되지 않는 심초음파 소견을 보여 주며 CT에서 septate effusion을 확인할 수 있다.

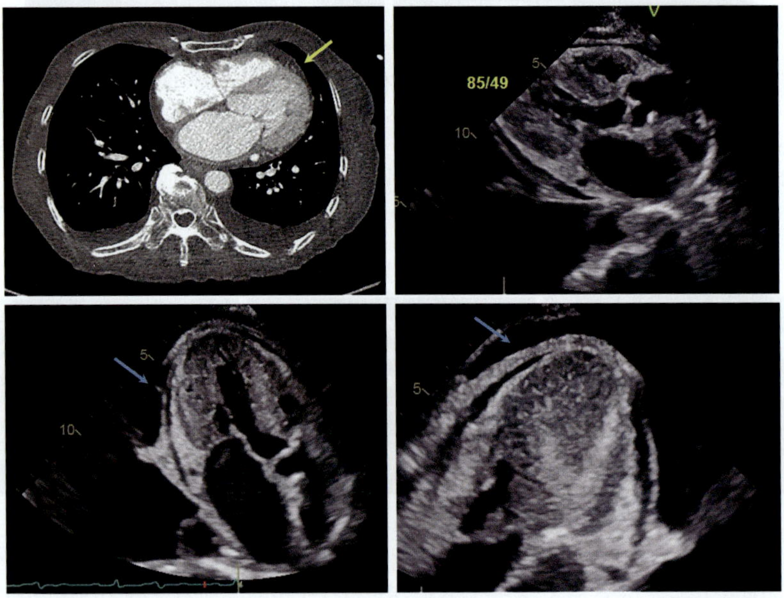

그림 26-9 흉수와 심낭액의 위치. CT에서 Cardiac apex 부근(노란색 화살표)에 흉수가 차이게 되면 심초음파에서 parietal pericardium 바깥에 흉수(파란색 화살표)를 확인할 수 있다. Pericardial effusion이 같이 관찰되는 경우 서로 혼동되지 않도록 주의를 한다.

Pericardial Sinus 및 Recess와의 관계

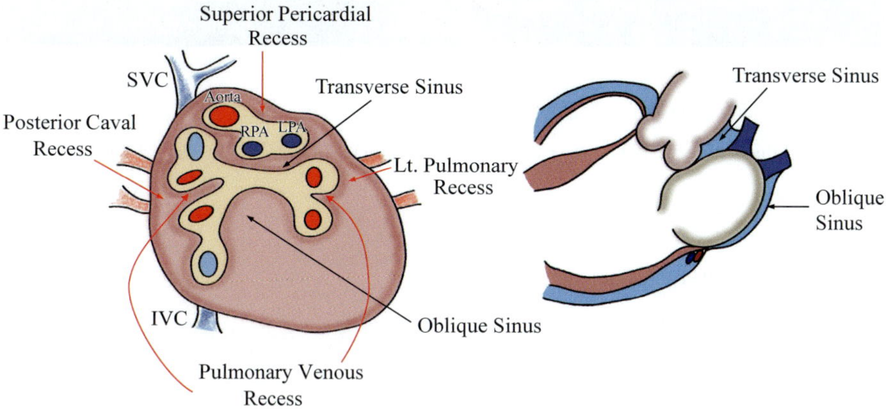

그림 26-10 Transvenous sinus는 대동맥근과 좌심방 앞쪽 및 양측 폐동맥을 지나고, oblique sinus는 좌심방 후벽과 폐정맥 일부를 지나게 된다.

4 Effusive Constrictive Pericarditis

Inflammation이 심해지면서 pericardium compliance가 감소하게 된다. 심낭액을 천자하더라도 constriction이 진행된 상태이므로 우심방 압력이 계속 높게 유지되는 특징이 있다.

- 심초음파: Constrictive pericarditis + pericardial effusion
- Effusion feature: Organized intrapericardial material, echogenic pericardial effusion, fibrinous strand loculation, visceral pericardial irregularities 소견을 보인다.

Transient pericardial constriction

Effusive constrictive pericarditis와 혼용될 수 있으나 주로 수술 후 수 주 이내에 생기며 시기적으로 지연 관해 혹은 약물 치료로 회복이 가능한 경우에 해당되고 effusive constrictive pericarditis는 치료 없이는 대부분 chronic constriction으로 변하게 된다.

표 26-4 Pericardial constriction의 감별점

	Chronic constrictive pericarditis	Transient/Effusive pericardial constriction
Pericardial effusion	-/+	+
Pericardial calcification	+	-
Pericardial thickening(CMR)	+ (Usually > 4 mm on CMR)	+ (< 4 mm)
TVI features	+	+
Flow variation	+	-
Inflammation, CMR-T2 Edema	-	+++/+
Inflammation, CMR-LGE		+++/+
Inflammation, CT-enhancement	-	+++/+

5 심낭압전(Cardiac Tamponade)

심장이 압박되어 심장 내로 충분한 양의 혈액을 채울 수 없어 stroke volume이 감소하고 혈압이 떨어지는 상태이다. 이는 여러 가지 원인에 의해 심낭액 저류가 갑자기 증가하거나 많은 양이 발생하여 심낭 내압을 증가시킴으로써 발생한다.

원인

악성 종양, 신부전, 심근경색, 특발성, 의인성 시술 후

병태생리

심막액의 압력으로 심장이 압박을 받아 심방과 심실의 filling이 제한을 받는다. 심방과 심실의 이완기 압력은 증가하여 pericardial pressure와 같아지고 이완기 filling이 충분하게 일어나지 않은 결과, 전신 정맥과 폐정맥의 압력은 증가하게 되고 stroke volume은 감소하게 된다. 전신 정맥압의 증가로 우심부전의 증상이 나타나고 폐정맥압의 증가는 폐울혈로 나타난다.

임상소견

Stroke volume 감소, 정맥압 증가, 저혈압, pulsus paradoxus

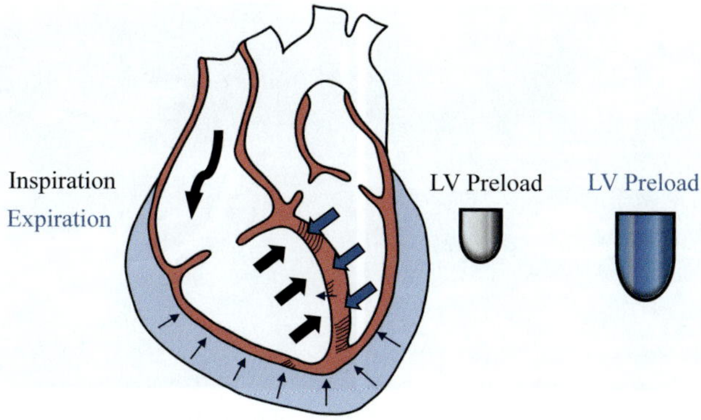

그림 26-11 Pulsus paradoxus. 흡기 시 우심실 내 정맥 환류가 많아지고 동시에 심낭 내부 압력의 증가로 인하여 좌심실 쪽으로 심실 중격이 밀리게 되어 좌심실 stroke volume 감소가 생기면서 혈압이 10 mmHg 이상 감소하게 된다.

심초음파

Septal bouncing은 다양하며 e′ velocity는 비교적 정상을 유지한다. Constrictive pericarditis 도플러 소견 기준을 사용한다. 즉, mitral inflow change는 25%를, tricuspid inflow change는 40%의 호흡에 따른 변화를 적용한다. 또한 hepatic vein의 expiratory reversal 역시 잘 나타날 수 있다.

- M-mode
  - RV compression
  - Early diastolic epicardial 'notch' in RV free wall
  - Reciprocal change in RV or LV dimension
- 2D
  - Swinging heart motion
  - Reduced LV cavity dimension in systole and diastole
  - Presystolic collapse of RA & RV
  - Early diastolic collapse or compression of RV
  - Inspiratory bounce of IVS toward LV
  - IVC dilatation with plethora

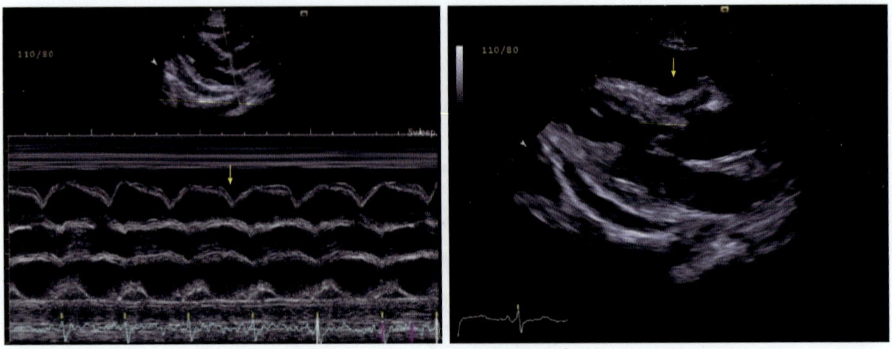

그림 26-12 많은 양이 아니더라도 급속하게 생길 경우 우심실이 압박되어(early diastolic notch: 화살표) 심낭압전이 생길 수 있다.

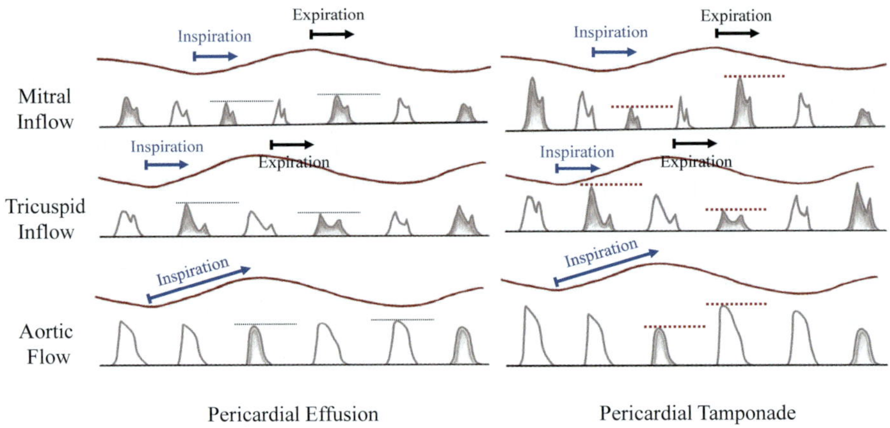

그림 26-13 호흡에 따른 심실 및 대동맥 혈류량의 변화. 일반적인 심낭액의 경우 호흡에 무관하게 혈류량은 유지되나 심낭압전이 심해질수록 흡기 혹은 호기 시에 그 변화가 현저해진다.

6 압착성 심막염(Constrictive Pericarditis)

심막의 염증으로 심막의 유착 및 섬유성 비후가 생겨 이완 기능장애가 오는 질환이다. 심장이 압박을 받아 확장하지 못하고 전신의 정맥 울혈 및 stroke volume 저하를 일으킨다.

원인

결핵, 신부전, 전신성 루푸스, 개흉술, 심막염, 심낭액, 특발성

병태생리

우심실 부전으로 심실 이완 초기, 우심방에서 우심실로 들어온 혈액이 두꺼워진 심막으로 인해 우심 filling이 급작스럽게 멈추게 되고 결과적으로 전신 정맥압이 증가한다. 또한, 좌심실 filling도 제한을 받아 폐울혈과 저혈압이 나타난다. 정상보다 상대적으로 흡기 시에 우심실 혈액 유입 증가가 늘고 호기 시에는 우심실 혈류 유입은 더욱 감소하게 된다. 따라서 좌심실 혈류 유입은 더 증가하게 되어 흡기 시 심실중격이 오른쪽으로 움직이는 'septal bouncing'을 보이게 된다.

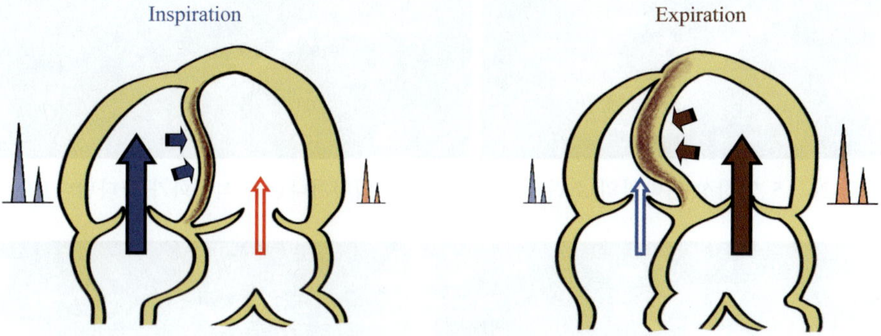

그림 26-14 정상적인 호흡에 따른 혈류 속도 변이가 더 현저하게 된다.

심초음파

- M-mode
  - Septal wall motion: paradoxical, hypokinetic
  - Flattening of the LV posterior wall
- 2D
  - Pericardial thickening, calcification
  - Septal bouncing towards LA with inspiration
  - Interatrial septal bulging towards LA with inspiration
  - Preserved ventricular systolic function
  - Normal sized ventricles and mildly dilated both atria
  - IVC dilatation with plethora
- Doppler
  - Marked (>25%) respiratory variation of MV (E-wave)
  - Marked (>40%) respiratory variation of TV (E-wave)
  - Restrictive diastolic pattern: high E, reduced A, shortened DT

- Hepatic vein flow: Prominent reversal flow in expiration
- Annular reverse
  - Increased septal mitral annular velocity (E′ > 7-8 cm/s)
  - Septal annular e′ > lateral annular e′

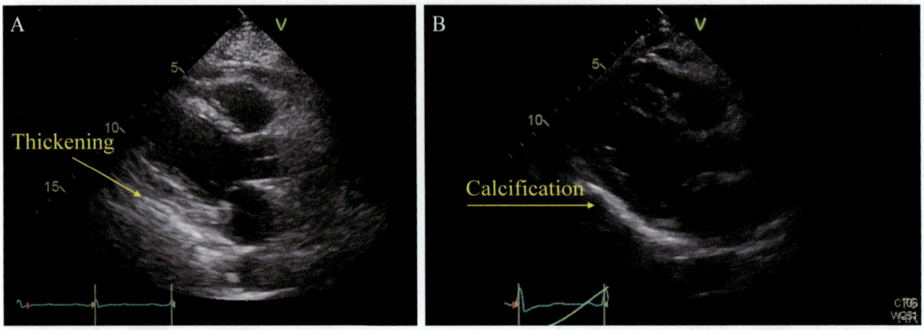

그림 26-15 압착성 심막염의 소견으로 심막이 두꺼워지거나(A), 석회화가 나타난다(B).

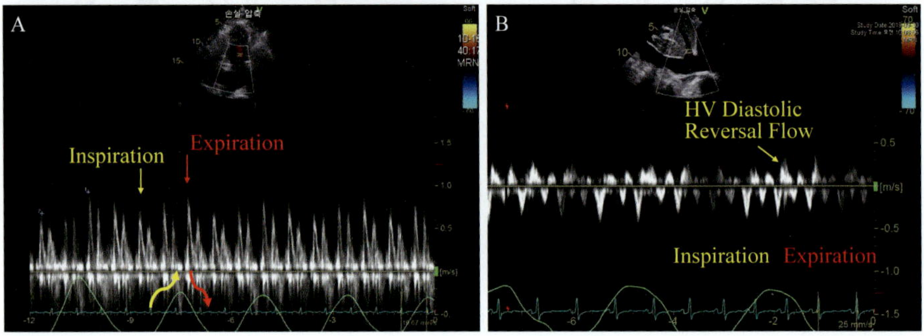

그림 26-16 압착성 심막염의 도플러 소견. 호흡에 따른 항진된 승모판(혹은 삼첨판) 유입 혈류 소견이 나타나고(A) 간정맥의 경우는 호기 시에 이완기 혈류의 역전이 항진되어 나타난다(B).

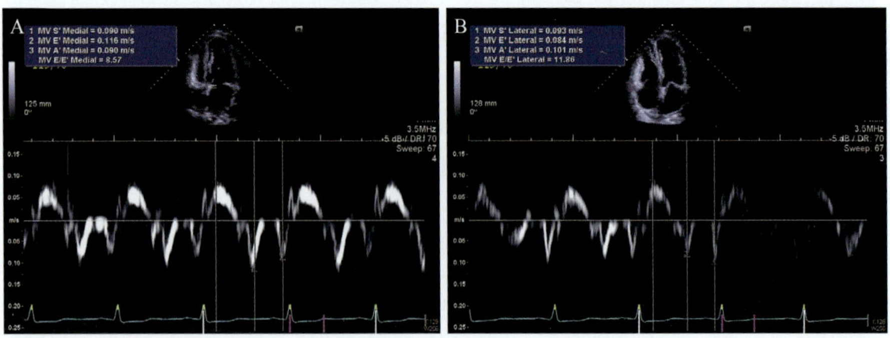

그림 26-17 Annular reverse. 승모판막륜 조직도플러 속도에서 lateral(B) 위치의 속도보다(8.4 cm/s) septal(A) 위치의 속도(11.6 cm/s)가 더 높아진다.

CT/CMR

심막의 두께 증가나 석회화 침착을 확인할 수 있지만 진단에 필수는 아니다.

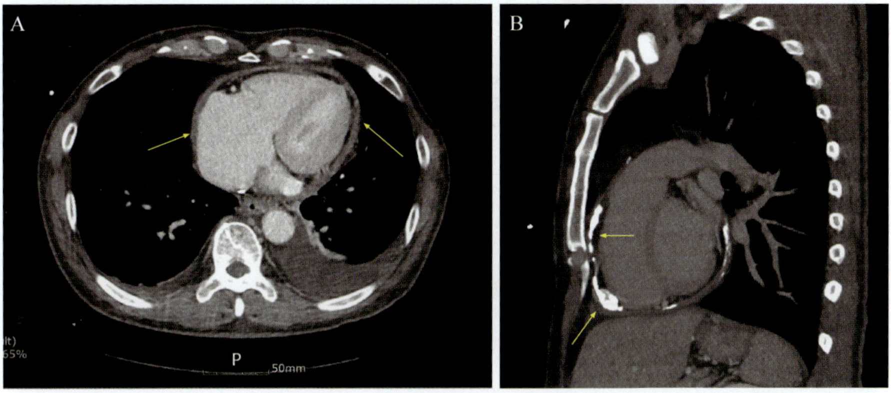

그림 26-18 CT에서 심막이 두꺼워지거나(A), 석회화(B)를 쉽게 확인할 수 있다.

Constrictive Pericarditis와 Restrictive Cardiomyopathy의 감별

표 26-5 압착성 심막염과 제한성 심근병증의 감별 특징

	Constriction	Restriction
Atrial Size	Normal	Dilated
Pericardial Appearance	Thick/bright	Normal
Septal Motion	Abnormal	Normal
Septal Position	Varies with respiration	Normal
Annular e′	Normal	Reduced (≤ 10 mm/sec)
MR/TR	Infrequent	Frequent (TR > MR)
Respiratory Variation of Mitral E Velocity	Exaggerated (≥ 25%)	Normal

압착성 심막염과 제한성 심근병증의 감별

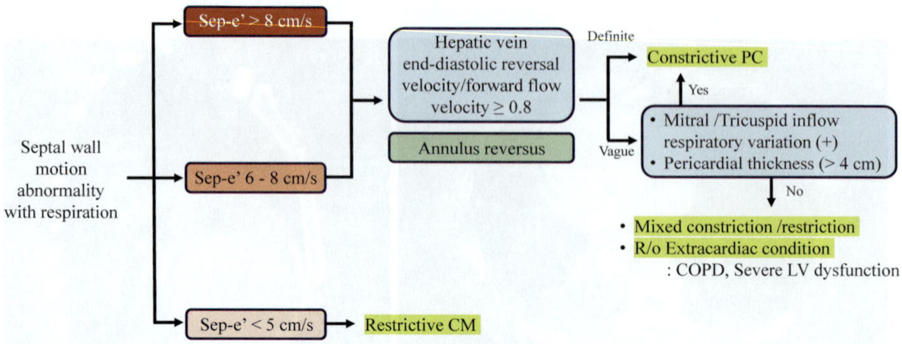

그림 26-19 압착성 심막염과 제한성 심근병증의 감별 순서도

7 질환에 따른 다양한 임상 및 검사 차이점

표 26-6 심낭압전, 압착성 심내막염, 제한성 심근병증 그리고 우심실 경색증의 감별점

Characteristics	Tamponade	Constrictive Pericarditis	Restrictive Cardiomyopathy	RVMI
Clinical				
Pulsus Paradoxus	Common	Usually absent	Rare	Rare
Jugular Veins				
Prominent y descent	Blunted y	Usually present	Rare	Rare
Prominent x descent	Present	Usually present	Present	Rare
Kussmaul's Sign	Sometimes	Present	Sometimes	Present
Third Heart Sound	-	-	Present	May be present
Pericardial Knock	-	Often present	-	-
EKG				
Low EKG Voltage	May be present	May be present	-	-
Electrical Alternans	May be present	-	-	-
Echocardiography				
Thickened Pericardium	-	Present	-	-
Pericardial Calcification	-	Often present	-	-
Pericardial Effusion	Present	-	-	-
Myocardial Thickness	Normal	Normal	Usually increased	Normal

(계속)

Mitral E Velocity ↑	-	Present	Present	May be present
Resp. Flow Variation ↑	Present	Present	-	-
CT/MRI				
Thickened/Calcific Pericardium	-	Present	-	-

RVMI, right ventricular myocardial infarction; Resp, respiratory

8 기타 질환

악성 종양

드물게 전이된 종양, 심막 nodularity 그리고 심낭액을 관찰할 수 있다.

심막 낭종(Pericardial Cyst)

심초음파에서 echo-free space의 소견을 보이고 주로 우측 늑골 횡경막각에 호발한다. CT에서 non-enhancing mass처럼 보이며 CMR에서는 low signal T1, high signal T2, no LGE 소견을 보인다.

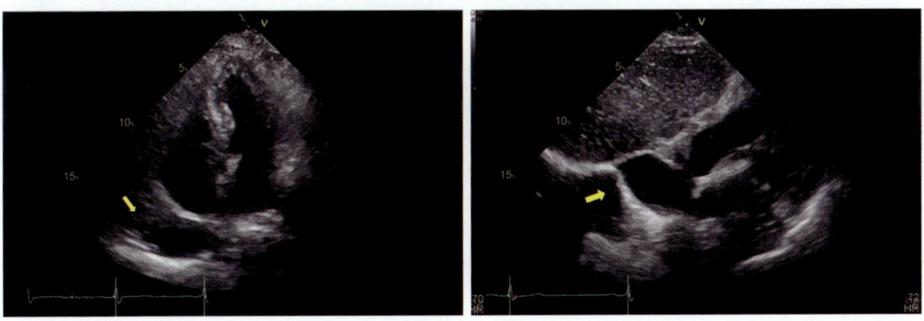

그림 26-20 심막 낭종. 우심방 아래에 'echo free space'가 관찰된다.

Chapter 27

심장이식 및 보조장치

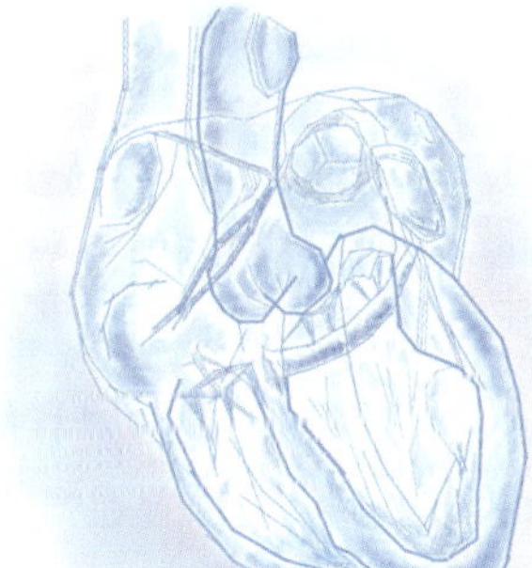

Chapter

27 심장이식 및 보조장치

심장이식에 따른 해부학적 요소를 잘 알고 있어야 한다. 특히 거부반응 진단이 중요하기 때문에 이식 후 심기능 및 심장 영상을 잘 획득해 놓아야 차후에 비교가 가능하다. 심기능 영상 획득은 일반적인 경우와 다를 바는 없다. 최근 LVAD의 국내 사용이 가능하기 때문에 LVAD의 기본 개념을 이해하는 것이 필요하다.

1 심장이식(Heart Transplantation)

내과적 약물 치료나 외과적인 교정술 등으로는 치유가 불가능한 말기 심부전 환자에서 뇌사자의 건강한 심장으로 치환하는 수술 치료법이다.

수술 방법

Bicaval Technique: 환자의 우심방을 상대정맥 및 하대정맥 부근에서 절제한 후 공여자의 우심방 및 상대정맥을 남긴 상태로 문합하는 양대정맥 이식술이다.

- 장점: 공여 심장의 SA node 손상 위험이 없어 heart block 및 arrhythmia 가능성 낮고, TR 발생 위험이 낮다.
- 주의할 점: LA 중간 부분에 문합부가 존재하므로 apical view에서 snowman shape으로 보이며 수혜자의 좌심방 부분과 공여자 심장의 좌심방 부분이 함께 연결되어 있으므로 정상 심장보다 크게 관찰된다.

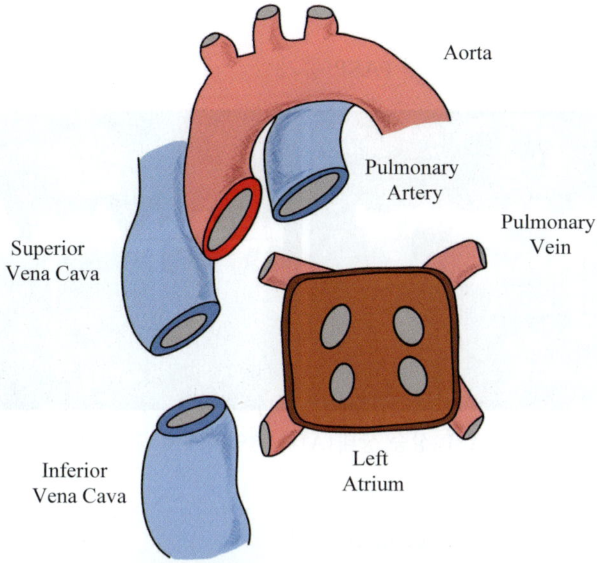

그림 27-1 Bicaval 수술 방법(수혜자의 심장이 제거된 상태). 상대정맥과 하대정맥, 좌심방, 대동맥 및 폐동맥을 절제한 뒤 공여자의 심장을 그대로 연결한다.

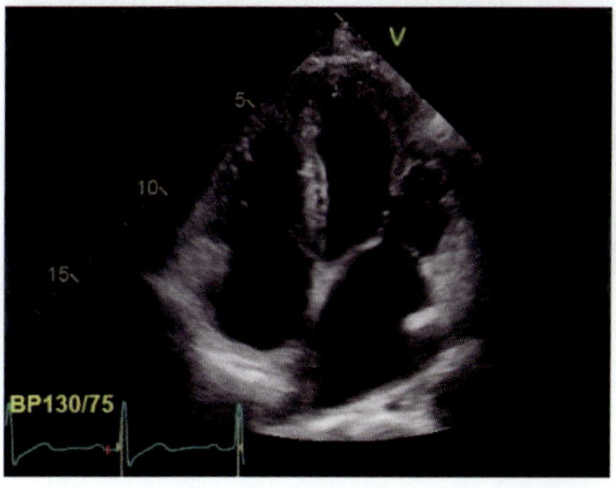

그림 27-2 Snowman shape을 보이는 좌심방

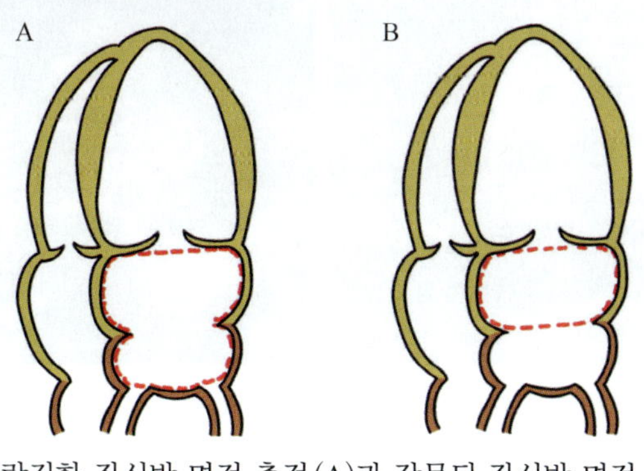

그림 27-3 바람직한 좌심방 면적 측정(A)과 잘못된 좌심방 면적 측정(B)의 예

급성 거부반응의 심초음파 소견

- RV 확장과 기능부전, TR 및 PASP 증가

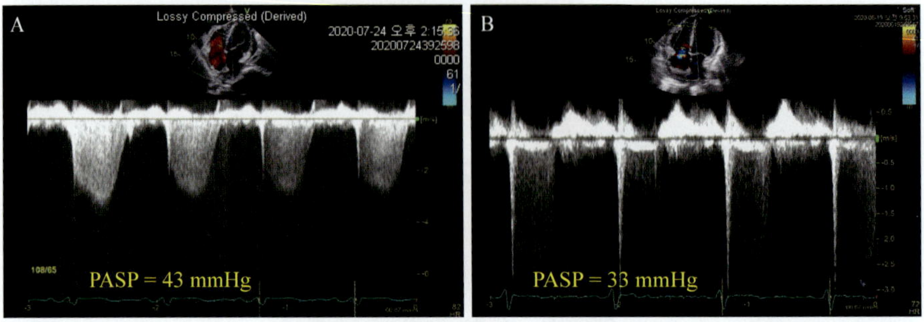

그림 27-4 거부반응 당시 PASP 상승 상태(A)와 면역억제제 증량 이후 호전되어 PASP 감소한 상태(B)

- 심근벽 두께 증가 및 echogenicity 증가

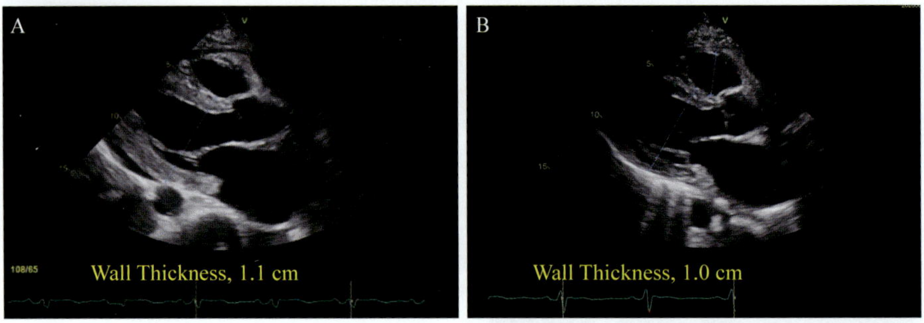

그림 27-5 거부반응 당시 두께 및 echogenicity 증가 상태(A)와 면역억제제 증량 이후 두께 및 echogenicity 감소 상태(B)

- 심낭액의 증가

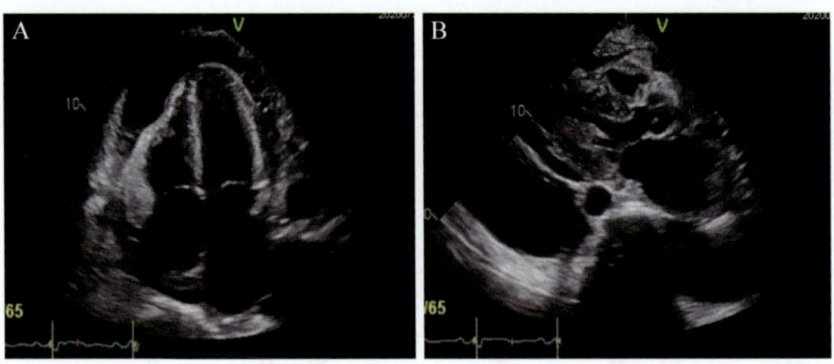

그림 27-6 거부반응으로 심낭액을 보이는 영상(A)과 심낭액 및 흉막액을 함께 관찰할 수 있는 영상(B)

• LV diastolic dysfunction

〈A. 거부반응으로 인한 이완기능의 감소〉 〈B. 면역치료 후 이완기능의 호전〉

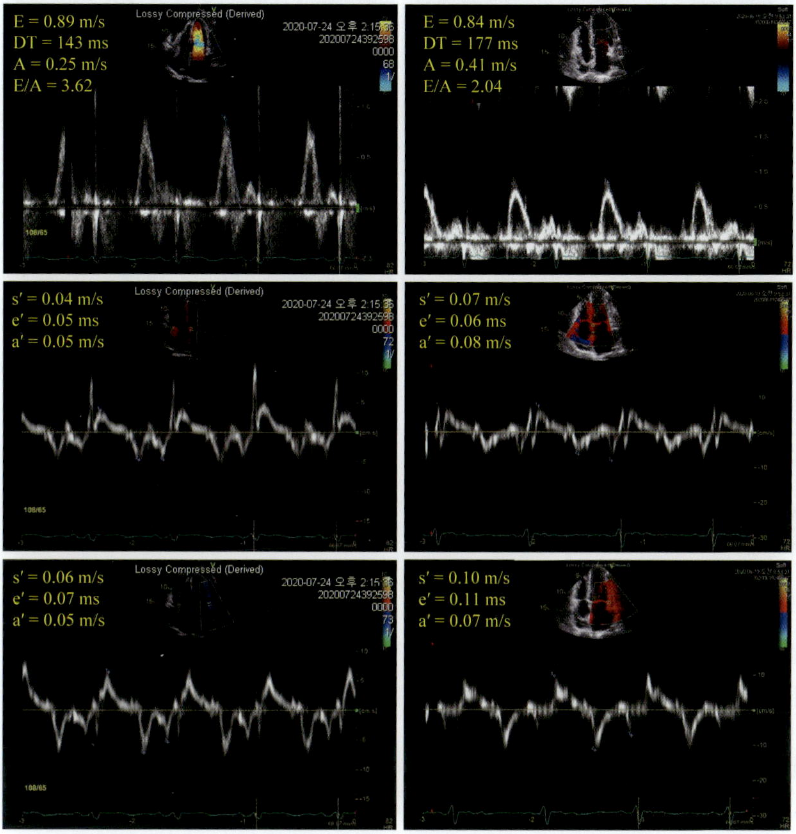

그림 27-7 거부반응으로 인하여 E/A 상승, septal and lateral e′ 감소(A), 면역억제제 증량 이후 호전되어 E/A 감소, septal and lateral e′ 증가(B)

• Regional/Global LV systolic dysfunction

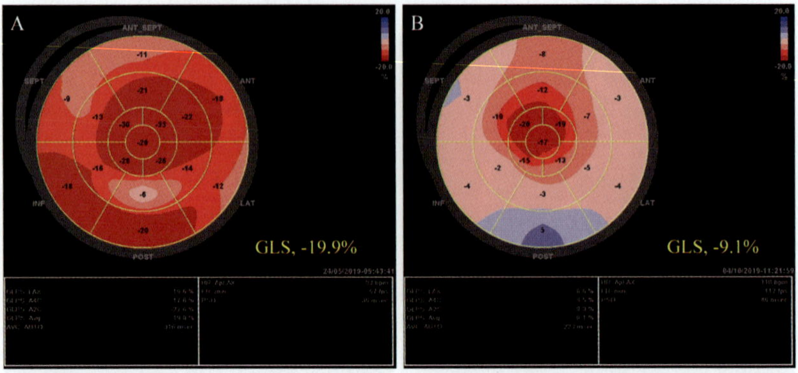

그림 27-8 거부반응 이전 정상 수축기능을 보일 때 GLS (A)와 거부반응 당시에 GLS의 현저한 감소 소견 (B)

2 좌심실 보조장치 (Left Ventricular Assist Device: LVAD)

말기 심부전 환자에서 심장 이식을 대기하거나 시행할 수 없는 경우 LVAD를 체내에 삽입하여 좌심실의 부담을 덜어주고 순환을 도와주는 보조 장치이다.

국내 LVAD 현황

- Heart Mate 3

  심초음파 시행 시 speed, flow, power, PI를 입력한다.

  - Pump speed: 4,700-6,200 (Median 5,400 / Lowest 3,000)
  - Pump power: Speed 및 flow에 비례한다 (10 watt 이상이면 thrombus 고려).
  - Pump flow (LPM): 3-6 L/min/m^2, power에 비례, 보통 2.5 lpm 미만일 경우 알람이 울린다.
  - Pulsatility index: 3-6, 심장의 수축력을 나타냄, PI가 10 이상일 경우 펌프 thrombosis를 의심하고 급작스러운 PI 감소는 유효 순환 혈류량 혹은 좌심실 수축력의 현저한 감소를 의미한다.

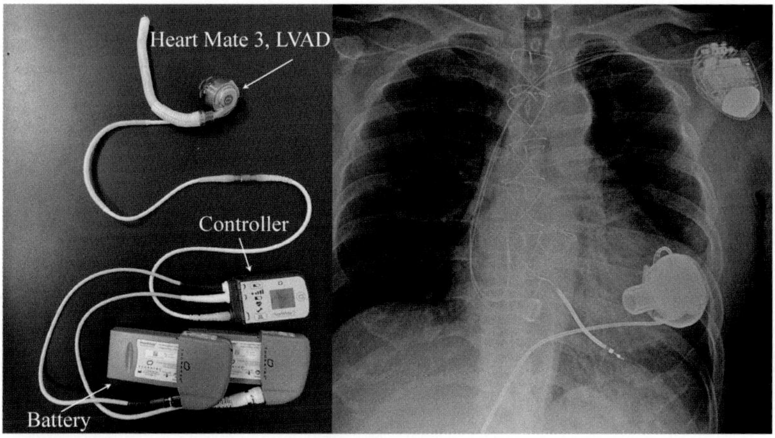

그림 27-9 Heart Mate 3 LVAD의 구성 부품 및 흉부 방사선 사진 소견

- HVAD(Heartware Ventricular Assist Device)(2021.6 이후 더 이상 삽입하고 있지 않음)

  심초음파 시행 시 speed, flow, power, PI를 입력한다.

  - Pump RPM: 2,400-3,200 RPM
  - Pump flow(LPM): 2.0-2.6 L/min/m^2, suction 시에는 LPM이 감소(좌심실 용적 감소, 심실 중격의 좌심실쪽 편향됨)
  - Watts: 펌프에 걸리는 힘(펌프가 하고 있는 일의 정도), pump thrombosis 시 상승한다.

LVAD 삽입 전 심초음파(Red-flag)

표 27-1 LVAD 삽입 전 주의 사항

Red-flag before LVAD
LV/Interventricular Septum
Small LV Size
Increased Trabeculation
RV
RV Dilation & Dysfunction
Atrium/Interatrial Septum/Aorta
LAA Thrombus
PFO & ASD

(계속)

Valvular Disorders
> mild AR, > mild PS, > mild TS
> moderate MS, > moderate TR
Others
Shunt; PDA, Intrapulmonary
Congenital Disorders
Aortic pathology; aneurysm, dissection, CoA

- Interatrial septum evaluation for PFO or ASD
    - LVAD 삽입 후 LV loading 감소와 좌심방 압력이 감소되면서 우-좌 단락 혈류가 생성될 수 있다.
    - Hypoxemia, Paradoxical embolism: 뇌졸중 혹은 펌프 혈전
    - 보조 장치 삽입 후 결손은 막아주는 것이 좋다.
- Evaluation for thrombus
- Aortic regurgitation
    - Continuous flow, severity 평가 어려움
    - Moderate 이상의 aortic regurgitation은 LVAD performance에 영향을 줌
- Evaluation of RV function
    - TAPSE
    - FAC
    - TR velocity

LVAD 삽입 후 심초음파

- LV evaluation
    - Interventricular septum
    - LV size
- Aortic valve evaluation
    - AV opening 평가하는 것이 중요하다. AV opening이 매 cycle마다 열리는 경우 LV unloading이 충분하지 않음을 의미하며 AV opening이 전혀 열리지 않으면 지나치게 높은 LVAD pump speed로 인해 AV가 열릴 정도의 LV 내 압력 증가가 발생하지 않음을 의미한다.

- 처음 설정된 cycle과 opening 비율을 확인한다.
- LVAD 속도, native LV function, volume status 그리고 peripheral vascular resistance와 같은 다양한 요인에 영향을 받는다.

• Assessment of functional mitral regurgitation

- 정상적으로 잘 작동되는 LVAD의 경우 LV unloading으로 인해 MR 정도는 감소될 수 있다.
- 비정상적인(suboptimal) LVAD RPM setting의 경우, 좌심실 크기가 증가되고 MV tenting이 유도되어 MR이 증가되고 좌심실 전부하가 증가된다. 이로 인하여 MR이 오히려 악화될 수 있다.

• Cannulas: Orientation과 flow

- Inflow: In off-axis PLAX and apical views
- Outflow: Long axis of the ascending aorta frequently at the level of the right PA

• RV evaluation: RV chamber size, TAPSE, FAC, TR velocity

• 단점: LVAD로 인해서 허상이 잘 생길 수 있다.

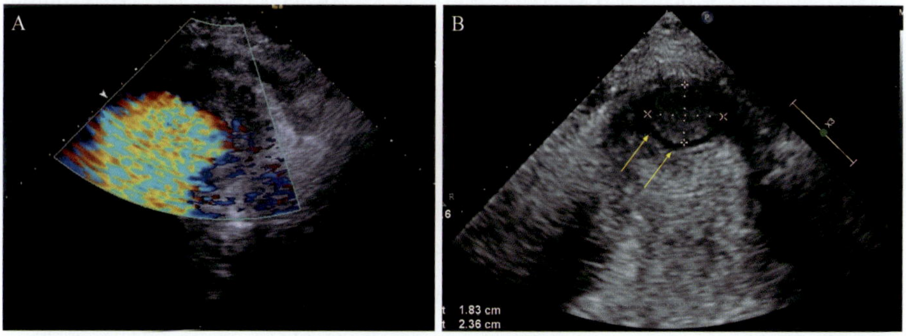

그림 27-10 LVAD 삽입 후 color Doppler 허상이 생긴다(A). LVAD 삽입 전 검사에서 발견된 좌심실 혈전(B)

• Suction alarm

- Bleeding, RV failure, arrhythmia, pulmonary thromboembolism, Valsalva flow의 baseline의 40% 미만 시 발생(10초간 유지될 경우)
- Suction alarm이 지속되는 경우: 경흉부 심초음파로 LV volume 확인 및 pump inflow cannula가 septum에 닿지 않는지 확인

LVAD 관련 부작용 평가

	Echocardiographic Findings
Thrombosis	Mural thrombus in aortic root/cannula/pump, Intracardiac thrombus
Infections	Vegetation, Abscess in device/cannula/valve
Aortic regurgitation	LV enlargement
Inflow cannular obstruction	Turbulent flow > 2 m/s (normal, 1-2 m/s)
Outflow cannular obstruction	> 2 m/s at level of right PA
RV failure	Free wall RV GLS before/after, most useful
Cardiac tamponade	

LVAD Flow 변화에 미치는 요인

- LVAD flow가 증가되는 요인: AR, Vasodilation(Sepsis, Vasodilators)
- LVAD flow가 감소되는 요인: RHF, Hypovolemia, Arrhythmia, Hypertension, Graft obstruction

AV Opening Pattern

일반적으로 3-4 beats에 1회 AV가 열리지만 1-2 beats에 열리게 되면 LV output 증가(preload 증가 혹은 LV recovery)를 고려할 수 있고 5 beats 이상에서 열리게 되면 LV output 감소(preload 감소, further LV impairment 혹은 tachyarrhythmia)를 고려할 수 있다.

Interventricular Setal Position(Neutral position)

- RV Shifting(with MR increased, LVEF increased)의 원인
  : ↓LV unloading(low pump speed, AR), ↓LV output, ↑RV afterload
- LV Shifting(with increased TR, increase AR)의 원인
  : ↑LV offloading(high pump speed), ↓LV afterload, ↓LV preload, RV failure

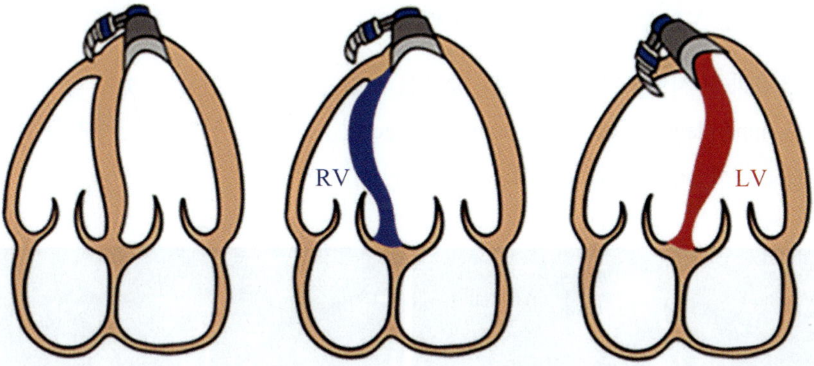

그림 27-11 Interventricular septal shifting 예시

- 결과 보고서

- s/p Left ventricular Assist device (HVAS): Pump speed = RPM
  Flow = L/min, Watts
- Interventricular septal position: Neutral/ Right ward septal shift/ Left ward septal shift
- RV size:
- RVOT (PLAX = cm, PSAX = cm)
- Systolic function:
- Inflow cannular flow:
- Out flow graft site:
- LV systolic function:
- AV: MV: TV:
- Intracardiac thrombus: No definite thrombus
- No definite oscillating mass

3 심장 박동기(Pacemaker)

심초음파를 시행하기 전에 흉부 방사선 사진을 먼저 확인하는 것이 좋다. Lead는 RA appendage 및 RV apex/outflow tract에 거치하게 된다. 최근에는 RV septum을 통해서 septal pacing을 할 수도 있다.

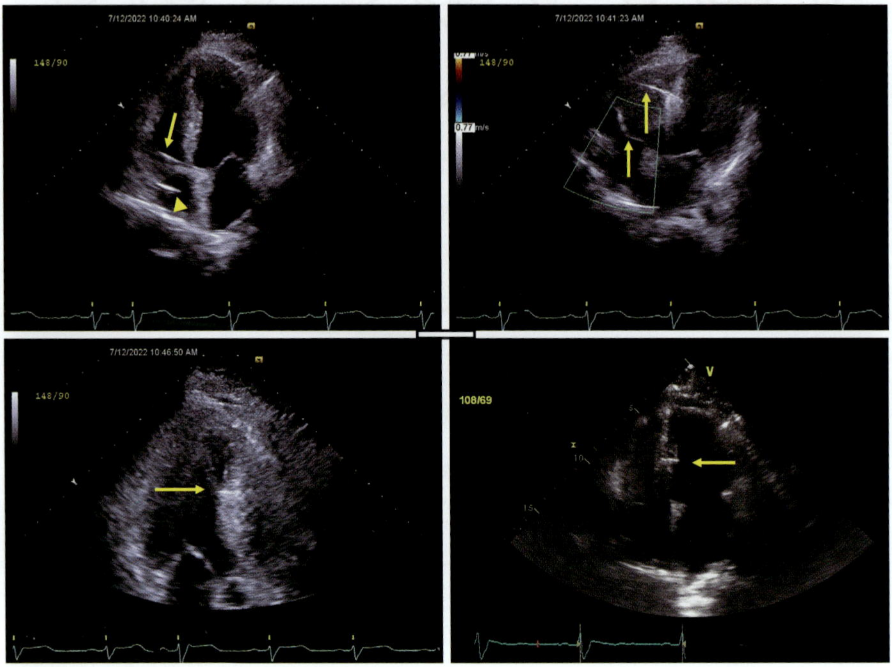

그림 27-12 Conduction system pacemaker 삽입된 심초음파. RA lead(arrow head)와 RV septal lead(arrow)가 심초음파에서 관찰되며 septal lead는 심실중격 내부 전도계를 pacing 하기 위해서 좌심실 myocardium을 거쳐 endocardium 하방에 위치해 있게 된다.

참고문헌

1. Abbas AE, Mando R, Hanzel G, Goldstein J, Shannon F, Pibarot P. Hemodynamic principles of prosthetic aortic valve evaluation in the transcatheter aortic valve replacement era. Echocardiography 2020;37:738-57.
2. Abe Y, Takahashi Y, Shibata T. Looking into the Mechanistic Link Between Mitral Regurgitation and Atrial Fibrillation. Cardiol Clin 2021;39:281-8.
3. Addetia K, Miyoshi T, Amuthan V, et al. Normal Values of Left Ventricular Size and Function on Three-Dimensional Echocardiography: Results of the World Alliance Societies of Echocardiography Study. J Am Soc Echocardiogr 2022;35:449-59.
4. Agdamag AC, Patel P, Duval S, Konety S. Agreement of Proximal Thoracic Aorta Size by Two-Dimensional Transthoracic Echocardiography and Magnetic Resonance Angiography. Am J Cardiol 2023;193:28-33.
5. Al-Azizi K, Moubarak G, Mohiuddin A, et al. Five-year outcomes of measured and predicted prosthesis-patient mismatch following transcatheter aortic valve implantation. Am J Cardiol 2024:231:11-9.
6. Al-Taweel A, Almahmoud MF, Khairandish Y, Ahmad M. Degenerative mitral valve stenosis: Diagnosis and management. Echocardiography 2019;36:1901-9.
7. Appleton C, Gillam L, Koulogiannis K. Cardiac Tamponade. Cardiol Clin 2017;35:525-37.
8. Aquaro GD, Todiere G, Barison A, et al. Prognostic Role of the Progression of Late Gadolinium Enhancement in Hypertrophic Cardiomyopathy. Am J Cardiol 2024;211:199-208.
9. Augustine DX, Howard L. Left Ventricular Hypertrophy in Athletes: Differentiating Physiology From Pathology. Curr Treat Options Cardiovasc Med 2018;20:96.
10. Basso C, Iliceto S, Thiene G, Perazzolo Marra M. Mitral Valve Prolapse, Ventricular Arrhythmias, and Sudden Death. Circulation 2019;140:952-64.
11. Boodhwani M, de Kerchove L, Glineur D, et al. Repair-oriented classification of aortic insufficiency: impact on surgical techniques and clinical outcomes. J Thorac Cardiovasc Surg 2009;137:286-94.
12. Borger MA, Fedak PWM, Stephens EH, et al. The American Association for Thoracic Surgery consensus guidelines on bicuspid aortic valve-related aortopathy: Executive summary. J Thorac Cardiovasc Surg 2018;156:473-80.
13. Brosnan MJ, Rakhit D. Differentiating Athlete's Heart From Cardiomyopathies - The Left Side. Heart Lung Circ 2018;27:1052-62.
14. Castillo JG, Solis J, Gonzalez-Pinto A, Adams DH. Surgical Echocardiography of the Mitral Valve. Rev Esp Cardiol. 2011;64:1169-81.
15. Castleman JS, Ganapathy R, Taki F, Lip GY, Steeds RP, Kotecha D. Echocardiographic

Structure and Function in Hypertensive Disorders of Pregnancy: A Systematic Review. Circ Cardiovasc Imaging 2016;9:e004888.

16. Chhatriwalla AK, Vemulapalli S, Szerlip M, et al. Operator Experience and Outcomes of Transcatheter Mitral Valve Repair in the United States. J Am Coll Cardiol 2019;74:2955-65.
17. Clavel MA, Guzzetti E, Annabi MS, Salaun E, Ong G, Pibarot P. Normal-Flow Low-Gradient Severe Aortic Stenosis: Myth or Reality? Structural Heart 2018;2:180-7.
18. Cuypers JA, Witsenburg M, van der Linde D, Roos-Hesselink JW. Pulmonary stenosis: update on diagnosis and therapeutic options. Heart 2013;99:339-47.
19. El Sabbagh A, Reddy YNV, Barros-Gomes S, et al. Low-Gradient Severe Mitral Stenosis: Hemodynamic Profiles, Clinical Characteristics, and Outcomes. J Am Heart Assoc 2019;8:e010736.
20. Fadl SA, Nasrullah A, Harris A, Edwards R, Kicska G. Comprehensive review of pericardial diseases using different imaging modalities. Int J Cardiovasc Imaging 2020;36:947-69.
21. Feldman T, Foster E, Glower DD, et al. Percutaneous repair or surgery for mitral regurgitation. N Engl J Med 2011;364:1395-406.
22. Garbi M, Chambers J, Vannan MA, Lancellotti P. Valve Stress Echocardiography: A Practical Guide for Referral, Procedure, Reporting, and Clinical Implementation of Results From the HAVEC Group. JACC Cardiovasc Imaging 2015;8:724-36.
23. Gentry Iii JL, Phelan D, Desai MY, Griffin BP. The Role of Stress Echocardiography in Valvular Heart Disease: A Current Appraisal. Cardiology 2017;137:137-50.
24. Gersh BJ, Maron BJ, Bonow RO, et al. 2011 ACCF/AHA guideline for the diagnosis and treatment of hypertrophic cardiomyopathy: executive summary: a report of the American College of Cardiology Foundation/American Heart Association Task Force on Practice Guidelines. Circulation 2011;124:2761-96.
25. Go YY, Dulgheru RP. The Conundrum of Tricuspid Regurgitation Grading. Front Cardiovasc Med 2018;5:164.
26. Hagendorff A, Knebel F, Helfen A, et al. Echocardiographic assessment of mitral regurgitation: discussion of practical and methodologic aspects of severity quantification to improve diagnostic conclusiveness. Clin Res Cardiol 2021;110:1704-33.
27. Hahn RT, Lawlor MK, Davidson CJ, et al. Tricuspid Valve Academic Research Consortium Definitions for Tricuspid Regurgitation and Trial Endpoints. J Am Coll Cardiol 2023;82:1711-35.
28. Hahn RT, Zamorano JL. The need for a new tricuspid regurgitation grading scheme. Eur Heart J Cardiovasc Imaging 2017;18:1342-3.
29. Hausleiter J, Stocker Thomas J, Adamo M, et al. Mitral valve transcatheter edge-to-edge repair. EuroIntervention 2023;18:957-76.
30. Hayama H, Moroi M, Adachi-Akahane S, Uejima T, Hara H, Hiroi Y. A Novel Non-Invasive Method for Estimating Elevated Pulmonary Vascular Resistance Based on Echo-

cardiographic Assessment of Pulmonary Artery Wave Reflection. Circ J 2022;86:947-55.

31. Helmcke F, de Souza A, Nanda NC, et al. Two-dimensional and color Doppler assessment of ventricular septal defect of congenital origin. Am J Cardiol 1989;63:1112-6.
32. Hjortnaes J, Keegan J, Bruneval P, et al. Aikawa E. Comparative Histopathological Analysis of Mitral Valves in Barlow Disease and Fibroelastic Deficiency. Semin Thorac Cardiovasc Surg 2016;28:757-67.
33. Hołda MK, Krawczyk-Og A, Koziej M, et al. Patent Foramen Ovale Channel Morphometric Characteristics Associated with Cryptogenic Stroke: The MorPFO Score. J Am Soc Echocardiogr 2021;34:1285-93.e3.
34. Katz ES, Tunick PA, Rusinek H, Ribakove G, Spencer FC, Kronzon I. Protruding aortic atheromas predict stroke in elderly patients undergoing cardiopulmonary bypass: experience with intraoperative transesophageal echocardiography. J Am Coll Cardiol 1992;20:70-7.
35. Katz WE, Conrad Smith AJ, Crock FW, Cavalcante JL. Echocardiographic evaluation and guidance for MitraClip procedure. Cardiovasc Diagn Ther 2017;7:616-32.
36. Kim MJ, Kim HK, Jung JH, et al. Echocardiographic diagnosis of total or left congenital pericardial absence with positional change. Heart 2017;103:1203-9.
37. Kossaify A, Bassil E, Kossaify M. Stress Echocardiography: Concept and Criteria, Structure and Steps, Obstacles and Outcomes, Focused Update and Review. Cardiol Res 2020;11:89-96.
38. Kumar RK, Antunes MJ, Beaton A, et al. Contemporary Diagnosis and Management of Rheumatic Heart Disease: Implications for Closing the Gap: A Scientific Statement From the American Heart Association. Circulation 2020;142:e337-e357.
39. Kusunose K. Clinical application of stress echocardiography for valvular heart disease. J Med Ultrason(2001)2020;47:81-9.
40. Lancellotti P, Dulgheru R, Go YY, et al. Stress echocardiography in patients with native valvular heart disease. Heart 2018;104:807-13.
41. Lancellotti P, Pibarot P, Chambers J, et al. Multi-modality imaging assessment of native valvular regurgitation: an EACVI and ESC council of valvular heart disease position paper. Eur Heart J Cardiovasc Imaging 2022;23:e171-e232.
42. Lancellotti P, Pibarot P, Chambers J, et al. Recommendations for the imaging assessment of prosthetic heart valves: a report from the European Association of Cardiovascular Imaging endorsed by the Chinese Society of Echocardiography, the Inter-American Society of Echocardiography, and the Brazilian Department of Cardiovascular Imaging. Eur Heart J Cardiovasc Imaging 2016;17:589-90.
43. Lang RM, Badano LP, Mor-Avi V, et al. Recommendations for cardiac chamber quantification by echocardiography in adults: an update from the American Society of Echocardiography and the European Association of Cardiovascular Imaging. J Am Soc Echocardiogr 2015;28:1-39.

44. Lee DZJ, Chan RH, Montazeri M, et al. Left Ventricular Apical Aneurysms in Hypertrophic Cardiomyopathy: Equivalent Detection by Magnetic Resonance Imaging and Contrast Echocardiography. J Am Soc Echocardiogr 2021;34:1262-72.

45. Lesevic H, Karl M, Braun D, et al. Long-Term Outcomes After MitraClip Implantation According to the Presence or Absence of EVEREST Inclusion Criteria. Am J Cardiol 2017;119:1255-61.

46. Lez-Candales A, Edelman K. Shape of the right ventricular outflow Doppler envelope and severity of pulmonary hypertension. Eur Heart J Cardiovasc Imaging 2012;13:309-16.

47. Marschner S, von Huben A, Zaman S, et al. Pregnancy-related cardiovascular conditions and outcomes in a United States Medicaid population. Heart 2022;108:1524-9.

48. Mauri L, Garg P, Massaro JM, et al. The EVEREST II Trial: design and rationale for a randomized study of the evalve mitraclip system compared with mitral valve surgery for mitral regurgitation. Am Heart J 2010;160:23-9.

49. Miller MA, Dukkipati SR, Turagam M, Liao SL, Adams DH, Reddy VY. Arrhythmic Mitral Valve Prolapse: JACC Review Topic of the Week. J Am Coll Cardiol 2018;72:2904-14.

50. Min SY, Song JM, Kim YJ, et al. Discrepancy between mitral valve areas measured by two-dimensional planimetry and three-dimensional transoesophageal echocardiography in patients with mitral stenosis. Heart 2013;99:253-8.

51. Nagano N, Nagai T, Sugano Y, et al. Association Between Basal Thinning of Interventricular Septum and Adverse Long-Term Clinical Outcomes in Patients With Cardiac Sarcoidosis. Circ J 2015;79:1601-8.

52. Namasivayam M, He W, Churchill TW, et al. Transvalvular Flow Rate Determines Prognostic Value of Aortic Valve Area in Aortic Stenosis. J Am Coll Cardiol 2020;75:1758-69.

53. Naser JA, Ibrahim H, Andi K, et al. Prevalence, Etiology and Outcomes of Native Pulmonary Regurgitation in the General Adult Population. Eur Heart J Cardiovasc Imaging 2025;26:695-702.

54. Nyman CB, Mackensen GB, Jelacic S, Little SH, Smith TW, Mahmood F. Transcatheter Mitral Valve Repair Using the Edge-to-Edge Clip. J Am Soc Echocardiogr 2018;31:434-53.

55. Obadia JF, Messika-Zeitoun D, Leurent G, et al. Percutaneous Repair or Medical Treatment for Secondary Mitral Regurgitation. N Engl J Med 2018;379:2297-306.

56. Oguz D, Padang R, Rashedi N, et al. Risk for Increased Mean Diastolic Gradient after Transcatheter Edge-to-Edge Mitral Valve Repair: A Quantitative Three-Dimensional Transesophageal Echocardiographic Analysis. J Am Soc Echocardiogr 2021;34:595-603.e2.

57. Pestelli G, Fiorencis A, Trevisan F, Luisi GA, Smarrazzo V, Mele D. New measures of right ventricle-pulmonary artery coupling in heart failure: An all-cause mortality

echocardiographic study. Int J Cardiol 2021;329:234-41.

58. Pibarot P, Dumesnil JG. Aortic stenosis suspected to be severe despite low gradients. Circ Cardiovasc Imaging 2014;7:545-51.
59. Pibarot P, Garcia D, Dumesnil JG. Energy loss index in aortic stenosis: from fluid mechanics concept to clinical application. Circulation 2013;127:1101-4.
60. Pibarot P, Magne J, Leipsic J, et al. Imaging for Predicting and Assessing Prosthesis-Patient Mismatch After Aortic Valve Replacement. JACC Cardiovasc Imaging 2019;12:149-62.
61. Pinto YM, Elliott PM, Arbustini E, et al. Proposal for a revised definition of dilated cardiomyopathy, hypokinetic non-dilated cardiomyopathy, and its implications for clinical practice: a position statement of the ESC working group on myocardial and pericardial diseases. Eur Heart J 2016;37:1850-8.
62. Pislaru SV, Nkomo VT, Sandhu GS. Assessment of Prosthetic Valve Function After TAVR. JACC Cardiovasc Imaging 2016;9:193-206.
63. Prihadi EA, Delgado V, Leon MB, Enriquez-Sarano M, Topilsky Y, Bax JJ. Morphologic Types of Tricuspid Regurgitation: Characteristics and Prognostic Implications. JACC Cardiovasc Imaging 2019;12:491-9.
64. Roslan AB, Naser JA, Nkomo VT, et al. Performance of Echocardiographic Algorithms for Assessment of High Aortic Bioprosthetic Valve Gradients. J Am Soc Echocardiogr 2022;35:682-691.e2.
65. Sahiti F, Cejka V, Schmidbauer L, et al. Prognostic Utility of Pericardial Effusion in the General Population: Findings From the STAAB Cohort Study. J Am Heart Assoc 2024;13:e035549.
66. Saikrishnan N, Kumar G, Sawaya FJ, Lerakis S, Yoganathan AP. Accurate assessment of aortic stenosis: a review of diagnostic modalities and hemodynamics. Circulation 2014;129:244-53.
67. Senior R, Becher H, Monaghan M, et al. Clinical practice of contrast echocardiography: recommendation by the European Association of Cardiovascular Imaging(EACVI) 2017. Eur Heart J Cardiovasc Imaging 2017;18:1205-1205af.
68. Shelbaya K, Claggett B, Dorbala P, et al. Stages of Valvular Heart Disease Among Older Adults in the Community: The Atherosclerosis Risk in Communities Study. Circulation 2023;147:638-49.
69. Silbiger JJ. Advances in Rheumatic Mitral Stenosis: Echocardiographic, Pathophysiologic, and Hemodynamic Considerations. J Am Soc Echocardiogr 2021;34:709-22.
70. Silbiger JJ. Mitral Annular Calcification and Calcific Mitral Stenosis: Role of Echocardiography in Hemodynamic Assessment and Management. J Am Soc Echocardiogr 2021;34:923-31.
71. Stainback RF, Estep JD, Agler DA, et al. Echocardiography in the Management of Patients with Left Ventricular Assist Devices: Recommendations from the American Society of Echocardiography. J Am Soc Echocardiogr 2015;28:853-909.

72. Stone GW, Adams DH, Abraham WT, et al. Clinical trial design principles and endpoint definitions for transcatheter mitral valve repair and replacement: part 2: endpoint definitions: A consensus document from the Mitral Valve Academic Research Consortium. Eur Heart J 2015;36:1878-91.

73. Stone GW, Lindenfeld J, Abraham WT, et al. Transcatheter Mitral-Valve Repair in Patients with Heart Failure. N Engl J Med 2018;379:2307-18.

74. Sultan I, Bianco V, Habertheuer A, et al. Long-Term Outcomes of Primary Cardiac Malignancies: Multi-Institutional Results From the National Cancer Database. J Am Coll Cardiol 2020;75:2338-47.

75. Thaden JJ, Malouf JF, Nkomo VT, et al. Mitral Valve Anatomic Predictors of Hemodynamic Success With Transcatheter Mitral Valve Repair. J Am Heart Assoc 2018;7(2).

76. Thorne S, MacGregor A, Nelson-Piercy C. Risks of contraception and pregnancy in heart disease. Heart 2006;92:1520-5.

77. Todaro MC, Carerj S, Zito C, Trifir MP, Consolo G, Khandheria B. Echocardiographic evaluation of right ventricular-arterial coupling in pulmonary hypertension. Am J Cardiovasc Dis 2020;10:272-83.

78. Unger P, Clavel MA, Lindman BR, Mathieu P, Pibarot P. Pathophysiology and management of multivalvular disease. Nat Rev Cardiol 2016;13:429-40.

79. Urbano-Moral JA, Gutierrez-Garcia-Moreno L, Rodriguez-Palomares JF, et al. Structural abnormalities in hypertrophic cardiomyopathy beyond left ventricular hypertrophy by multimodality imaging evaluation. Echocardiography 2019;36:1241-52.

80. van Wezenbeek J, Kianzad A, van de Bovenkamp A, et al. Right Ventricular and Right Atrial Function Are Less Compromised in Pulmonary Hypertension Secondary to Heart Failure With Preserved Ejection Fraction: A Comparison With Pulmonary Arterial Hypertension With Similar Pressure Overload. Circ Heart Fail 2022;15:e008726.

81. Verma S, Siu SC. Aortic dilatation in patients with bicuspid aortic valve. N Engl J Med 2014;370:1920-9.

82. Vilacosta I, San Romn JA, di Bartolomeo R, et al. Acute Aortic Syndrome Revisited: JACC State-of-the-Art Review. J Am Coll Cardiol 2021;78:2106-25.

83. Vollema EM, Delgado V, Bax JJ. Echocardiography in Transcatheter Aortic Valve Replacement. Heart Lung Circ 2019;28:1384-99.

84. Wasserstrum Y, Larraaga-Moreira JM, Martinez-Veira C, et al. Hypokinetic hypertrophic cardiomyopathy: clinical phenotype, genetics, and prognosis. ESC Heart Fail 2022;9:2301-12.

85. Watkins DA, Beaton AZ, Carapetis JR, et al. Rheumatic Heart Disease Worldwide: JACC Scientific Expert Panel. J Am Coll Cardiol 2018;72:1397-416.

86. Willner N, Prosperi-Porta G, Lau L, et al. Aortic Stenosis Progression: A Systematic Review and Meta-Analysis. JACC Cardiovasc Imaging 2023;16:314-28.

87. Wright LM, Dwyer N, Celermajer D, Kritharides L, Marwick TH. Follow-Up of Pulmonary Hypertension With Echocardiography. JACC Cardiovasc Imaging 2016;9:733-46.

88. Writing Committee Members, Otto CM, Nishimura RA, et al. 2020 ACC/AHA Guideline for the Management of Patients With Valvular Heart Disease: A Report of the American College of Cardiology/American Heart Association Joint Committee on Clinical Practice Guidelines. J Am Coll Cardiol 2021;77:e25-e197.

89. Yamano T, Nakatani S. Cardiac sarcoidosis: What Can We Know From Echocardiography? J Echocardiogr 2007;5:1-10.

90. Zoghbi WA, Asch FM, Bruce C, et al. Guidelines for the Evaluation of Valvular Regurgitation After Percutaneous Valve Repair or Replacement: A Report from the American Society of Echocardiography Developed in Collaboration with the Society for Cardiovascular Angiography and Interventions, Japanese Society of Echocardiography, and Society for Cardiovascular Magnetic Resonance. J Am Soc Echocardiogr 2019;32:431-75.

찾아보기

국문

영문

A

B

C

D

E

F

G

H

T

V

W

심초음파 제 3 판
핸드북 Echocardiography Handbook

2026년 1월 3일 인쇄
2026년 1월 10일 발행

지은이 | 계명대학교 동산병원 심장초음파실

발행인 | 신은주
책임편집 | 서선영, 송윤석
임프린트 | 도서출판 대한의학
발행처 | ㈜에스앤씨퍼블리싱
출판등록 | 2003년 9월 27일 제 25100-2014-000011호
주소 | 서울특별시 구로구 디지털로 288 대륭포스트타워1차 1209호
전화 | (02)921-0653
e-mail | medbook2000@daum.net
홈페이지 | www.dhmbook.co.kr
www.medbook.co.kr

정가 | 50,000원
ISBN | 979-11-5590-323-0 93510